BLUE BOOK

MANUAL PRÁTICO INDISPENSÁVEL

CARDIOLOGIA

BLUE BOOK

MANUAL PRÁTICO INDISPENSÁVEL

CARDIOLOGIA

Revisão Técnica
WALDEMAR DECCACHE
Professor de Pós-Graduação da Universidade Federal do Rio de Janeiro

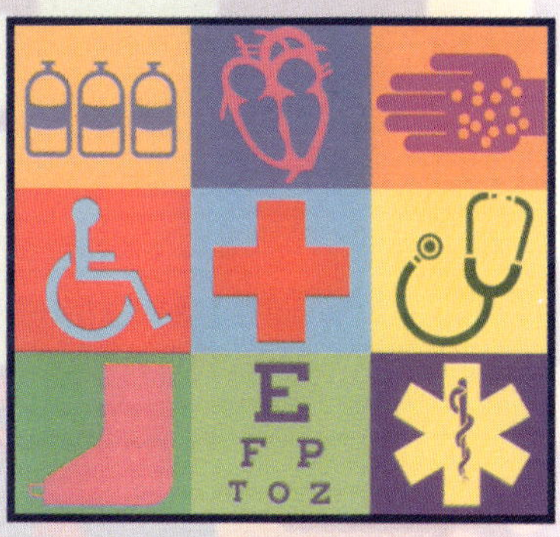

JOHN SUTHERLAND, MD, FACC
Arizona Heart Institute and Foundation
Phoenix, Arizona

Editor da Série
DANIEL K. ONION, MD, MPH, FACP
Professor of Community and Family Medicine
Dartmouth Medical School
Director of Maine-Dartmouth Family Practice Residency Program
Augusta, Maine

REVINTER

Blue Book – Manual Prático Indispensável: Cardiologia

ISBN 85-372-0064-6

Tradução:
DENIZA OMENA FUTURO
Médica, RJ

Revisão Técnica:
WALDEMAR DECCACHE
Professor de Pós-Graduação da Universidade Federal do Rio de Janeiro

Nota: A medicina é uma ciência em constante evolução. À medida que novas pesquisas e experiências ampliam os nossos conhecimentos, são necessárias mudanças no tratamento clínico e medicamentoso. Os autores e o editor fizeram verificações junto a fontes que se acredita sejam confiáveis, em seus esforços para proporcionar informações acuradas e, em geral, de acordo com os padrões aceitos no momento da publicação. No entanto, em vista da possibilidade de erro humano ou mudanças nas ciências médicas, nem os autores e o editor nem qualquer outra parte envolvida na preparação ou publicação deste livro garantem que as instruções aqui contidas são, em todos os aspectos, precisas ou completas, e rejeitam toda a responsabilidade por qualquer erro ou omissão ou pelos resultados obtidos com o uso das prescrições aqui expressas. Incentivamos os leitores a confirmar as nossas indicações com outras fontes. Por exemplo e em particular, recomendamos que verifiquem as bulas em cada medicamento que planejam administrar para terem a certeza de que as informações contidas nesta obra são precisas e de que não tenham sido feitas mudanças na dose recomendada ou nas contraindicações à administração. Esta recomendação é de particular importância em conjunto com medicações novas ou usadas com pouca freqüência.

Título original em inglês:
Blackwell's Primary Care Essentials: Cardiology

Livraria e Editora REVINTER Ltda.
Rua do Matoso, 170 – Tijuca
20270-135 – Rio de Janeiro – RJ
Tel.: (21) 2563-9700 – Fax: (21) 2563-9701
livraria@revinter.com.br – www.revinter.com.br

Prefácio

"Outro danado livro grosso e quadrado!
Sempre escrevinhando, escrevinhando, escrevinhando, eh Mr. Gibbon?"

O Duque de Gloucester, ao receber um volume de *O Declínio e Queda do Império Romano.*

As últimas duas décadas têm sido um período notavelmente produtivo para a subespecialidade da medicina cardiovascular. O sucesso dos procedimentos por intervenção foi igualado pela disponibilidade de categorias totalmente novas em terapias medicamentosas (bloqueadores do canal do cálcio, inibidores da ECA e bloqueadores da angiotensina, agentes trombolíticos e inibidores IIb/IIIa, por exemplo) e pela maturação das técnicas diagnósticas não-invasivas, como a ultra-sonografia cardíaca, a cintilografia miocárdica e a tomografia computadorizada com feixes de elétrons.

Mas avanços assim tão rápidos têm seu preço. Sobre a mesa onde escrevi este livro, dança uma pequena estatueta com quatro braços e com a cabeça de um elefante. Nos foi dito que o Lord Ganesa é a divindade Hindu que é tanto a removedora como a criadora de obstáculos; como tal, ele parece um guia apropriado para o atual estado da cardiologia. A proliferação dos instrumentos diagnósticos e das terapias cardíacas pode ser um embaraço aos ricos, com um potencial para beneficiar o paciente que só se compara à sua capacidade de confundir o médico.

Este livro de bolso é oferecido como guia para a prática da cardiologia clínica. Tem como alvo o médico de cuidados primários e não analisa os aspectos técnicos da cardiologia invasiva ou intervencionista; este é o domínio do que H. J. C. Swann chama "cardiologia cognitiva". Esta obra acompanha o formato dos outros volumes desta série e, como Dan Onion escreveu no prefácio do *The Little Black Book of Primary Care,* "NÃO é uma compilação abrangente de fatos... em vez disto, oferece uma moldura para a organização da informação clínica a partir de uma diversidade de fontes". Sempre que possível, referências à literatura atual publicada em revistas médicas revisadas por especialistas são incluídas. A American Heart Association e o American College of Cardiology desenvolveram orientações extensas a partir de evidências com bibliografias abrangentes; estas servem como fonte de muitas das recomendações incluídas neste texto. O leitor é encorajado a rever as citações originais; o grupo completo das orientações da AHA pode ser encontrado no *web site* http://www.americanheart.org.

Agradeço a Dan Onion, pelo convite para escrever este livro e pela sua ajuda durante a execução do mesmo. Julia Casson forneceu um apoio consistente e recomendações como Editora de Desenvolvimento da Blackwell Scientific. Ao Arizona Heart Institute and Foundation, bem como a seu fundador e diretor-médico, Dr. Edward B. Diethrich, e aos Drs. L. Kent Smith, Harvey Hecht e Robert H. Rimmer Jr., que também forneceram auxílio valioso. Sou grato, também, a Harold J. Gentry Jr., bibliotecário extraordinário, pelas fontes e pelo estímulo que, generosamente, me forneceu. E, antes de tudo, gostaria de agradecer especialmente ao Dr. William S. Beck da Harvard Medical School, quem, primeiramente, direcionou os meus passos neste caminho.

Escrevi um livro com o intuito de reunir os dados que uso em minha prática clínica diária. Espero que todos também possam achá-lo proveitoso. Possa ele encontrar sua utilidade no sentido de ajudar a trazer fim ao sofrimento e às causas deste.

John Sutherland
Phoenix, Arizona

Abreviaturas de Revistas e de Outras Referências

AHA	American Heart Association
AHCPR	Agency for Health Care Policy Research
Am Heart J	American Heart Journal
Am J Cardiol	American Journal of Cardiology
Am J Med	American Journal of Medicine
Ann Emerg Med	Annals of Emergency Medicine
Ann IM	Annals of Internal Medicine
Arch Intern Med	Archives of Internal Medicine
Br Heart J	British Heart Journal
Cardiovasc Res	Cardiovascular Research
Circ	Circulation
Clin Inf Dis	Clinical Infectious Disease
Eur Heart J	European Heart Journal
Eur J Cardiothorac Surg	European Journal of Cardiothoracic Surgery
Framingham	Framingham Heart Study
J Am Coll Cardiol	Journal of the American College of Cardiology
J Am Soc Echocardiogr	Journal of the American Society of Echocardiography
J Cardiovasc Surg	Journal of Cardiovascular Surgery
J Thorac Cardiovasc Surg	Journal of Thoracic and Cardiovascular Surgery
JAMA	Journal of the American Medical Association
JNC-6	Joint National Committee on Prevention, Detection, Evaluation, and Treatment of High Blood Pressure
Mayo Clin Proc	Mayo Clinic Proceedings
NEJM	New England Journal of Medicine
NHLBI	National Heart, Blood, and Lung Institute
NIH	National Institutes of Health
Prog Cardiovasc Dis	Progress in Cardiovascular Disease
Thorac Cardiovasc Surg	Thoracic and Cardiovascular Surgery

Abreviaturas Médicas

A_2	componente aórtico da segunda bulha
AAA	aneurisma da aorta abdominal
AAN	anticorpo antinuclear
AAS	ácido acetilsalicílico (Aspirina)
ACD	artéria coronária direita
AD	átrio direito
AAD	Aumento atrial direito
AE	átrio esquerdo
AESP	atividade elétrica sem pulso
AH	atrial-His
AI	angina instável
AIT	ataque isquêmico transitório
AP	artéria pulmonar
AR	artrite reumatóide
ASI	atividade simpatomimética intrínseca
AV	atrioventricular
AVM	área valvular mitral
ATP	angioplastia transluminal percutânea
B_1	primeira bulha cardíaca
B_2	segunda bulha cardíaca
B_3	terceira bulha cardíaca
B_4	quarta bulha cardíaca
BCPA	balão de contrapulsação aórtica
BED	borda esternal direita
BEE	borda esternal esquerda
BFAE	bloqueio fascicular ântero-superior esquerdo
BFPE	bloqueio fascicular póstero-inferior esquerdo
BPM	baixo peso molecular
BRD	bloqueio do ramo direito
BRE	bloqueio do ramo esquerdo
c-AMP	monofosfato de adenosina cíclico
CCD	cateterismo do coração direito
CD	corrente direta
CDI(A)	cardioversor-desfibrilador interno (automático)
CIA	comunicação interatrial

CIV	comunicação interventricular
CK-MB	Isoenzima MB da CPK ou CK total
CMH	cardiomiopatia hipertrófica
CMV	citomegalovírus
CPK	creatinofosfoquinase
CxE	artéria coronária circunflexa esquerda
CR	cápsulas de liberação prolongada
DAC	doença arterial coronariana
DAE	artéria coronária descendente anterior esquerda
DAINEs	drogas antiinflamatórias não-esteroidais
DC	débito cardíaco
DCA	doença cardíaca aterosclerótica
DM	diabetes melito
DMID	diabetes melito insulinodependente
DMNID	diabetes melito não-insulinodependente
DPOC	doença pulmonar obstrutiva crônica
DVJ	distensão venosa jugular
EA	estalido de abertura
EA	estenose aórtica
EAS	análise da urina
ECA	enzima conversora da angiotensina
ECG	eletrocardiograma
EEG	eletroencefalograma
EI	endocardite infecciosa
EID	espaço intercostal direito
EIE	espaço intercostal esquerdo
EM	estenose mitral
EP	embolismo pulmonar
EP	estenose pulmonar
ESA	extra-sístole atrial
ESV	extra-sístole ventricular
ETE	ecocardiograma transesofágico
ETOH	álcool etílico
ETT	ecocardiograma transtorácico
FA	fibrilação atrial
FAP	fibrilação atrial paroxística
FC	freqüência cardíaca
FE	fração de ejeção
Fen/phen	fenfluramina e fentermina
FEVE	fração de ejeção ventricular esquerda
FR	febre reumática
FV	fibrilação ventricular

GI	gastrointestinal
GMP	monofosfato de guanosina
Hb	hemoglobina
HCTZ	hidroclorotiazida
HDL	lipoproteína colesterol de alta densidade
HIV	vírus da imunodeficiência humana
HMG-CoA	3-hidroxil-3-metil-glutaril-coenzima A
HVD	hipertrofia ventricular direita
HVE	hipertrofia ventricular esquerda
IA	insuficiência aórtica
IAM	infarto agudo do miocárdio
ICC	insuficiência cardíaca congestiva
IM	infarto do miocárdio
IM	intramuscular
INR	relação normalizada internacional
IPG	Impedância pletismográfica
IPC	intervenção percutânea com cateter
IRM	imagem por ressonância magnética
ISDN	dinitrato de isossorbida
ISMN	mononitrato de isossorbida
ITB	índice tornozelo-braquial
IV	intravenoso
IVD	insuficiência ventricular direita
LDL	lipoproteína colesterol de baixa densidade
LES	lúpus eritematoso sistêmico
LHC	linha hemiclavicular
LOA	lesão de órgão-alvo
Lp(a)	lipoproteína(a)
MAO	monoamina oxidase
MAS	movimento anterior sistólico
MET	unidade metabólica
MPH	milhas por hora
MSC	morte súbita cardíaca
NG	nasogástrica
NTG	nitroglicerina
NYHA	New York Heart Association
ON	óxido nítrico
ONS	óxido nítrico sintetase
OVACO	obstrução das vias aéreas por corpo estranho

P_2	componente pulmonar da segunda bulha cardíaca
PA	pressão arterial
PAD	pressão arterial diastólica
PAM	pressão arterial média
PAS	pressão arterial sistólica
PCA	persistência do canal arterial
PCP	pressão capilar pulmonar
PCR	proteína C-reativa
PEEP	pressão positiva ao final da expiração
POAP	pressão de oclusão da artéria pulmonar
PS	ponte safena
PTT	tempo parcial de tromboplastina
PVC	pressão venosa central
PVM	prolapso da válvula mitral
QSD	quadrante superior direito
RIVA	ritmo idioventricular acelerado
RM	regurgitação mitral
RSN	ritmo sinusal normal
RVM	revascularização miocárdica
RVS	resistência vascular sistêmica
RVP	resistência vascular periférica
SA	sinoatrial
S. aureus	*Staphylococcus aureus*
SARA	síndrome de angústia respiratória do adulto
SC	subcutâneo
SCA	síndrome coronariana aguda
SF	soro fisiológico
SL	sublingual
SM	sulfato de morfina
SMX-TMP	sulfametoxazol-trimetoprima
SNC	sistema nervoso central
s/p	*status post*
SV	supraventricular
T_3	triiodotironina
T_4	tiroxina
TAM	taquicardia atrial multifocal
TAP	tronco da artéria pulmonar
TB	tuberculose
TCAS	drogas antidepressivas tricíclicas
TC	tomografia computadorizada

TCFE	tomografia computadorizada com feixe de elétrons
TFG	taxa de filtração glomerular
TP	tempo de protrombina
t-PA	ativador do plasminogênio tipo tissular
TPV	trombose da prótese valvular
TSH	hormônio tireoestimulante
TSV	taquicardia supraventricular
TSVD	trato de saída do ventrículo direito
TSVP	taquicardia supraventricular paroxística
TVA	troca valvular aórtica
TVM	troca valvular mitral
TVP	trombose venosa profunda
VCI	veia cava inferior
VCS	veia cava superior
VD	ventrículo direito
VE	ventrículo esquerdo
VGR	ventriculograma radionuclídeo
VHS	velocidade de hemossedimentação
VO	via oral
WPW	Síndrome de Wolff-Parkinson-White

Sumário

1 Protocolos para o Tratamento de Emergência

Os protocolos a seguir representam as atuais orientações do ACLS conforme publicadas no Circ 2000;102:Suppl I. Os leitores são convidados a estudar as meticulosas discussões sobre a terapia que acompanham os fluxogramas neste volume.

1.1 SUPORTE BÁSICO DE VIDA – ADULTOS

RCP REALIZADA POR APENAS UM SOCORRISTA

1. *Avaliação:* Determinar a não-responsividade (observe se há reação da vítima estimulando-a em voz alta ou por meio de discreto estímulo mecânico); se não-responsiva, ative o sistema do Serviço de Emergência Médica – SEM (é 0911).
2. *Vias aéreas:* Posicionar a vítima e abrir as vias aéreas pelo levantamento do queixo e inclinação da cabeça para trás ou pela manobra de empurrão da mandíbula.
3. *Respiração:* Avaliar a respiração para identificar a presença de respiração espontânea ou se está adequada.

- Se a vítima estiver não-responsiva com *respiração normal* e não se suspeita de lesão da coluna vertebral, colocar a vítima em posição de recuperação, mantendo pérvia as vias aéreas; se a vítima for adulta e estiver não-responsiva, e *não estiver respirando,* fornecer 2 ventilações iniciais.
- Se você não puder iniciar a ventilação, reposicione a cabeça e tente novamente ventilar; se ainda não conseguir fazer com que o tórax se eleve a cada ventilação após duas tentativas, siga a seqüência da OVACO (obstrução das vias aéreas por corpo estranho) de não-responsividade.
- Assegure-se que o tórax da vítima esteja se expandindo a cada ventilação fornecida; uma vez que tenha administrado as respirações eficazmente, avalie a presença de circulação.

4. *Circulação:* Checar a presença de circulação; verifique se há respiração normal, presença de tosse ou de movimentos respiratórios, verifique se há pulso carotídeo (não leve mais de 10 segundos para isso); se não houver

sinal de circulação, comece a massagem cardíaca externa: 15 compressões torácicas a uma freqüência de 100 por minuto. A massagem eficaz deve reprimir o esterno em 4 a 5 cm (1 1/2 a 2 polegadas) a cada compressão; abra as vias aéreas e ventile por duas vezes, reiniciar então a massagem cardíaca com 15 compressões a uma freqüência de 100/min.

5. ***Reavaliação:*** Após 4 ciclos completos de 15 compressões e 2 ventilações, reavalie a vítima, checando a presença de circulação; se não houver sinais de circulação, reinicie a RCP e a massagem cardíaca externa.

- Se houver sinais de circulação, cheque a respiração; se a respiração estiver presente, coloque a vítima em uma posição de recuperação e monitore a respiração e a circulação; se a respiração estiver ausente, mas houver sinais de circulação, ventile o paciente a uma freqüência de 10-12 vezes/minuto, monitorando a presença de circulação em intervalos de poucos minutos.
- Se não houver sinais de circulação, continue as compressões e as ventilações em uma relação 15:2; pare e cheque os sinais de circulação e a respiração espontânea em intervalos de poucos minutos; não interrompa a RCP exceto em circunstâncias especiais.

RCP REALIZADA POR DOIS SOCORRISTAS

Na RCP com dois socorristas, uma pessoa fica posicionada de um dos lados da vítima e realiza a massagem cardíaca, enquanto a outra permanece à cabeceira da vítima, mantendo aberta as vias aéreas, monitorando o pulso carotídeo e ventilando a vítima; a velocidade das compressões é de 100/min; a relação compressão–ventilação é 15:2, com uma pausa para a ventilação de 2 segundos cada até que uma via aérea seja assegurada.

- Para determinar se a vítima reassumiu respiração e circulação espontâneas, a massagem cardíaca precisa ser interrompida por 10 segundos aproximadamente ao final do primeiro minuto da RCP e a alguns poucos minutos posteriormente.
- RCP prolongada freqüentemente está associada a aumentos no PSA sérico; portanto, o PSA não pode ser usado para o diagnóstico de adenocarcinoma de próstata durante as primeiras semanas após a RCP (Circ 2000;102:290).

1.2 OCLUSÃO DAS VIAS AÉREAS POR UM CORPO ESTRANHO

Desobstrução com o dedo e levantamento da língua e da mandíbula (somente deve ser empregada em vítimas não-responsivas/inconscientes com OVACO completa): Com o rosto da vítima voltado para cima, abra a boca da vítima tracionando tanto a língua quanto a parte inferior da mandíbula entre o polegar e os dedos, levantando a mandíbula (levantamento língua-mandíbula) somente; esta manobra pode ser suficiente para aliviar uma obstrução.

Insira o dedo indicador da outra mão profundamente na garganta da vítima até a base da língua; use um movimento de gancho para desalojar o corpo estranho e manobrá-lo para dentro da boca; algumas vezes é necessário usar o dedo indicador para empurrar o corpo estranho contra o lado oposto da garganta para deslocá-lo e removê-lo.

Alívio da OVACO em uma vítima responsiva que se torna não-responsiva: Se você observar o colapso da vítima e souber que isto está sendo provocado por uma OVACO, ative o sistema de resposta da emergência, e realize a manobra de levantamento língua-mandíbula e varredura com o dedo para remover o objeto; abra as vias aéreas e tente ventilar.

- Se não conseguir ventilar de forma eficaz (o tórax não se eleva) mesmo após tentativas de reposicionamento da via aérea, considere OVACO; coloque-se sobre a vítima e realize a manobra de Heimlich (até 5 vezes), repita a seqüência de manobra de levantamento língua-mandíbula e varredura com o dedo, tente ventilar (e repita a tentativa) e fazer a manobra de Heimlich até que a obstrução seja liberada e o tórax se levante com cada respiração ou que procedimentos avançados estejam disponíveis (*i. e.*, *clamp* de Kelly, fórceps de Magill, cricotomia) para estabelecer uma via aérea para o paciente.
- Para a compressão abdominal da vítima não-responsiva/inconsciente, ajoelhe-se a cavaleiro atrás da vítima e coloque a base de uma das mãos contra o abdome da vítima, na linha média ligeiramente acima do umbigo e bem abaixo da ponta do apêndice xifóide; coloque a segunda mão diretamente sobre a primeira e pressione ambas as mãos sobre o abdome com compressões rápidas para cima.

Alívio da OVACO nas vítimas encontradas não-responsivas: Ativar o sistema de resposta de emergência; manter as vias aéreas pérvias e iniciar a ventilação.

- Se a vítima não puder ser ventilada mesmo após tentativas de reposicionamento das vias aéreas, fique atrás da vítima e realize a manobra de Heimlich (até 5 vezes); após 5 compressões abdominais, abra a via aérea da vítima usando a manobra de levantamento língua-mandíbula e realize uma varredura com o dedo para remover o objeto; repita a seqüência de tentativas para ventilar e realize a manobra de Heimlich e a manobra de levantamento língua-mandíbula e varredura com o dedo até que a obstrução seja eliminada ou procedimentos avançados estejam disponíveis para estabelecer uma via aérea patente.

- Em qualquer um dos casos, se OVACO for resolvida e a via aérea for liberada, verifique a respiração; se a vítima não estiver respirando, ventile-a lentamente, e cheque os sinais de circulação (cheque pulso e evidências de respiração, tosse ou movimentos); se não houver circulação presente, comece a massagem cardíaca externa.

1.3 ALGORITMO ACLS UNIVERSAL

- Para a parada cardíaca do adulto; iniciar o Suporte Básico de Vida (descrito anteriormente), avaliar o ritmo cardíaco e checar o pulso.
- Se o ritmo for TV/FV, tentar desfibrilar até 3 vezes conforme necessário; então continuar RCP por pelo menos 1 minuto após os choques

ou

- Se o ritmo for qualquer outro (*i. e.*, AESP ou assistolia), RCP por pelo menos 3 minutos

e, em seguida,

- Reavaliar, continuar RCP e administrar epinefrina 1 mg IV a cada 3-5 minutos conforme necessário.
- Como alternativa, pacientes com ritmos TV/FV refratários aos choques iniciais podem receber vasopressina 40 U IV uma vez apenas como agente inicial, seguida por epinefrina conforme necessário.
- Pesquisar/tratar condições potencialmente reversíveis como hipovolemia, hipoxia, distúrbios metabólicos, hipotermia, tamponamento, pneumotórax hipertensivo, etc. (Circ 2000;102:I-144).

1.4 ALGORITMO DE ASSISTOLIA/ATIVIDADE ELÉTRICA SEM PULSO

- Avaliar o paciente, iniciar RCP básica, confirmar ritmo.
- Excluir e/ou tratar causas reversíveis (hipovolemia, hipoxia, acidose, hiper ou hipopotassemia, hipotermia, ingestão de medicamentos, tamponamento cardíaco, pneumotórax hipertensivo, síndrome coronariana aguda, embolia pulmonar).
- Marca-passo transcutâneo para a assistolia (uso de rotina não é recomendado).
- $NaHCO_3$ 1 mEq/kg IV para a hiperpotassemia, overdose por antidepressivos tricíclicos ou AAS, parada cardíaca prolongada ou acidose conhecida.
- Epinefrina 1 mg IV a cada 3-5 minutos.
- Atropina 1 mg IV a cada 3-5 minutos conforme necessário; dose total máxima 0,04 mg/kg (Circ 2000;102:I-151).

1.5 ALGORITMO DE BRADICARDIA

- Confirmar a presença de bradicardia (FC < 60 bpm).
- Identificar o ritmo.
- Se houver sinais e sintomas sérios devidos à bradicardia:
  Atropina 0,5-1,0 mg IV.
  Marca-passo transcutâneo.
  Dopamina 5-20 mcg/kg/min IV.
  Epinefrina 2-10 mcg/min IV.
- Se o paciente estiver assintomático mas apresentar um bloqueio atrioventricular tipo Mobitz II ou completo, prepare-se para a colocação de um marca-passo transvenoso; usar tratamento acima descrito se os sintomas se desenvolverem (Circ 2000;102:I-156).

1.6 ALGORITMO DE REVISÃO DA TAQUICARDIA

- Determinar se o paciente está hemodinamicamente estável e/ou tem sintomas. **Se o paciente estiver instável ou for sintomático, prepare para imediata cardioversão.**
- De outro modo, especificamente:

Se o ritmo for* flutter *ou fibrilação atrial, verifique a função ventricular esquerda, a presença de WPW, a duração da arritmia e inicie anticoagulação.

Se a duração for desconhecida ou superior a 48 h.

- Anticoagulação por 3-4 semanas antes da cardioversão; ou heparinização intravenosa e cardioversão se o ETE não mostrar trombo no átrio esquerdo; controle a freqüência cardíaca com betabloqueadores ou bloqueadores de canal de Ca^{++} se a função ventricular esquerda for normal; diltiazem, digoxina, amiodarona na presença de disfunção ventricular.
- Anticoagule por período mínimo de 4 semanas após cardioversão.

Se a duração for inferior a 48 h.

- Se a função sistólica for normal, considera-se o uso de amiodarona, flecainamida, propafenona, procainamida, sotalol ou cardioversão elétrica; estes agentes podem ser usados em presença de WPW, mas, nesta condição, deve-se evitar o uso de adenosina, digoxina, β-bloqueadores ou bloqueadores do canal de Ca^{++}.
- Se houver disfunção ventricular esquerda, empregue amiodarona ou cardioversão elétrica; mesmo procedimento na presença de WPW.

Se o ritmo for taquicardia com QRS estreito

- Estabeleça o diagnóstico diferencial entre TSVP, TAM, taquicardia juncional por meio do ECG ou de manobra vagal ou usando adenosina intravenosa.
- Proceda de ocordo com o *Algoritmo da Taquicardia Estável com Complexos Estreitos* (ver 1.9).

Se o ritmo for estável com QRS alargado de causa desconhecida

- Estabeleça o diagnóstico diferencial entre taquicardia supraventricular com condução aberrante por meio de dados clínicos e ECG com derivação esofagiana.
- Se for confirmada TSV, proceda de acordo com o *Algoritmo da Taquicardia Estável com Complexos Estreitos* (ver 1.9).
- Se for confirmada TV, proceda de acordo com o *Algoritmo* da TV *Estável* (ver 1.8).
- Se indeterminado, proceda a cardioversão elétrica ou a administração de amiodarona; procainamida também será uma opção se a função sistólica do VE for normal (FE > 40% sem clínica de ICC) (Circ 2000; 102:1-159).

1.7 ALGORITMO DA FIBRILAÇÃO VENTRICULAR/TV SEM PULSO

- Iniciar RCP.
- Administrar até 3 choques (200, 200-300 e 360 joules) conforme necessário.
- Se a arritmia persistir:
  Epinefrina 1 mg IV; repetir a cada 3-5 minutos
  ou
  Vasopressina 40 U IV (dose única, 1 vez apenas).
  Desfibrilar (360 joules) em 30-60 segundos.
- Se nenhum sucesso:
  Considere a administração de amiodarona, lidocaína, Mg^{++} ou procainamida.
  Reinicie a desfibrilação a 360 joules após cada medicação ou após cada minuto de RCP (Circ 2000;102:I-147).

1.8 ALGORITMO DA TAQUICARDIA VENTRICULAR ESTÁVEL

- Pode prosseguir com cardioversão imediata
  ou
- Se o ritmo for uma TV monomórfica:
  Administrar lidocaína 0,5-0,75 mg/kg IV em bolo (repetir em 5-10 minutos até um máximo de 3 mg/kg em 1 hora) ou amiodarona 150 mg IV durante 10 minutos (pode repetir a cada 10-15 minutos) e então cardioverter se a função do VE for ruim.
  O sotalol e a procainamida são agentes preferidos se a função do VE for normal.
- Se o ritmo for uma TV polimórfica, checar os eletrólitos:
  Administrar Mg^{++}, isoproterenol, fenitoína ou lidocaína ou usar marca-passo com *overdrive* se o intervalo QT basal estiver prolongado (sugere *torsades de pointes).*
  Se o QT for normal, administrar betabloqueadores, lidocaína, amiodarona, sotalol ou procainamida, ou amiodarona ou lidocaína seguida por cardioversão se a função do VE for anormal (Circ 2000;102: I-163).

1.9 ALGORITMO DA TAQUICARDIA ESTÁVEL COM COMPLEXOS ESTREITOS

- Estimulação vagal ou adenosina IV para avaliar a arritmia.
- Se o ritmo for uma taquicardia juncional:
  Não cardioverter.
  Administrar amiodarona, betabloqueador ou bloqueador do canal de Ca^{++} se a função do VE for normal; usar amiodarona se houver disfunção do VE.
- Se o ritmo for uma TSV P:
  Escolhas (em ordem de preferência) se a função do VE for normal: bloqueador do canal do Ca^{++}, betabloqueador, digoxina, cardioversão; também pode ser considerada amiodarona, sotalol ou procainamida.
  Se houver disfunção do VE, as escolhas (em ordem de preferência) são a digoxina, amiodarona ou diltiazem, evitando-se a cardioversão.
- Se o ritmo for ectópico/taquicardia atrial multifocal, evitar a cardioversão e administrar amiodarona ou bloqueador do canal de Ca^{++} que seja cronotrópico negativo; também pode ser usado o betabloqueador se a função do VE for normal (Circ 2000;102:I-162).

1.10 ALGORITMO DO EDEMA PULMONAR AGUDO/CHOQUE

- Avaliar o paciente.
- Se a condição estiver ***relacionada a freqüência/ritmo:***
  Consulte o algoritmo apropriado de arritmia.
- Se o problema for um ***edema pulmonar agudo:***
  Administrar furosemida 0,5-1,0 mg/kg IV, sulfato de morfina 2-4 mg IV, NTG 0,4 mg SL, O_2.
- Se o problema for depleção de volume:
  Administrar líquidos; considerar transfusão de sangue, intervenções causa-específicas

e, em todos os casos,

- Medir PA:
  - Se PA < 70 mmHg, começar norepinefrina 0,5-30 mcg/min IV.
  - Se PA 70-100 mmHg, iniciar dopamina 5-15 mcg/kg/min IV se sinais/sintomas de choque presentes **ou** dobutamina 2-20 mcg/kg/min se nenhum sintoma/sinal de choque presente.
  - Se PA > 100 mmHg começar NTG 10-20 mcg/min IV ou considerar nitroprussiato 0,1-5,0 mcg/kg/mim IV.
  - Considerar cateter de PA, BCPA, angiografia ou outros estudos (Circ 2000;102:I-189).

1.11 ALGORITMO DA SUSPEITA DE ACIDENTE VASCULAR CEREBRAL

- Realizar rastreamento para acidente vascular cerebral; pesquisar paralisia facial, desvio ou fraqueza do braço, fala anormal.
- Obter sinais vitais, ECG; checar hemograma, glicose, eletrólitos.
- Administrar O_2.
- Exame neurológico completo, TC de crânio sem contraste.
- Radiografia da coluna cervical na posição lateral se o paciente estiver comatoso ou tiver história de trauma.
- Se TC mostrar hemorragia intracerebral/subaracnóide, verifique o uso de anticoagulantes, alterações discrásicas, trate a hipertensão em pacientes despertos.
- Se a TC não mostrar nenhuma hemorragia:
  - Se a suspeita de hemorragia subaracnóide permanecer elevada, realize uma punção lombar; de outro modo, repita o exame neurológico, checando sinais de déficits variáveis/ou que melhoram rapidamente.
  - Se não houver melhora, reveja as exclusões para uso de fibrinolíticos; se não estiverem presentes e o início dos sintomas < 3 h, pode ser considerado o tratamento trombolítico (Circ 2000;102:I-205).

1.12 TRATAMENTO ANTI-HIPERTENSIVO NO ACIDENTE VASCULAR CEREBRAL AGUDO

Em pacientes que sejam candidatos a trombolíticos se a PA sistólica > 185 mmHg ou PA diastólica > 110 mmHg, aplicar NTG transdérmica ou administrar labetalol (se não for contra-indicado) 10-20 mg IV em bolo; os agentes trombolíticos estão contra-indicados se não houver queda da PA.

Durante/após tratamento com trombolíticos:

- Se PA diastólica > 140 mmHg, começar nitroprussiato de sódio 0,5 mcg/kg/min IV.
- Se PA sistólica > 230 mmHg ou PA diastólica 121-140 mmHg, dar labetalol, 10-20 mg IV em bolo durante 1-2 minutos, se não for contra-indicado; repetir a cada 10 minutos (máximo 150 mg) ou iniciar infusão a 2-8 mg/min IV e considerar nitroprussiato se PA não estiver controlada.
- Se PA sistólica 180-230 mmHg ou PA diastólica 105-120 mmHg, dar labetalol 10-20 mg IV em bolo durante 1-2 minutos, se não estiver contra-indicado; repetir a cada 10 minutos (máximo 150 mg) ou iniciar a infusão a 2-8 mg/min IV.

Se o paciente não for elegível para o tratamento trombolítico:

- Se PA diastólica > 140 mmHg, iniciar nitroprussiato 0,5 mcg/kg/min IV.
- Se PA sistólica > 230 mmHg, PA diastólica 121-140 mmHg ou PAM > 130 mmHg, dar labetalol, 10-20 mg IV em bolo durante 1-2 minutos, se não for contra-indicado; repetir a cada 10 minutos (máximo 150 mg).
- Se PA sistólica < 220 mmHg, PA diastólica < 120 mmHg ou PAM < 130 mmHg, não tratar PA a menos que estejam presentes dissecção aórtica, IM agudo, ICC ou encefalopatia hipertensiva.

1.13 ALGORITMO DE HIPOTERMIA

Colocar o paciente em posição supina, remover as roupas molhadas, monitorar o ritmo cardíaco e a temperatura central.

Se temperatura e respiração presentes:

- Se a temperatura central for 34-36°C, reaquecimento passivo (cobertores, quarto quente), reaquecimento externo ativo (bolsas de água quente, ar quente forçado, banho com água quente).
- Se a temperatura central for 30-34°C, reaquecimento passivo, reaquecimento ativo externo nas áreas do tronco apenas.
- Se a temperatura central < 30°C, reaquecimento interno ativo (líquidos IV a 43°C, oxigênio úmido aquecido a 42-46°C, lavagem peritoneal, tubos esofagianos de reaquecimento, aquecimento extracorpóreo) até que a temperatura central seja > 35°C.

Se estiverem ausentes pulso ou respiração:

- Iniciar RCP; assegurar uma via aérea.
- Desfibrilar até 3 vezes (ver algoritmo de TV/FV sem pulso).
- Administrar líquidos IV a 43°C, O_2 úmido aquecido a 42-46°C.
- Se a temperatura central for > 30°C, continue com o algoritmo de FV, mas administrar medicações IV a intervalos mais longos do que os padrões; se a temperatura central permanecer < 30°C, continuar RCP e reaquecimento ativo, mas suspender as medicações IV (Circ 2000;102:I:230).

1.14 EMERGÊNCIAS CARDIOVASCULARES INDUZIDAS POR DROGAS

Ver os Quadros 1-1 e 1-2.

1.15 EMERGÊNCIAS CARDÍACAS INDUZIDAS POR ELETRÓLITOS

Ver o Quadro 1-3.

Quadro 1-1. Drogas Cardiotóxicas (Circ 2000;102:I-224)

Classe de Drogas	*Sinais Cardiovasculares de Toxicidade*[a]	*Terapia a Ser Considerada*
Estimulantes, simpatomiméticos		
Anfetaminas	Taquicardia	α-bloqueadores
Metanfetaminas	Arritmias supraventriculares e ventriculares	Benzodiazepinas
Cocaína	Distúrbio de condução	Lidocaína
Fenciclidina (PCP)	Emergências hipertensivas	Bicarbonato de sódio
	Síndromes coronarianas agudas	
	Choque, parada cardíaca	
Bloqueadores do canal do cálcio		
Verapamil	Bradicardia	Agonistas α/β mistos
Nifedipina	Distúrbio de condução	Marca-passo
Diltiazem	Choque	Infusões de cálcio
	Parada cardíaca	Euglicemia com insulina
Antagonistas do receptor β-adrenérgico		
Propranolol	Bradicardia	Marca-passo
Atenolol	Condução prejudicada	Agonistas α/β mistos
	Choque	Glucagon, insulina
	Parada cardíaca	Euglicemia com insulina
Antidepressivos tricíclicos		
Amitriptilina	Taquicardia	Bicarbonato de sódio
Desipramina	Bradicardia	Agonistas α/β mistos ou agonistas α
Nortriptilina	Arritmia ventricular	Lidocaína
	Condução prejudicada	Procainamida é contra-indicada
	Choque, parada cardíaca	
Glicosídeos cardíacos		
Digoxina	Bradicardia	Fragmentos Fab específicos para a digoxina (Digibind)
Digitoxina	Arritmias supraventriculares e ventriculares	Magnésio
Dedaleira	Condução prejudicada	Marca-passo
Oleandro	Choque, parada cardíaca	

Anticolinérgicos		
Difenidramina Doxilamina	Taquicardia Arritmias supraventriculares e ventriculares Condução prejudicada Choque Parada cardíaca	Fisostigmina
Colinérgicos		
Carbamatos Agentes nervosos Organofosforados	Bradicardia Arritmias ventriculares Distúrbio de condução, choque Edema pulmonar, broncoespasmo Parada cardíaca	Atropina Descontaminação Pralidoximina Obidoximina
Opiáceos		
Heroína	Hipoventilação (respirações lentas e superficiais)	Naloxone
Fentanil Metadona	Bradicardia, hipotensão	Nalmefene
Isoniazida	Acidose láctica com ou sem convulsões Taquicardia ou bradicardia Choque, parada cardíaca	Piridoxina (vitamina B_6)
Bloqueadores do canal do sódio		
Antiarrítmicos do tipo 1_A, propranolol, verapamil, drogas antidepressivas tricíclicas (TCAs)	Distúrbio de condução Bradicardia Arritmias ventriculares Convulsões Choque, parada cardíaca	Bicarbonatos de sódio Marca-passo Agonistas α/β em altas doses se necessário Salina hipertônica

[a]A menos que declarado de outra forma, presumir que todos os sinais vitais alterados (bradicardia, taquicardia, taquipnéia) sejam "hemodinamicamente significativos". (Circ 2000;102-I:224. Reimpresso com permissão.)

Quadro 1-2. Emergências Cardiovasculares Induzidas por Drogas (Circ 2000;102:I-225)

Emergência Induzida pela Droga	*Terapia* — *Indicada*	*Terapia* — *Contra-Indicada*
Bradicardia[a]	Marca-passo (TC, IV) Agonistas α/β mistos Para a OD de bloqueador de canal de cálcio:cálcio Para a OD de β-bloqueador: glucagon ou β-agonista	Isoproterenol se hipotenso Marca-passo profilático de TV
Taquicardia	Benzodiazepínicos Bloqueadores seletivos de β-1 Bloqueadores mistos α/β	Cardioversão Adenosina, verapamil, diltiazem Para OD de TCAs: fisostigmina
Distúrbio de condução, arritmias ventriculares	Bicarbonato de sódio Lidocaína	Para OD de TCAs: antiarrítmicos do tipo I-A (procainamida)
Emergências hipertensivas	Benzodiazepinas Bloqueadores α/β mistos Nitroprussiato	Betabloqueador não-seletivo (propranolol)
Síndrome coronariana aguda	Benzodiazepínicos Nitroglicerina α-bloqueador	Betabloqueado rnão-Seletivo (propranolol)
Choque	Agonistas mistos α/β (altas doses se necessário) Para OD de bloqueador do canal de cálcio: cálcio, insulina[b] Para OD de betabloqueador:glucagon, insulina[b] Se refratário á terapia clínica *máxima*, dispositivos de assistência circulatória	Isoproterenol
Síndrome colinérgica aguda	Atropina Pralidoxima/obidoxima	Succinilcolina
Síndrome anticolinérgica aguda	Fisostigmina	Antipsicóticos ou outros anticolinérgicos
Envenenamento por opiáceos	Naloxone Nalmefene	

TC, transcutâneo; IV, intravenoso; TV, transvenoso; OD, overdose.
[a]A menos que declarado de outra forma, presumir que todos os sinais vitais alterados (bradicardia, taquicardia, taquipnéia) sejam "hemodinamicamente significativos."
[b]Administrar para obter euglicemia.
(Circ 2000;102:I-225. Reimpresso com permissão.)

Quadro 1-3. Desequilíbrio Eletrolítico

Condições	*Causas*	*Sinais e Sintomas*	*Tratamento*
Hiperpotassemia ($K^+ > 5$ mEq/l)	Drogas (diuréticos poupadores de K^+, inibidores de ECA, DAINS, suplementos de potássio) Doença renal em estágio terminal Lesões musculares (rabdomiólise) Acidose metabólica Hemólise Síndrome da lise tumoral Hipoaldosteronismo (doença de Addison, hiporreninemia) Acidose tubular renal tipo 4 Outras: paralisia periódica hipercalêmica	Fraqueza Paralisia ascendente Falência respiratória Achados no ECG: • Ondas T apiculadas (em tendas) • Ondas P achatadas • Intervalo PR prolongado (1° bloqueio cardíaco) • Complexo QRS alargado • Ondas S profundas; mescla das ondas S e T • Ritmo idioventricular • Formação em ondas sinusais (em forma de sino) • FV e parada cardíaca	*Leve* (5-6 mEq/L) • Diuréticos – furosemida 1 mg/kg IV lentamente • Resinas – Kaiexalato 15-30 g em 50-100 mL de 20% sorbitol VO ou por enema de retenção (50 g Kaiexalato) • Diálise – peritoneal ou hemodiálise *Moderado* (6-7 mEq/L) • $NaHCO_3$ – 50 mEq/l IV durante 5 min • Glicose + insulina – 50 g de glicose e 10 U de insulina regular IV durante 15-30 min • Albuterol nebulizado 10-20 mg durante 15 min *Severo* (> 7 mEq/L com alterações tóxicas no ECG) • $CaCl_2$ 10%, 5-10 mL IV durante 2-5 min • $NaHCO_3$, 50 mEq IV durante 5 min • Glicose + insulina; 50 g de glicose e 10 U de insulina regular IV durante 15-30 min • Albuterol nebulizado – 10-20 mg durante 15 min Furosemida, 40-80 mg IV Enema de Kaiexalato Diálise

(Continua)

Quadro 1-3. Desequilíbrio Eletrolítico *(Cont.)*

Condições	*Causas*	*Sinais e Sintomas*	*Tratamento*
Hipopotassemia ($K^+ < 3,5$ mEq/L)	Perda GI (diarréia, laxativos) Perda renal (hiperaldosteronismo, diuréticos perdedores de K^+, carbenicilina, penicilina sódica, anfotericina B) Desvio intracelular (alcalose) Desnutrição	Fraqueza, fadiga, paralisia Dificuldade respiratória, Rabdomiólise Constipação, íleo paralítico Câimbras nas pernas Achados no ECG: • Ondas U • Achatamento da onda T • Alterações no segmento ST • Arritmias com atividade elétrica sem pulso ou assistolia	• Administração de K^+: máxima reposição de K^+ IV 10-20 mEq/h com monitorização contínua do ECG (uma solução mais concentrada pode ser infundida se for usado um cateter central; a ponta do cateter não deve estender-se para dentro do AD) • Se a parada cardíaca for iminente, dar uma infusão inicial de 2 mEq/min seguido por outros 10 mEq/l IV durante 5-10 min; documentar que a infusão rápida é intencional em resposta a uma hipopotassemia ameaçadora à vida • Estimativas do déficit corporal total de K^+ varia de 150 a 400 mEq para cada 1 mEq de redução no K^+ sérico
Hipernatremia ($Na^+ > 145$ mEq/L)	Perda de água livre em excesso de perda de sódio (diabetes insípido, desidratação hipernatrêmica)	Sede Alteração do estado mental Fraqueza Irritabilidade Déficits neurológicos focais Coma, convulsões	• A reposição de água livre: déficit de água em litros = (concentração plasmática de Na^+ -140)/140 * água corporal total (~50% de peso corporal magro em homens e 40% em mulheres) • Administrar líquido para reduzir o Na^+ sérico 0,5-1,0 mEq/h; a correção deve ser realizada durante 48 a 72 horas • Repor líquido em pacientes assintomáticos pela boca ou por sonda NG; se o estado clínico for instável, dar D5/0,45 NaCl IV

Hiponatremia (Na^+ < 135 mEq/L)	Diuréticos tiazídicos Insuficiência renal Depleção do LEC (p. ex., vômitos com ingesta contínua de água) Estados edematosos (insuficiência cardíaca congestiva, cirrose com ascite, etc) Hipotireoidismo Insuficiência adrenal Dieta de "chá com torradas" Excessiva ingesta de cerveja Diabetes melito descontrolado SIHAD (trauma, pressão intracraniana aumentada, câncer, insuficiência respiratória)	Freqüentemente assintomática; Na^+ < 120 mEq/L pode produzir edema cerebral com náusea, vômito, cefaléia, irritabilidade, letargia, convulsão e coma	• Restringir ingesta de líquidos • Em pacientes assintomáticos, administrar NaCl para uma alteração máxima de 10-15 mEq/L nas primeiras 24 horas (correção rápida pode causar mielinólise pontina) • Para o paciente com comprometimento neurológico, dar NaCl 3% IV a 1 mEq/L/h até os sintomas neurológicos serem controlados; então corrigir a uma velocidade de 0,5 mEq/L/h • Déficit de Na^+ em mEq = ([Na^+]desejado – [Na+] atual) × 0,6 × peso corporal (kg) (use 0,5 para mulheres); déficit/ 513 mEq = volume de NaCl 3% (em litros) necessários
Hipermagnesemia (Mg^+ > 2,2 mEq/L)	Insuficiência renal Víscera perfurada com ingesta contínua de alimentos Laxativos/antiácidos contendo Mg^+	Fraqueza muscular, paralisia, ataxia Sonolência, confusão Náusea, vômitos Vasodilatação, hipotensão Nível de consciência deprimido, bradicardia, hipoventilação, parada cardiorrespiratória Anormalidades no ECG: • Aumento nos intervalos PR e QT • Aumento na duração do QRS • Diminuição variável na voltagem da onda P • Grau variável de voltagem da onda T • Bloqueio AV completo, assistolia	• $CaCl_2$ 5-10 mEq IV; repetir se necessário • Diálise é o tratamento de escolha; se a função renal for normal e a função cardiovascular for adequada, a diurese salina IV com salina normal + furosemida, 1 mEq/kg; diurese pode também aumentar a excreção de cálcio; o desenvolvimento da hipocalcemia piorará os sinais e sintomas de hipermagnesemia

(Continua)

Quadro 1-3. Desequilíbrio Eletrolítico *(Cont.)*

Condições	*Causas*	*Sinais e Sintomas*	*Tratamento*
Hipomagnesemia (Mg^+ < 1,3 mEq/L)	Ressecção intestinal Pancreatite Diarréia Doença renal Inanição Drogas: Diuréticos Pentamidina Gentamicina Digoxina Álcool Hipotermia Hipercalcemia Cetoacidose diabética Hipertireoidismo Hipoparatireoidismo Deficiência de fosfato Queimaduras Sepse Lactação	Hipocalcemia Hipopotassemia Tremores musculares, fasciculações, tetania Nistagmo muscular Estado mental alterado Ataxia, vertigem Convulsões Disfagia Achados no ECG: • Intervalos QT e PR prolongados • Depressão do segmento ST • Inversão da onda T • Achatamento/ inversão das ondas P precordiais • Alargamento do QRS • *Torsades de pointes* • FV resistente ao tratamento • Piora da toxicidade digitálica	• Para a hipomagnesemia grave/sintomática administrar 1-2 g IV de $MgSO_4$ durante 15 min • Se as *torsades de pointes* estiverem presentes, administrar 2 g de $MgSO_4$ por 1-2 min • Se houver convulsões, administrar 2 g IV de $MgSO_4$ durante 10 min • A administração de gluconato de cálcio (1 g) geralmente é apropriada; a maioria dos pacientes com hipomagnesemia também fica hipocalcêmica • Repor magnésio cautelosamente em pacientes com insuficiência renal
Hipercalcemia (Ca^{++} > 10,5 mEq/L)	Hiperparatireoidismo primário Malignidade A acidose produzirá aumento no nível de Ca^{++} ionizado	Depressão Fraqueza, fadiga Confusão, alucinações, desorientação, hipotonicidade, coma Desidratação Depressão miocárdica: automaticidade diminuída, arritmias, piora da intoxicação digitálica	• Em pacientes com função cardiovascular e renal adequadas: NaCl 0,9% a 300-500 mL/h até que ocorra diurese; então NaCl IV a 100-200 mL/h; monitorize o K^+, Mg^{++} sérico • A hemodiálise é o tratamento de escolha em pacientes com ICC ou insuficiência renal

		Hipertensão Hipopotassemia Disfagia Constipação Úlcera péptica Pancreatite Achados ECG: • Intervalo QT encurtado • Intervalos PR e QRS prolongados • Aumento na voltagem do QRS • Achatamento e alargamento da onda T • Chanfradura do QRS • Bloqueio AV: Bloqueio AV completo; parada cardíaca	• Os agentes quelantes podem ser usados para condições extremas (p. ex., 50 mmol PO_4 durante 8-12 horas ou EDTA 10-50 mg/kg durante 4 horas) • Uso de furosemida (1 mg/kg IV) é controverso; o uso é requerido na ICC, mas pode impor uma recaptação de cálcio a partir do osso, desta forma piorando a hipercalcemia
Hipocalcemia (Ca^{++} < 8,2 mEq/l)	Síndrome do choque tóxico Anormalidades no Mg^{++} sérico Síndrome de lise tumoral A concentração do Ca^{++} ionizado é dependente do pH: a alcalose reduz o cálcio ionizado; Ca^{++} sérico total dependente da concentração de albumina sérica (ajuste o Ca^{++} sérico total por 0,8 mg/dL para cada 1 g/dL de alteração na albumina sérica)	Parestesias, câimbras musculares, espasmo carpopedal, estridor, tetania, convulsões Hiper-reflexia, sinais de Chvostek e de Trousseau positivos ICC Exacerbação da toxicidade digitálica Achados ECG: • Prolongamento do intervalo QT • Inversão terminal da onda T • Bloqueio atrioventricular • FV	• Gluconato de cálcio a 10% 90-180 mg de cálcio elementar IV durante 10 minutos, seguidos por 540-720 mg de Ca^{++} elementar em 500-1.000 mL de SG5% a 0,5-2,0 mg/kg/h (10 a 15 mg/kg) Medir Ca^{++} sérico a cada 4-6 horas • As anormalidades no magnésio, potássio e pH precisam ser corrigidas simultaneamente; a hipomagnesemia sem tratamento tornará a hipocalcemia refratária ao tratamento

(Circ 2000;102:I-217. Reimpresso com permissão.)

2 Exame Físico

2.1 EXAME DO CORAÇÃO

Inspeção/Palpação

Quadro 2-1. Achados no Exame Físico na Inspeção/Palpação do Tórax

Localização	*Achado*
Área aórtica (2º EID)	• Pulsação de aneurisma aórtico • Frêmito da estenose aórtica • Hiperfonese do componente aórtico (hipertensão)
Área pulmonar (2º-3º EIE)	• Pulsação devida ao aumento da pressão/fluxo na artéria pulmonar • Frêmito da estenose pulmonar • Hiperfonese do componente pulmonar (hipertensão pulmonar)
Área do VD (metade inferior do esterno e área subxifóide)	• Elevação sistólica sustentada na hipertrofia do VD • Frêmito da CIV • Impulso proeminente do VD em pacientes magros pela febre, ansiedade, anemia, hipertireoidismo, gravidez
Área do VE (5º EIE logo além da linha hemiclavicular)	• Impulso apical ***Normal:*** impulso leve ou ausente, dura < metade da sístole, ocupa um espaço intercostal ***Anormal:*** forte, sustentado até B_2, lateralmente deslocado, difusa (ocupa > 1 espaço intercostal) • Frêmito da doença mitral • B_3 palpável
Epigástrio	• Pulso aórtico aumentado devido a aneurisma aórtico ou regurgitação aórtica

Quadro 2-2. Achados na Palpação do Impulso Cardíaco

Movimento	*Características*
Normal	Dentro da LHC 4° ou 5° EIE
Impulso apical hipercinético • Criança normal • Estados hiperdinâmicos • CIV • PCA • Regurgitação aórtica ou mitral	Impulso exagerado do ápex cardíaco (coincidente com B_3 se estiver presente)
Impulso apical sustentado • Estenose aórtica • Hipertensão sistêmica	Máximo no ápex; coincidente com B_4
Impulso do VD hipercinético • CIA • Regurgitação pulmonar	Máximo na BEE, 3°-4° EIE
Impulso de VD sustentado • Hipertensão pulmonar • Estenose pulmonar	Máximo na BEE, 3°-4° EIE
Impulso ectópico do VE • Aneurisma ventricular	Máximo sobre o mesoprecórdio

EXAME FÍSICO

Ausculta das bulhas cardíacas

Primeira bulha cardíaca (B_1): Produzida principalmente pelo fechamento da válvula mitral; mesma intensidade ou mais bem audível do que B_2 no ápex, mais hiperfonética do que B_2 na base, sincrônica com o impulso apical, logo precede ao impulso carotídeo; acentuada pela taquicardia (ansiedade, exercício, anemia, hipertireoidismo, etc.) e na estenose mitral (a válvula mitral ainda está amplamente aberta no início da sístole ventricular); pode estar diminuída nos bloqueios atrioventriculares do primeiro grau; variável com o bloqueio atrioventricular e ritmo cardíaco muito irregular (p. ex., FA e outros ritmos caóticos); o desdobramento pode estar presente e geralmente é mais bem audível na área tricúspide (5° EIE lateral ao esterno); diferenciar o desdobramento da B_1 da B_4 ou de um clique sistólico precoce pelo momento de aparecimento, variação, característica do som.

Segunda bulha cardíaca (B_2): Geralmente mais audível do que a B_1 na base; desdobramento fisiológico acentuado durante a inspiração, desaparece durante a expiração; e um desdobramento amplo e persistente pode ser ouvido com A_2 precoce (RM, CIV, síndrome de WPW), atraso elétrico (BRD, ESVs do VE, síndrome de WPW) ou atraso mecânico (estenose pulmonar

Quadro 2-3. Ausculta das Bulhas Cardíacas

Achado	*Causa Possível*
Normal	Desdobramento fisiológico
Normal, $P_2 > A_2$	Hipertensão pulmonar
	Estenose aórtica
Desdobramento fixo, estreito	Hipertensão pulmonar
Desdobramento fixo, amplo	BRD
	Estenose pulmonar
	Drenagem anômala das veias pulmonares
	CIA
	Infarto do miocárdio
Desdobramento paradoxal (reverso)	PCA com *shunt E-D*
	Regurgitação tricúspide
	BRE
	Estenose aórtica
	Isquemia
Pseudodesdobramento	B_2 mais estalido de abertura
	B_2 mais B_3
	B_2 mais *knock* pericárdico
	B_2 mais *plop* tumoral

ou obstrução pulmonar subvalvular, grande EP, disfunção do VD) do P_2, artéria pulmonar dilatada, CIA; o desdobramento paradoxal pode acompanhar a IT, atraso elétrico (BRE, ESVs do VD, marca-passo do VD, DAC) ou atraso mecânico (EA, miocardiopatia hipertrófica, DAC, PCA, IA) do A_2 (ver Quadro 2-3).

Terceira bulha cardíaca (B_3): Som de baixa freqüência ocorrendo na fase inicial da diástole durante o enchimento ventricular rápido; pode surgir de qualquer um dos dois ventrículos; tipicamente mais bem audível no ápex na posição do decúbito lateral esquerdo; pode ser um achado normal em crianças e adultos jovens; achado patológico em pacientes > 40 anos; associado à disfunção ventricular de qualquer causa, aumento do enchimento inicial diastólico (estados hipercinéticos, regurgitação mitral/tricúspide, *shunts* esquerda-direita), pericardite restritiva/constritiva.

Quarta bulha cardíaca (B_4): Som de baixa freqüência que ocorre logo antes do B_1 no/medial ao ápex; pode ocorrer em crianças como um achado benigno; na doença, está associado a um aumento na resistência ao enchimento ventricular (isquemia aguda, aneurisma do VE, doença cardíaca hipertensiva, miocardiopatia dilatada ou hipertrófica, estenose aórtica, hipertensão sistêmica ou pulmonar), aumento do enchimento diastólico tardio (anemia, tireotoxicose, fístula AV, regurgitação mitral ou tricúspide aguda) ou atraso na condução AV.

Clique sistólico: Som de alta freqüência; sons precoces (logo após B_1) nas áreas aórtica ou pulmonar são sons ejetivos que podem indicar dilatação da aorta ou do tronco da artéria pulmonar (TAP), hipertensão sistêmica ou pulmonar, ou estenose aórtica ou pulmonar (devida à abertura de cúspides valvares estenóticas, porém móveis); cliques meso/telessistólicos audíveis na síndrome do prolapso da válvula mitral.

Estalido de abertura: Um ruído precoce diastólico de alta freqüência audível na estenose mitral; a válvula precisa estar estenótica, mas móvel; pode ser confundida com um desdobramento amplo de B_2, mas o intervalo B_2-EA diminui durante a inspiração.

Sopros cardíacos: ***Caracterização e etiologia***, ver Quadros 2-4 a 2-6.

Alterações com a respiração: Durante a inspiração, os sopros sistólicos do lado direito, em virtude da regurgitação tricúspide, estenose pulmonar, aumento do fluxo através da válvula pulmonar normal e sopro diastólico da estenose tricúspide, tende a aumentar; os sopros que surgem do lado esquerdo tipicamente são mais audíveis durante a expiração.

Alterações posicionais: Ficando-se em pé, a maioria dos sopros diminui; o sopro da miocardiopatia hipertrófica obstrutiva torna-se mais audível (mais alto); o sopro do PVM torna-se mais longo e freqüentemente mais audível também; com o acocoramento *(squatting)*, a maioria dos sopros aumenta; as exceções novamente são a miocardiopatia hipertrófica e a PVM.

Manobra de Valsalva: A maioria dos sopros diminui em duração e intensidade durante o esforço *(strain)* de Valsalva; o sopro da miocardiopatia hipertrófica obstrutiva torna-se mais audível; o sopro da PVM torna-se mais longo e, freqüentemente, também mais audível.

Exercício: Os sopros devidos a fluxo através de válvulas normais/estenóticas aumentam com o exercício; os sopros de insuficiência aórtica e mitral e da CIV também aumentam com o exercício de *handgrip*; mas sopros de miocardiopatia hipertrófica freqüentemente diminuem com o exercício de *handgrip*.

Efeitos das extra-sístoles: Devido à pausa após a ESA ou ESV, os sopros de fluxo que surgem das válvulas semilunares aumentam; os sopros devidos à regurgitação através da válvula AV não se alteram ou tornam-se mais curtos (PVM).

Oclusão arterial transitória: Compressão de ambos os braços com inflação de um *cuff* (20 mmHg acima da PA sistólica) produz aumento nos sopros de regurgitação aórtica e mitral e da CIV.

Quadro 2-4. Sopros Sistólicos

Exemplo	*Estenose Aórtica*	*Estenose Pulmonar*	*Regurgitação Mitral*	*Regurgitação Tricúspide*	*CIV*
Fonte	Válvula aórtica	Válvula pulmonar	Válvula mitral	Válvula tricúspide	CIV
Tipo	Sopro de fluxo mesossistólico	Sopro de fluxo mesossistólico	Sopro regurgitante holossistólico; sistólico tardio no PVM	Sopro regurgitante holossistólico	Sopro regurgitante holossistólico
Localização	2º EID; ápice	2º-3º EIE próximo ao esterno	5º EIE-LHC	4º-5º EIE próximo ao esterno	4º-6º EIE borda esternal esquerda
Radiação	Para as carótidas, ao longo da BEE	Na direção do ombro esquerdo e pescoço	Para axila esquerda	Para a direita do esterno, para a LHCE	Através do precórdio
Intensidade	Variável	Variável	Variável; não aumenta durante a inspiração	Variável; aumenta durante a inspiração	Freqüentemente alto
Tonalidade	Médio	Médio	Alto	Alto	Alto
Qualidade	Freqüentemente rude	Freqüentemente rude	Soprante	Soprante	Rude
Achados associados possíveis	B_2 diminuída, impulso apical sustentado, elevação carotídea lentificada	B_2 amplamente desdobrado, P_2 diminuído, levantamento do VD	IMP deslocado/difuso, B_1 diminuído, galope B_3	Levantamento VE, fígado pulsátil	

Quadro 2-5. Sopros e Bulhas Diastólicos e Contínuos

Lesão Típica	*Regurgitação Aórtica*	*Estenose Mitral*	*Atrito Pericárdico*	*PCA*	*Hum Venoso*
Fonte	Válvula aórtica	Válvula mitral	Pericárdio	PCA	Veias jugulares
Tipo	Sopro diastólico	Sopro diastólico	Atrito com sístole atrial, sístole ventricular e diástole	Sopro contínuo, desvanece-se na diástole	Sopro contínuo
Localização	2º EID, EIE	5º EIE-LHC	Geralmente do 3º EIE, mas variável	2º EIE	Acima da porção média das clavículas
Radiação	BEE, BED	Pouca radiação	Pouca radiação	Na direção da clavícula esquerda	1º e 2º interespaços
Intensidade	Variável	Variável; freqüentemente suave	Variável	Muito intenso	Suave/moderado
Tonalidade	Alto	Baixo	Alto	Médio	Baixo
Qualidade	Freqüentemente rude	Freqüentemente rude	Rangido leve	Rude, "semelhante a maquinaria"	murmúrio
Possíveis achados associados	Sopro do fluxo aórtico, galope de B_3	B_1 aumentado, P_2, aumentado, estalido de abertura, levantamento do VE		Mais alto no final da sístole, envolvendo B_2	Mais alto na diástole, pode ser obliterado pela pressão sobre as veias jugulares

Quadro 2-6. Causas de Sopros Cardíacos

Momento	*Fonte*	*Exemplos/Comentários*
1. Sopros mesossistólicos (ejeção)	a. Lesões aórticas obstrutivas	• Estenose supra-aórtica, coarctacão • Estenose/esclerose aórtica valvular • Miocardiopatia hipertrófica obstrutiva
	b. Fluxo aórtico aumentado	• Estados hipercinéticos • Regurgitação aórtica • Bloqueio atrioventricular completo
	c. Aorta ascendente dilatada	• Aortite • Aneurisma aórtico ascendente
	d. Lesões pulmonares obstrutivas	• Estenose arterial pulmonar • Estenose valvular pulmonar • Estenose pulmonar infundibular
	e. Fluxo pulmonar aumentado	• Estados hipercinéticos • *Shunts* E para D (CIA, CIV)
	f. Artéria pulmonar dilatada	
2. Sopros pansistólicos (regurgitantes)	a. Regurgitação da válvula AV	• Regurgitação mitral • Regurgitação tricúspide
	b. *Shunt* E para D	
3. Sopros diastólicos precoces	a. Regurgitação aórtica valvular	• Doença valvular reumática • Perfuração pós-endocardite • Traumático • Pós-valvulotomia
	b. Dilatação do anel aórtico valvular	• Dissecção aórtica • Necrose medial cística • Hipertensão
	c. Afastamento das comissuras aórticas	• Sífilis
	d. Congênito	• Válvula bicúspide

	e. Regurgitação pulmonar valvular	• Pós-valvulotomia • Endocardite • Febre reumática • Carcinóide
	f. Dilatação do anel da válvula pulmonar	• Hipertensão pulmonar • Síndrome de Marfan
	g. Congênito	• Regurgitação pulmonar isolada • Com tetralogia de Fallot • Com CIV • Com estenose pulmonar congênita
4. Sopros mesodiastólicos	a. Estenose mitral	
	b. Fluxo aumentado através da válvula mitral anatomicamente normal	• Regurgitação mitral • CIV • PCA • Estados de alto débito • Bloqueio atrioventricular completo
	c. Estenose tricúspide	
	d. Fluxo aumentado através da válvula mitral anatomicamente normal	• Regurgitação tricúspide • CIA • Retorno venoso pulmonar anômalo
	e. Febre reumática aguda	• Sopro de Carey-Coombs
	f. Tumores atriais	
5. Sopros contínuos	a. PCA	
	b. Fístula AV rompida	
	c. CIA	
	d. Hum venoso cervical	
	e. Origem anômala da artéria coronária esquerda	
	f. Sopro mamário	
	g. Circulação colateral brônquica	

Quadro 2-7. Sensibilidade e Especificidade de Manobras para Avaliar os Sopros Cardíacos

Manobra	*Sopro*	*Resposta*	*Sensibilidade (%)*	*Especificidade (%)*
Inspiração	Todos do lado direito	Aumento	100	88
Expiração	Todos do lado direito	Diminuição	100	88
Valsalva	Miocardiopatia hipertrófica	Aumento	65	96
Em pé - > acocoramento	Miocardiopatia hipertrófica	Diminuição	95	85
Acocoramento - > em pé	Miocardiopatia hipertrófica	Aumento	95	84
Elevação da perna	Miocardiopatia hipertrófica	Diminuição	85	91
Handgrip	Miocardiopatia hipertrófica	Diminuição	85	75
Handgrip	Insuficiência mitral CIV	Aumento	68	92
Oclusão arterial transitória	Insuficiência mitral CIV	Aumento	78	100
Nitrito de amilo	Insuficiência mitral CIV	Diminuição	80	90

(NEJM, 1988;318:1572).

Nitrito de amilo: Resposta precoce (hipotensiva): sopros de estenose/esclerose aórtica e miocardiopatia hipertrófica aumentam, sopros de insuficiência aórtica e mitral e CIV diminuem; fase tardia (taquicardia); sopros do lado direito do coração e sopro de EM aumentam; sopro de Austin-Flint (sopro diastólico mitral na regurgitação aórtica grave) diminui; PVM pode produzir resposta bifásica com o sopro primeiramente diminuindo e então aumentando; a administração de fenilefrina produz respostas opostas.

Sensibilidade/Especificidade: Ver Quadro 2-7.

2.2 AVALIAÇÃO DOS PULSOS

Pulsos venosos jugulares: Técnica de exame: travesseiro debaixo da cabeça, cabeceira da mesa do exame a 45°; a parte mais superior da veia visível normalmente < 4 cm acima do ângulo esternal (AD geralmente 5 cm abaixo do ângulo esternal nesta posição).

- A pressão venosa jugular aumentada na insuficiência do VD, doença valvular tricúspide, constrição ou tamponamento pericárdico, obstrução da VCS.
- O pulso normal consiste em quatro componentes: onda A com contração atrial, descenso X com relaxamento atrial, onda V na fase tardia da sístole ventricular, descenso Y na fase diastólica ventricular precoce; onda C visível após onda A é reflexo do pulso carotídeo.
- Os pulsos jugulares podem ser distinguidos do impulso carotídeo pelos seus diversos componentes, eliminação com leve compressão, aumento com a posição recumbente (deitada), diminuição com a respiração.
- Uma onda proeminente quando há um impedimento do esvaziamento do AD (estenose tricúspide) ou na HVD (hipertensão pulmonar, estenose pulmonar); onda A ausente na FA, onda V proeminente na regurgitação tricúspide; descensos X e Y proeminentes na pericardite constritiva; descenso X proeminente no tamponamento.
- Refluxo hepatojugular: Compressão sustentada (30-60 segundos)aplicada ao QSD produz > 1 cm de aumento na DVJ indicativo de ICC.
- Sinal de Kussmaul: Elevação paradoxal na pressão venosa jugular durante inspiração; pode ser visualizada com a pericardite constritiva, estenose tricúspide (aumento do retorno venoso não é acomodado pelo coração direito).

Pulsos arteriais carotídeos: Avaliação dos pulsos carotídeos (ver Quadro 2-8).

Quadro 2-8. Pulsos Arteriais Carotídeos: Avaliação dos Pulsos Carotídeos

Achado	*Diagnóstico*
Pulso fraco e pequeno	Volume de ejeção diminuída (ICC, choque); estenose aórtica
Pulso amplo e *bounding*	Estados hipercinéticos, regurgitação aórtica, PCA, aumento da rigidez aórtica (aterosclerose)
Pulso alternante	Insuficiência ventricular esquerda (pulso precisa ser regular)
Pulso bigeminante	Arritmia
Pulso paradoxal	Pericardite constritiva, tamponamento pericárdico, DPOC grave

Diagnósticos	*Achados*
Anemia, febre, tireotoxicose	Amplitude e velocidade aumentada
Choque	Amplitude reduzida
Estenose aórtica	Elevação lentificada, duração prolongada, *pulsus parvus* e *tardus*
Regurgitação aórtica	Elevação rápida e *run-off*, pode ter dois picos
Miocardiopatia hipertrófica obstrutiva	*Bisferiens*: elevação rápida, pico e platô abrupto
Falência do VE	Amplitude baixa; pulso alternante (pulsos alternantes forte e fraco)
Tamponamento ou pericardite constritiva	Pulso paradoxal (redução exagerada durante inspiração)
Fístula AV	Elevação rápida e *run-off*

3 Interpretação do Eletrocardiograma

3.1 ACHADOS ANORMAIS NO ECG

Quadro 3-1. Anormalidades Gerais da Onda P, do Complexo QRS, do Segmento ST e Onda T

Achado	*Critérios Diagnósticos*
Onda P	
Aumento atrial direto/P pulmonar	Amplitude da onda P > 2,5 mm nas derivações II, III e aVF com duração da onda P < 0,12 segundo; componente positivo inicial da onda P na derivação VI > 1,5 mm; eixo da onda P no plano frontal > +75°
Aumento atrial esquerdo/P mitral	Duração da onda P ≥ 0,12 segundo e ondas P com entalhes nas derivações I, II e aVL; força terminal anormal em P na derivação V1; eixo da onda P no plano frontal é desviado para a esquerda de +15°
Aumento biatrial	Força terminal da onda P anormal combinada com um componente inicial positivo da onda P > 1,5 mm na derivação VI; ondas P alongadas (> 0,12 s) apiculadas (> 25 mm) nas derivações periféricas
Complexo QRS	
Desvio do eixo para a esquerda	QRS no plano frontal entre –30° e –90°
Desvio do eixo para a direita	QRS no plano frontal entre +90° e +270°
Baixa voltagem	A soma das ondas R e S nas derivações dos membros é ≤ 5 mm; soma das ondas R e S nas derivações ≤ 10 mm
Pobre progressão da onda R	Ondas R presentes nas derivações V1-V3, mas a amplitude das ondas R em cada uma das três derivações é ≤ 3,0 mm e não estão presentes BRE, pré-excitação (WPW) ou critérios para baixa voltagem

(Continua)

Quadro 3-1. Anormalidades Gerais da Onda P, do Complexo QRS, do Segmento ST e da Onda T *(Cont.)*

Achado	*Critérios Diagnósticos*
rSr´ em V1	O complexo rSr' é de duração normal; onda r primária < 8 mm; r' < 6 mm ; relação r'/S < 1
Alternância elétrica	Alternância regular da amplitude do P, QRS e/ou ondas T em complexos que se originam de um único marca-passo
Achados ST-T; ondas U	
Elevação do ponto J	Deslocamento para cima de 1-4 mm do segmento ST no ponto J com concavidade voltada para cima; as ondas T freqüentemente são apiculadas, largas e simétricas
Padrão de onda T juvenil persistente	Inversão da onda T em V1 e V2 em um adulto normal
Anormalidade inespecífica do ST-T	Depressão ligeira do ST, elevação do ST ou inversão isolada da onda T ou outra anormalidade que não possa ser caracterizada como secundária a uma anormalidade especifica
Anormalidades do ST-T associadas com hipertrofia ventricular	HVE: depressão do ST com concavidade para baixo e inversão da onda T nas derivações precordiais esquerdas; as mesmas alterações podem estar presentes nas derivações I, aVL se o eixo do QRS for horizontal ou em derivações II, III e aVF com um eixo vertical HVD: depressão do ST com concavidade para baixo e inversão da onda T nas derivações precordiais direitas
Anormalidades do ST-T associadas a anormalidades da condução ventricular	BRE: depressão do ST e inversão da onda T nas derivações precordiais esquerdas BRD: depressão do ST e inversão da onda T nas derivações precordiais direitas
Possível isquemia miocárdica	Depressão horizontal/com inclinação para baixo do ST com ou sem inversão da onda T na ausência de elevação concomitante do ST em derivações adicionais
Possível lesão miocárdica aguda	Elevação do segmento ST horizontal/côncavo para baixo com ou sem inversão da onda T; depressão do ST com ondas T apiculadas em derivações V1-V2 (lesão da parede posterior); depressão horizontal/com inclinação para baixo do ST com ou sem anomalias da onda T nas derivações opostas àquelas com elevações do ST pode refletir isquemia ou alterações recíprocas

Quadro 3-1. Anormalidades Gerais da Onda P, do Complexo QRS, do Segmento ST e da Onda T *(Cont.)*

Achado	*Critérios Diagnósticos*
Anormalidades do ST-T associadas à pericardite aguda	Elevação difusa do segmento ST (côncavo para cima) em múltiplas derivações, especialmente derivações I, II e V5-V6; as ondas T permanecem concordantes com a direção do segmento ST na pericardite aguda
Ação digitálica	Achatamento ou inversão da onda T: segmento ST "encolhido" (depressão do ST com inclinação para baixo, côncavo para cima); ligeiro encurtamento do intervalo QT
Ondas T apiculadas	Amplitude da onda T > 6 mm em derivações dos membros ou > 10 mm em qualquer derivação precordial
Anormalidade da onda T após ESV	Alteração inespecífica na morfologia da onda T do batimento sinusal que se segue a uma ESV
Intervalo QT prolongado	Intervalo QT corrigido (QT_c) = Intervalo QT/(raiz quadrada do intervalo R-R); limite superior do normal do QT_c geralmente 0,44 segundo; fórmula de aproximação: limite superior do QT 0,40 segundo para freqüência cardíaca de 70, somar/subtrair 0,02 segundo para cada 10 batimentos de aumento/diminuição na freqüência cardíaca
Ondas U	
Ondas U	A onda U é geralmente ≤ 1,0 mm; amplitude é proporcional à onda T; não deve ser maior do que 25% da altura da onda T; a inversão da onda U em derivações com onda T normalmente positiva é anormal

INTERPRETAÇÃO DO ELETROCARDIOGRAMA

Quadro 3-2. Anormalidades da Condução Atrioventricular

Anormalidade da Condução	*Critérios Diagnósticos*
Bloqueio AV do primeiro grau	Ritmo sinusal com intervalo PR > 0,20 segundo
Bloqueio AV do segundo grau, tipo Mobitz I (bloqueio de Wenckebach)	Ritmo sinusal com alongamento decremental progressivo do intervalo PR (e encurtamento progressivo associado do intervalo R-R) até que uma onda P deixe de conduzir para os ventrículos e um batimento não ocorra; a pausa resultante é a soma dos dois intervalos P-P
Bloqueio AV do segundo grau tipo Mobitz II	Ritmo sinusal com intervalo PR constante e falha intermitente na condução da onda P aos ventrículos
Bloqueio AV do terceiro grau (bloqueio AV completo)	Ausência completa da condução AV; freqüência atrial > freqüência ventricular; os átrios e os ventrículos despolarizam-se independentemente uns dos outros
Bloqueio AV de alto grau	Ritmo sinusal com a condução das ondas P para os ventrículos na relação 3:1 ou mais; a maioria (mas nem todas) das ondas P não conduz para os ventrículos; identificação de uma condução ocasional para os ventrículos define a anormalidade de condução como bloqueio AV de alto grau, em vez de completo
Condução AV acelerada	Ritmo sinusal com intervalo PR < 0,12 segundo e morfologia normal da onda P e duração do QRS
Síndrome de Wolff-Parkinson-White (pré-excitação)	Ritmo sinusal com intervalo PR < 0,12 segundo, morfologia normal da onda P, um empostamento inicial (onda delta) antes de um complexo QRS largo ≥ 0,11 segundo, e alterações secundárias do ST e da onda T
Retardo fisiológico na condução AV associado a taquiarritmias supraventriculares	Prolongamento do intervalo PR com condução 1:1 a velocidades atriais > 150 bpm; fenômeno de Wenckebach a velocidades atriais de 130-200 bpm; condução AV 2:1 a freqüências atriais > 200 bpm na taquicardia atrial, *flutter* atrial, fibrilação atrial com resposta ventricular média de 100-180 bpm
Retardo não-fisiológico na condução AV associado a taquiarritmias supraventriculares	Prolongamento do intervalo PR com condução 1:1 a velocidades atriais de 100-150 bpm; fenômeno de Wenckebach a velocidades atriais de 100-130 bpm; > 2:1 de velocidade de condução atrial a freqüências atriais > 200 bpm na taquicardia atrial e no *flutter* atrial; fibrilação atrial com uma resposta ventricular média < 100 bpm

Quadro 3-3. Anormalidades da Condução Intraventricular

Achado	*Critérios Diagnósticos*
BRD	Duração do QRS $\geq$ 0,12 segundo; rSR' nas derivações precordiais direitas com R' terminal $>$ que onda r inicial; anormalidades secundárias de ST-T nas derivações precordiais direitas; ondas S profundas em derivações I e aVL e nas derivações precordiais esquerdas
BRD incompleto	Critérios para BRD, mas duração do QRS 0,09-0,11 segundo
Bloqueio fascicular anterior esquerdo	Desvio do eixo elétrico entre -30° e -90°; deflexão terminal positiva em aVL e aVR; QRS $<$ 0,12 segundo de duração; qR em derivações I e aVL; rS nas derivações II, III, e aVF; onda S na derivação III $>$ S na derivação II
Bloqueio fascicular posterior esquerdo	Desvio do eixo para a direita entre $+90^\circ$ e $+180^\circ$; rS em derivação I e aVL; qR em derivações II, III e aVF com ondas q $<$ 0,04 segundo; QRS $<$ 0,12 segundo; onda R na derivação III $\geq$ R na derivação II
BRE	QRS $\geq$ 0,12 segundo; ondas R largas, com chanfraduras ou borradas nas derivações I, aVL e V5-V6 com anormalidades secundárias do ST e da onda T nas derivações I, aVL e V5-V6 e ondas Q ausentes em derivações I e V5-V6
Atraso de condução intraventricular inespecífico	QRS $\geq$ 0,11 segundo na ausência de critérios de BRD ou BRE

Quadro 3-4. Hipertrofia Ventricular

Achado	*Critérios Diagnósticos*
Hipertrofia ventricular esquerda	Soma da onda S nas derivações V1 ou V2 mais onda R em derivações VS ou V6 > 35 mm ***ou*** Onda R em derivação aVL > 11 mm ***ou*** Soma da onda R na derivação I e onda S na derivação III > 25 mm ***ou*** (R na derivação I – S na derivação I) + (S na derivação III – R na derivação III) ≥ 17 *Achados corroborativos:* inversões da onda T nas derivações precordiais esquerdas; prolongamento do tempo de pico de R (deflexão intrinsecóide) ≥ 0,05 segundos ou mais nas derivações precordiais esquerdas; anormalidades atriais esquerdas
Hipertrofia ventricular direita	Desvio do eixo esquerdo; voltagem da onda R > onda S na derivação V1; onda R em derivação V1 ≥ 7 mm; padrão qR na derivação V1; padrão rSR' com duração normal do QRS e com R' ≥ 10 mm; relação R/S em derivação V5 ou V6 ≥ 1 *Achados corroborativos:* atraso no tempo de pico de R (deflexão intrinsecóide) em V1; depressão de ST e inversão da onda T nas derivações precordiais direitas; onda S em derivação V1 < 2 mm
Hipertrofia ventricular combinada	Presença de critérios tanto para HVD quanto para HVE

Quadro 3-5. Infarto do Miocárdio

Diagnóstico	*Critérios Diagnósticos*
IM agudo	Ondas Q (ou aparecimento lombar Q) com elevação horizontal/côncava/para baixo do ST nas derivações afetadas (ver abaixo); depressão do ST em derivações V1-V2 para o infarto posterior
IM recente ou subagudo	Ondas Q com anormalidades do segmento ST em resolução associadas à inversão da onda em derivações afetadas (ver abaixo); onda T apiculada para o infarto posterior
IM antigo/indeterminado	Ondas Q patológicas (largura ≥ 0,04 segundo, profundidade > 25% da onda R) sem anormalidades associadas do segmento ST ou da onda T para sugerir lesão aguda
Localização do IM	
Ântero-septal	Derivações V1-V3
Anterior	Derivações V1-V5
Lateral	Derivações I, aVL
Inferior	Derivações II, III, aVF
Posterior verdadeiro	Ondas R altas ≥ 0,04 segundo com R > S nas derivações V1-V2
Possível aneurisma do VE	Elevação do ST nas derivações que contêm ondas Q que persistem por pelo menos 2 semanas após o IM

Quadro 3-6. Arritmias Atriais

Ritmo	*Critérios Diagnósticos*
Ritmo sinusal	Ritmo fisiológico iniciado no nódulo sinusal; freqüência 50-100 bpm; onda P positiva em derivações I, II, aVF; negativa em derivação aVR; o intervalo P-P pode variar em 0,16 segundo (arritmia sinusal) Bradicardia sinusal: ritmo sinusal com freqüência < 50/min Taquicardia sinusal: ritmo sinusal com freqüência > 100/min
Marca-passo atrial migratório	Ritmo sinusal com morfologia variável da onda P e do intervalo PR; a onda P pode tornar-se invertida e retrógrada conforme o marca-passo migra para a junção AV
Pausa/parada do nódulo sinusal	Ondas P ausentes/complexos QRS; pausa resultante não é um múltiplo do intervalo P-P intrínseco
Bloqueio de saída do nódulo SA	Transmissão anormal do impulso sinusal com encurtamento progressivo do intervalo P-P levando a uma onda P que não aparece (bloqueio tipo I), ou a uma pausa no ciclo P-P que é um múltiplo exato da velocidade sinusal intrínseca (bloqueio tipo II)
Ritmo atrial ectópico	Marca-passo atrial com freqüência < 100 bpm; morfologia da onda P diferente da do nódulo sinusal, mas intervalo PR é normal
ESA	A extra-sístole atrial com morfologia de onda P diferente da do nódulo sinusal; o intervalo PR freqüentemente ≥ 0,12 segundo, mas pode ser variável. Devido a uma refratariedade parcial do sistema de condução, as ESAs podem ser anormalmente conduzidas para os ventrículos, resultando em alterações no complexo QRS (geralmente padrão de BRD); com refratariedade completa, os impulsos não são conduzidos e nenhum QRS segue-se à onda P
Taquicardia atrial	Ritmo SV com ondas P anormais, freqüência atrial 100-250 bpm; pode ser paroxística ou sustentada; pode não ter uma condução 1:1 se estiver presente um bloqueio AV
Taquicardia atrial multifocal	O ritmo atrial com freqüência > 100 bpm e pelo menos 3 diferentes morfologias de onda P e intervalos PR
Fibrilação atrial	O ritmo SV caracterizado pela ausência de ondas P e presença de ondas atriais fibrilatórias irregulares
Flutter atrial	Ritmo atrial caracterizado pela freqüência atrial de 250-350 bpm com ondas de *flutter* exibindo aparência de serrilhado (serrote) em derivações II, III, aVF, V1; freqüentemente presente bloqueio AV
Ativação atrial retrógrada proveniente de um foco ventricular	Ativação retrógrada dos átrios proveniente de uma despolarização independente nos ventrículos

Quadro 3-7. Ritmos Juncionais

Ritmo	*Critérios Diagnósticos*
Ritmo juncional AV	Ritmo regular, geralmente 35-60 bpm, originado na junção AV; as ondas P nas derivações II, III e aVF geralmente invertidas/retrógradas; as ondas P podem ocorrer antes, dentro ou após o complexo QRS; o intervalo PR geralmente < 0,12 segundo
Ritmo juncional AV acelerado (taquicardia juncional)	Ritmo juncional AV mais rápido (70-130 bpm) produzido por uma automaticidade aumentada da junção AV; caracterizado pela ausência de paroxismo do início e término
Ritmo de escape juncional AV	Ritmo juncional AV emergindo como resultado de uma falha na condução ou alentecimento do ritmo sinusal normalmente mais rápido
Batimentos prematuros juncionais AV	Complexos juncionais AV isolados ocorrendo prematuramente em relação ao ciclo sinusal básico

Quadro 3-8. Arritmias Ventriculares

Ritmo	*Critérios Diagnósticos*
Extra-sístoles ventriculares (ESVs)	Despolarizações prematuras relativas ao ciclo intrínseco originando-se nos ventrículos e caracterizadas por uma morfologia QRST alargada, anormal (pode-se observar padrão de BRD para as ESVs originadas do VE ou morfologia tipo BRE para as ESVs originadas no VD) As ESVs podem ser unifocais ou multifocais, pareadas ou recorrentes (bigeminismo, trigeminismo, etc.)
ESVs interpoladas	Extra-sístoles ventriculares interpostas entre os batimentos sinusais que não interrompem o ritmo sinusal; prolongamento do intervalo PR do segundo batimento sinusal pode ocorrer secundariamente à condução retrógrada oculta da ESV à junção AV
Batimentos de fusão	Complexo QRS representando transmissão simultânea dos impulsos atriais e ventriculares; morfologia QRS é intermediária entre os dois padrões de despolarização
Parassístole ventricular	Complexos ventriculares que são independentes do ritmo intrínseco; caracterizada por intervalos de acoplamento variáveis e batimentos de fusão; os intervalos entre os batimentos ventriculares são constantes ou são múltiplos de um denominador comum
Ritmo idioventricular acelerado	Três ou mais complexos ventriculares em seqüência com freqüência $\leq$ 100 bpm
Taquicardia ventricular	Três ou mais complexos ventriculares em seqüência com freqüência > 100 bpm
Fibrilação ventricular	Ritmo ventricular caótico caracterizado por ausência de complexos QRS discerníveis e pelas ondas fibrilatórias ventriculares de freqüência e amplitude variáveis
Torsades de pointes	Uma taquicardia ventricular polimórfica com uma amplitude e uma polaridade alternantes (literalmente "torção das pontas")

Quadro 3-9. Distúrbios Eletrolíticos

Anormalidade	*Achados Diagnósticos*
Hipopotassemia	Depressões côncavas do segmento ST; achatamento da onda T; ondas U que podem se fusionar com a onda T; arritmias (especialmente se o paciente estiver tomando digoxina), incluindo-se piora do bloqueio AV, atividade elétrica sem pulso (AESP), ou assistolia
Hiperpotassemia	Ondas T apiculadas (tendas); intervalo PR prolongado; achatamento e, por fim, desaparecimento das ondas P visíveis; progressivo alargamento do complexo QRS com ondas S aprofundadas e as ondas S e T misturando-se (formação de ondas em sino); ESVs, ritmo idioventricular, FV
Hipomagnesemia	Achatamento ou inversão das ondas P nas precordiais; alargamento do QRS; intervalos QT e PR prolongados; depressão do segmento ST e inversão da onda T; *torsades de pointes*; FV resistente ao tratamento
Hipermagnesemia	Intervalos PR e QT e duração do QRS prolongados; diminuição variável na voltagem da onda P; ondas T apiculadas; bloqueio AV completo; assistolia
Hipocalcemia	Inversão terminal da onda T; prolongamento do QT; bloqueio cardíaco; FV
Hipercalcemia	Intervalos PR e QRS prolongados; voltagem QRS prolongada; chanfradura do QRS; achatamento e alargamento da onda T; intervalo QT encurtado (Ca^{++} > 13 mg/dL); bloqueio AV; parada cardíaca (quando o cálcio sérico é > 15-20 mg/dL)

4 Testes Cardíacos

4.1 TESTE ERGOMÉTRICO

Circ 1996;94:3388; 1997;96:345

Indicações:

- Pacientes com probabilidade pré-teste intermediária de DAC com ECG normal, BRD, depressão do segmento ST em repouso < 1 mm, mas não síndrome de pré-excitação (Wolff-Parkinson-White), ritmo ventricular de marca-passo ou BRE completo.
- Pacientes com suspeita de angina vasoespástica.
- Avaliação de risco em pacientes com DAC submetidos à avaliação inicial ou que apresentam modificações significativas no estado clínico.
- Pacientes após IM: Submáximo em 4-7 dias, sintoma limitado em 14-21 dias ou 3-6 semanas se o teste ergométrico inicial foi submáximo.
- Pacientes com múltiplos fatores de risco ou que se encontram com alto risco de DAC em virtude de outras doenças; homens > 40 anos e mulheres > 50 anos que planejam iniciar exercício vigoroso ou que estejam em ocupações nas quais um prejuízo possa fazer um impacto na segurança pública ou que estão sob alto risco para DAC em virtude de outras doenças.
- Pacientes com doença cardíaca valvular que precisam de avaliação para a capacidade de exercício.
- Pacientes com sintomas recorrentes que sugerem isquemia pós-revascularização miocárdica.
- Avaliação das arritmias induzidas pelo exercício e da terapia ablativa em tais pacientes.
- Identificação dos contextos apropriados em pacientes com marca-passos adaptativos pela freqüência.

Contra-indicações:

Contra-indicações absolutas:

- IAM (nos primeiros 2 dias).
- Angina instável não previamente estabilizada pela terapia clínica.
- Arritmias cardíacas incontroláveis causando sintomas ou comprometimento hemodinâmico.

- Estenose aórtica grave sintomática.
- ICC sintomática descontrolada.
- Embolia pulmonar ou infarto pulmonar.
- Miocardite ou pericardite agudos.
- Dissecção aórtica aguda.

Contra-indicações relativas:

- Estenose do tronco da coronária esquerda.
- Doença cardíaca valvular estenótica moderada.
- Anormalidades eletrolíticas.
- PA sistólica > 200 mmHg ou PA diastólica > 100 mmHg.
- Taquiarritmias ou bradiarritmias.
- Cardiomiopatia hipertrófica e outras formas de obstrução do trato de saída.
- Problemas mentais ou físicos que levem a uma incapacidade de se exercitar adequadamente.
- Bloqueio AV de alto grau.

Procedimento

Protocolos de exercício: Ver Figura 4-1; o protocolo de Bruce é um dos mais empregados.

Preparação

- Avaliação do paciente; consentimento informado.
- Não alimentar-se nem fumar 3 horas antes do teste.
- Roupas confortáveis; sapatos apropriados.
- Examinar em relação a sopros, galopes, sibilos, estertores.
- Considerar a suspensão de medicações como betabloqueadores que pode interferir no teste.
- ECG de 12 derivações antes do exercício; ECG e PA em pé.

Indicações absolutas para a interrupção do teste ergométrico

- Queda na PA sistólica (persistentemente abaixo do basal) apesar do aumento da carga.
- Dor anginosa crescente.
- Sintomas do sistema nervoso central (p. ex., ataxia, tonteiras ou pré-síncope).
- Sinais de má perfusão periférica (cianose ou palidez).
- Arritmias graves (*i. e.,* arritmias ventriculares de alto grau, como complexos multiformes e períodos de TV com 3 ou mais complexos).
- Dificuldades técnicas na monitorização do ECG ou da PA sistólica.
- Solicitação do paciente para parar o exame.

CLASSE FUNCIONAL	*STATUS* CLÍNICO	CUSTO DE O_2 ml/kg/min	METS	ERGÔMETRO EM BICICLETA	BRUCE 3 MIN ESTÁGIOS MPH	BRUCE %GR	BALKE-WARE % GRAUS AT 3,3 MPH 1MIN ESTÁGIOS	USAFSAM MPH	USAFSAM %GR	USAFSAM "LENTO" MPH	USAFSAM "LENTO" %GR	McHENRY MPH	McHENRY %GR	STANFORD % GRAUS AT 3,3 MPH	STANFORD % GRAUS AT 2 MPH	ACIP MPH	ACIP %GR	ICC MPH	ICC %GR	METS
				1 W = 6,1 Kpm/min PARA PESO CORPORAL DE 70 kg Kpm/min	5,5	20														
NORMAL E I	SAUDÁVEL, DEPENDENTE DA IDADE, ATIVIDADE	56,0	16		5,0	18	26 25 24 23 22 21 20 19 18 17 16 15 14 13 12 11 10 9 8 7 6 5 4 3 2 1													16
		52,5	15					3,3	25							3,4	24,0			15
		49,0	14									3,3	21							14
		45,5	13	1.500	4,2	16										3,1	24,0			13
		42,0	12	1.350				3,3	20			3,3	18	22,5		3,0	21,0			12
		38,5	11	1.200										20,0						11
	SAUDÁVEL, SEDENTÁRIO	35,0	10	1.050	3,4	14		3,3	15			3,3	15	17,5		3,0	17,5	3,4	14,0	10
		31,5	9							2	25	3,3	12	15,0		3,0	14,0	3,0	15,0	9
		28,0	8	900				3,3	10	2	20			12,5		3,0	10,5	3,0	12,5	8
	LIMITADO	24,5	7	750	2,5	12						3,3	9	10,0	17,5			3,0	10,0	7
II	SINTOMÁTICO	21,0	6	600				3,3	5	2	15	3,3	6	7,5	14,0	3,0	7,0	3,0	7,5	6
		17,5	5	450	1,7	10				2	10			5,0	10,5			2,0	10,5	5
III		14,0	4	300	1,7	5				2	5			2,5	7,0	3,0	3,0	2,0	7,0	4
		10,5	3	150				3,3	0			2,0	3	0	3,5	2,5	2,0	2,0	3,5	3
		7,0	2		1,7	0		2,0	0	2	0					2,0	0,0	1,5	0,0	2
IV		3,5	1															1,0	0,0	1

Figura 4-1. Protocolos de Teste Ergométrico.

Indicações relativas para a interrupção do exercício

- Alterações do ST ou do QRS como deslocamento excessivo do ST, depressão juncional extrema ou desvio acentuado do eixo.
- Fadiga, respiração curta, sibilos, câimbras nas pernas ou claudicação.
- Arritmias menos sérias, incluindo taquicardias supraventriculares.
- Desenvolvimento de bloqueio de ramo que não possa ser distinguido de uma taquicardia ventricular.

Interpretações e achados:

Sensibilidade/especificidade: A sensibilidade ao teste ergométrico sem imagens foi relatada nas metanálises como sendo de 67-72%, sensibilidade 69-77%, acurácia preditiva 68-74%.

Depressão do segmento ST: Representa isquemia subendocárdica; resposta anormal é ≥ 1 mm (0,1 milivolt) de depressão horizontal/com infradesnivelamento do segmento ST 0,08 segundo após o ponto J; a depressão do segmento ST induzida pelo exercício é menos específica na presença de anormalidades do ECG basal; o grau, o momento do aparecimento, duração e número de derivações com depressão do segmento ST, todos se correlacionam com a probabilidade/gravidade da DAC; a depressão do ST a cargas de trabalho menores ou menores duplos produtos pioram o prognóstico e aumentam a probabilidade de doença multivascular.

Infradesnivelamento do segmento ST é um preditor mais potente de DAC do que a depressão horizontal; ambos são mais preditivos do que a depressão com a inclinação para cima; as alterações do segmento ST isquêmicas que se desenvolvem durante a recuperação de um exercício em esteira em indivíduos aparentemente saudáveis tem uma significância prognóstica adversa similar àquelas que aparecem durante o exercício (Circ 1998;97:2117).

Derivação V5 tem um desempenho superior às derivações diafragmáticas ou uma combinação de derivações de V_5 com DII, pois a DII tem uma elevada taxa de falso-positivo; em pacientes sem IM prévio e ECGs em repouso normais, as derivações precordiais apenas são marcadores confiáveis de DAC e a monitorização das derivações inferiores acrescenta pouca informação diagnóstica adicional; em pacientes com ECG em repouso normal, a depressão do segmento ST induzida pelo exercício limitada às derivações inferiores é de pouco valor para a identificação da DAC.

Elevação do ST em derivações sem ondas Q ocorre em apenas 1 em 1.000 pacientes; a elevação do ST em um ECG normal (além de em aVR e V_1) representa isquemia transmural causada pelo espasmo ou uma lesão crítica, é muito rara (0,1% em um laboratório clínico) e é muito arritmogênica e localiza a isquemia; se o ECG em repouso mostra IM antigo, a elevação do ST pode indicar anormalidades da motilidade parietal ou viabilidade residual na área infartada.

Alterações da onda R: Muitos fatores afetam a resposta da amplitude da onda R ao exercício; as respostas não têm significado diagnóstico.

BRE: A depressão do segmento ST induzida pelo exercício geralmente ocorre com o BRE e não tem nenhuma associação com a isquemia; ~0,5% dos pacientes desenvolvem novo BRE durante o exercício; o BRE induzido pelo exercício associado ao risco relativo ajustado de 2,78 para mortes e eventos cardíacos importantes (JAMA 1998;279:153).

BRD: Depressão do ST induzida pelo exercício geralmente ocorre com BRD em derivações V1-V3 e não está associada à isquemia; a depressão do ST em derivações V5-V6 ou em derivações inferiores tem a mesma significância que o ECG normal.

HVE com anormalidades da repolarização: Associada a uma especificidade decrescente do teste ergométrico, mas a sensibilidade não é afetada.

Depressão do segmento ST em repouso: Identificada como um marcador para eventos cardíacos adversos em pacientes com e sem DAC conhecida; 2 mm de depressão do segmento ST induzida pelo exercício adicionais ou depressão com inclinação para baixo de 1 mm ou mais na recuperação são marcadores úteis para o diagnóstico de DAC.

Resposta da freqüência cardíaca ao exercício atenuada é preditiva de maior mortalidade e incidência de DAC (Framingham); em pacientes com teste ergométrico, a incompetência cronotrópica é um preditor independente de mortalidade por todas as causas (Circ 1996;93:1520; JAMA 1999;281:524).

Mulheres: A depressão do segmento ST induzida pelo exercício é menos sensível em mulheres do que em homens; o ECG em exercício comumente é encarado como menos específico em mulheres do que em homens; diferenças sexuais significativas são modestas e não impedem o uso de teste ergométrico em esteira nas mulheres; explicações possíveis oferecidas incluem maior prevalência de prolapso da válvula mitral e de síndrome X em mulheres, diferenças na função microvascular (levando talvez a espasmo coronariano) e, possivelmente, diferenças hormonais.

Drogas: digoxina: Produz depressão anormal do segmento ST induzida pelo exercício em 25-40% dos indivíduos aparentemente saudáveis; prevalência de respostas anormais diretamente relacionadas à idade; ***betabloqueadores:*** o teste ergométrico pode ter um valor diagnóstico reduzido devido a uma resposta de freqüência cardíaca inadequada; os betabloqueadores não devem ser interrompidos em pacientes que exibem possíveis sintomas de isquemia; ***flecainida*** foi associada à taquicardia ventricular induzida pelo exercício.

Escores de resultados: Probabilidade pré-teste de DAC pode ser estimada (Quadro 4-1) com base na idade, sexo e descrição da dor torácica (angina

Quadro 4-1. Probabilidade Pré-Teste (%) de DAC com Base na Idade, Sexo, Descrição da Dor (Circ 1981;64:360)

	Dor Torácica Não-Anginosa		*Angina Atípica*		*Angina Típica*	
Idade	*Homens*	*Mulheres*	*Homens*	*Mulheres*	*Homens*	*Mulheres*
30-39 anos	4	2	34	12	76	26
40-49 anos	13	3	51	22	87	55
50-59 anos	20	7	65	31	93	73
60-69 anos	27	14	72	51	94	86

(Circ 1981;64:360. Reimpresso com permissão.)

típica: Desconforto torácico retroesternal com qualidade e duração características, provocado pelo estresse com esforço/emocional, aliviado pelo repouso/NTG); angina ***atípica***: dor satisfazendo 2 das características acima; dor torácica ***não-cardíaca*** satisfaz ≤ 1 das características da angina (J Am Coll Cardiol 1983;1:574).

Fórmula de escore de esteira de Duke:

tempo de exercício – (5 × desvio do ST) – (4 × angina ao exercício)

com 0 = nenhum, 1 = não-limitante e 2 = exercício limitante

O escore típico é –25 a +15; os pacientes podem ser estratificados a categorias de baixo risco (escore +5 ou acima), risco moderado (escore de –10 a +4), e alto risco (escore de –11 ou abaixo); no estudo de Duke, 60% dos pacientes com baixo risco não têm nenhuma estenose coronariana > 75%, 16% têm apenas uma estenose de > 75% em um único uso; 74% dos pacientes de alto risco têm DAC trivascular ou com lesão de tronco da coronária esquerda, e a mortalidade em 5 anos foi de 3%, 10% e 35% para os grupos de baixo, moderado e alto risco (Circ 1998;98:1622); o prognóstico pode ser formulado usando-se o nomograma na Figura 4-2.

Para usar: 1) Marcar o grau observado de depressão do ST sobre a linha de desvio do segmento ST.

2) Marcar o grau observado de angina sobre a linha para a angina e conectar estes dois pontos.

3) Notar o ponto onde a linha intersecta a linha de leitura da isquemia.

4) Marcar a tolerância ao exercício observada sobre a linha para a duração do exercício.

5) Conectar a marca sobre a linha de leitura de isquemia e marcar sobre a linha de duração do exercício; ler a sobrevida estimada em 5 anos ou a taxa de mortalidade anual média do ponto no qual a linha faz uma intersecção na escala prognóstica (J Am Coll Cardiol 1999;33:1756).

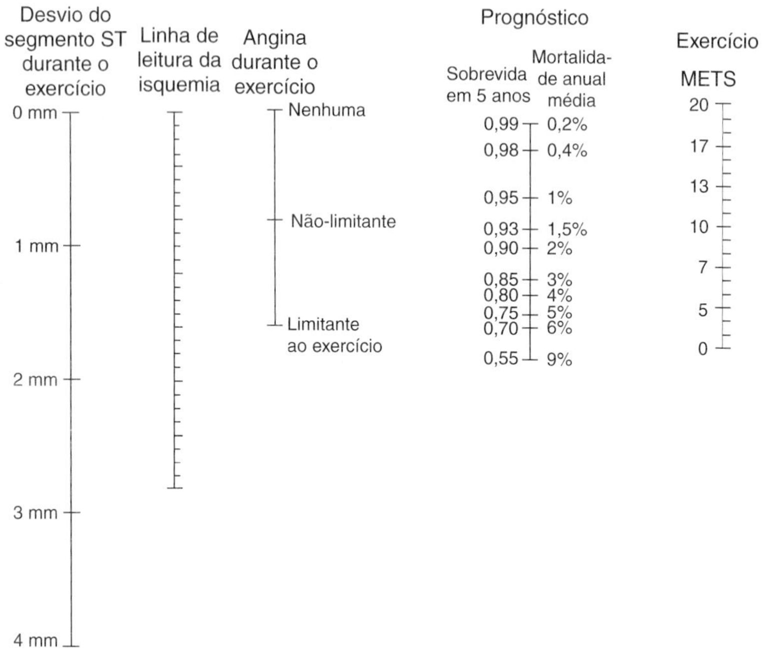

Figura 4-2. Nomograma do escore de esteira de Duke (Reimpresso com permissão do American College of Cardiology, J Am Coll Cardiol 1999;33:1756.)

4.2 CINTILOGRAFIA MIOCÁRDICA

Indicações: (AHA Guidelines for Clinical Use of Cardiac Radionuclide Imaging, October 1994).

Usos do teste com radioisótopos após IAM: Avaliação da função do VD/VE com angiografia radioisotópica em repouso; detecção da isquemia induzida pelo estresse pela cintilografia de perfusão miocárdica em esforço/estresse.

Usos do teste com radionuclídeos em pacientes com angina instável: Identificação da isquemia na distribuição da lesão "culpada" ou em áreas remotas com cintilografia de perfusão miocárdica após estresse; avaliação da gravidade/extensão da doença em pacientes com isquemia com cintilografia miocárdica em repouso ou de estresse; medida da função de VE basal com a angiografia radioisotópica.

Usos do teste com radionuclídeos na cardiopatia isquêmica crônica: Diagnóstico de isquemia com cintilografia miocárdica após exercício ou estresse farmacológico; avaliação do desempenho ventricular (em repouso ou em exercício) pela angiografia radionuclídea ou imagem sincronizada com o sestamibi; avaliação da viabilidade miocárdica em pacientes com disfunção do VE no planejamento da revascularização (cintilografia em repouso-redistribuição com Tl-201 ou cintilografia de estresse-redistribuição-reinjeção com Tl-201); identificação das lesões causadoras de isquemia miocárdica, se não forem ainda conhecidas com a estratificação antes da cirurgia não-cardíaca com cintilografia de perfusão farmacológica ou com exercício; avaliação do desempenho do VE com a angiografia radionuclídea em repouso ou exercício ou cintilografia de perfusão sincronizada com sestamibi; avaliação de possível reestenose após angioplastia ou RVM com cintilografia de perfusão pós-exercício ou estresse farmacológico.

Usos da cintilografia com radionuclídeos na miocardite e cardiomiopatias: Determinação do desempenho inicial e seriado do VE e do VD na miocardite ou na cardiomiopatia dilatada, hipertrófica e restritiva com a angiografia radionuclídea em repouso; avaliação inicial e seriada da função do VE em pacientes que estejam recebendo quimioterapia com doxorrubicina com angiografia radionuclídea de repouso; diferenciação da cardiomiopatia isquêmica e da dilatada com a cintilografia de perfusão pós-exercício ou estresse farmacológico; avaliação da isquemia miocárdica na cardiomiopatia hipertrófica.

Em geral, os pacientes que mais se beneficiam do teste de estresse com cintilografia de perfusão com SPECT no início são aqueles com probabilidade pré-teste intermediária (15-90%) de DAC; o teste de estresse com exercício e ECG somente é o primeiro teste de escolha em pacientes com probabilidade de DAC < 15% (com base na idade, sexo, tipo de apresentação de dor torácica, número de fatores de risco para DAC, achados no ECG em repouso); se tais pacientes demonstrarem uma resposta isquêmica no segmento ST que poderia representar um teste falso-positivo, ou falha em atingir 85% da freqüência cardíaca máxima predita, repetir teste com a imagem de perfusão com SPECT indicada (JACC 1998;31:1286).

Contra-indicações: Para a doença isquêmica, as mesmas do teste ergométrico.

Procedimento: As aplicações de cardiologia nuclear utilizam gama-câmaras para imagens planares ou SPECT com reconstruções tomográficas derivadas de uma gama-câmara que roda ao redor do paciente; a imagem tomográfica permite uma melhor separação das estruturas miocárdicas e não-miocárdicas e dos leitos arteriais coronarianos individuais e é inerentemente quantitativa.

A angiografia radionuclídea de equilíbrio ou sincronizada do *pool* sangüíneo mais comumente utiliza o pertecnetato de tecnécio-99 m (Tc-99 m) ligado a hemácias; a aquisição das imagens é sincronizada com o complexo QRS do ECG, com o ciclo cardíaco dividido temporalmente em frames que corresponde a todos os ciclos adicionados para um tempo de aquisição que varia de 2 a 10 minutos; a abordagem gera valores de fração de ejeção do VE e do VD confiáveis e um meio de se avaliar a motilidade parietal regional; os estudos podem ser adquiridos tanto pelas abordagens planares quanto por SPECT.

As imagens de perfusão miocárdica podem empregar o tálio-201 (Tl-201) ou o tecnécio-99 m (Tc-99 m) sestamibi; Tl-201 é muito eficazmente extraído pelas células miocárdicas viáveis e distribui-se em proporção com o fluxo sangüíneo regional; a retenção é um processo ativo que é uma função da viabilidade celular e da integridade da membrana celular; a "redistribuição" do isótopo geralmente ocorre em zonas previamente isquêmicas, enquanto as hipocaptações relacionadas com miocárdio infartado ou cicatrizado não se "redistribuem" e permanecem fixas; a imagem em 24 horas ou após reinjeção do tálio-201 pode mostrar segmentos viáveis, mas hipoperfundidos não identificados por um estudo de redistribuição-padrão 3-4 horas após a injeção do isótopo; os estudos podem ser realizados em repouso, com exercício ou estresse pela dobutamina, ou após a hiperemia miocárdica induzida pelo dipiridamol ou adenosina IV.

O tecnécio-99 m (Tc-99 m) sestamibi tem uma meia-vida mais curta comparada com o Tl-201 (6 horas *vs.* 73 horas) e tem características de imagem mais favoráveis (maior emissão de energia, menos radiação dispersa); o Tc-99 m também requer processos de membranas celulares intactas para a retenção.

A cintilografia miocárdica de perfusão mais comumente é usada em conjunção com o estresse pelo exercício, com Tl-201 administrado IV no pico do exercício; os pacientes então se exercitam por 30-60 segundos adicionais; as imagens são adquiridas imediatamente após e novamente 3-4 horas após a administração do Tl; pelo fato de uma pequena quantidade de sestamibi sofrer washout após a captação miocárdica inicial, a distinção entre hipoperfusões transitórias induzidas pelo estresse e hipoperfusões fixas requer a administração de duas injeções separadas, uma durante o estresse e outra em repouso.

TESTES CARDÍACOS

PROTOCOLO DE TESTE DE ESTRESSE COM ADENOSINA/DIPIRIDAMOL

Contra-indicações: Angina instável ou IAM; asma; PA sistólica < 100 mmHg; estenose aórtica hemodinamicamente grave; bloqueio AV de alto grau; gravidez.

Instruções pré-teste: Nenhuma aminofilina por 48 horas antes do estudo; nenhum café, chá, refrigerantes coca-cola, chocolate ou outras bebidas cafeinadas por 24 horas antes do estudo; nada VO 3 horas antes do estudo.

Protocolo: Adenosina 0,84 mg/kg em 40 mL de SF 0,9% infundido durante 6 minutos; injetar o radionuclídeo em 3 minutos **ou** dipiridamol 0,57/mg/kg (dose máxima 60 mg) em 25-50 mL de SF a 0,9%, infundido em 4 minutos; injetar radionuclídeo com 5 minutos de infusão; monitorizar os sinais vitais e o ECG a cada 1 minuto; realizar a imagem 45 minutos após completar a infusão e preferivelmente após o paciente se alimentar.

Efeitos colaterais: Cefaléia, náusea/vômitos, tonteiras, hipotensão, dor torácica.

Critérios de interrupção: Os mesmos do teste ergométrico

PROTOCOLO DE TESTE DE ESTRESSE COM DOBUTAMINA

Contra-indicações: Angina instável ou IAM; cardiomiopatia hipertrófica; estenose aórtica hemodinamicamente grave; qualquer taquiarritmia sintomática; PA sistólica > 180 mmHg e/ou PA diastólica > 110 mmHg; gravidez.

Instruções pré-teste: Nada VO 3 horas antes do estudo.

Protocolo: Infusão IV contínua de dobutamina a 5 mcg/kg/min por 3 minutos; aumentar para 10, 20, 30, 40 mcg/kg/min a intervalos de 3 minutos; monitorizar os sinais vitais e ECG a cada 3 minutos; injetar o radionuclídeo após 1 minuto a uma velocidade de infusão máxima; continuar a infusão por mais 2 minutos adicionais; se a freqüência cardíaca-alvo não for obtida, administrar atropina 0,5-1,0 mg IV; realizar imagens 5-10 minutos após completar-se a infusão.

Efeitos colaterais: Palpitações, tonteiras, dor torácica.

Critérios de interrupção: Os mesmos do teste ergométrico.

INTERPRETAÇÃO E ACHADOS

Comparação com o eco de estresse: As vantagens da cintilografia radionuclídea de exercício incluem maior taxa de sucesso técnico, maior sensibilidade (DAC 1 vaso), maior acurácia na avaliação da isquemia se estiverem presentes anormalidades de motilidade parietal em repouso, mais dados extensamente publicados; as vantagens do eco de estresse incluem maior especificidade, uma avaliação mais extensa da anatomia cardíaca, maior conveniência/disponibilidade e menor custo (Circ 1999;99:2829); na metanálise, o eco de exercício tinha uma sensibilidade de 85%, especificidade de 77%; SPECT de exercício tinha uma sensibilidade de 87%, especificidade de 64%; tanto o eco quanto o SPECT foram realizados significativamente melhor do que o teste ergométrico sem a imagem (JAMA 1998; 280:913).

As imagens SPECT sestamibi de estresse foram associadas à taxa de eventos anuais médias 0,6% (morte ou IM não-fatal); pacientes com imagens anormais tiveram taxa de eventos de 7,4% (J Am Coll Cardiol 1998;32:57).

No estudo retrospectivo de 4.649 pacientes com escores de esteira de Duke de risco intermediário e imagens de perfusão SPECT de exercício normal/próximo ao normal, a taxa de sobrevida cardiovascular foi de 99,8% em 1 ano, 99% em 5 anos e 98,5% em 7 anos; a sobrevida cardíaca livre de IM foi de 96,6% em 7 anos; a sobrevida livre de eventos de IM ou revascularização foi de 87,1% em 7 anos (Circ 1999;100:2140).

Os resultados que prevêem o alto risco para os resultados adversos em pacientes com DAC conhecida ou suspeitada incluem a disfunção do VE grave em repouso ou em exercício (FEVE < 35%); escore de esteira de alto risco (escore ≤ -11); hipoperfusão grande induzida pelo estresse (particularmente se anterior) ou múltiplas hipoperfusões moderadas; hipoperfusão grande, fixa ou hipoperfusão moderada induzida pelo estresse com dilatação do VE ou aumento da captação pulmonar.

Em pacientes submetidos a RVM, a taxa de sobrevida em 5 anos livre de mortes cardíacas ou IM foi de 93% para os pacientes sem angina e uma imagem normal ou pequeno defeito de perfusão pós-exercício *vs.* 71% para pacientes com angina e uma hipoperfusão média ou grande observada na imagem com Tl-201 em exercício (J Am Coll Cardiol 1998;31:848).

4.3 ECOCARDIOGRAFIA

J Am Coll Cardiol 1997;29:862

Indicações: A ecocardiografia bidimensional fornece imagens do coração, estruturas paracardíacas e grandes vasos; interposição de um pulmão hiperinflado entre a superfície corporal e o coração limita o exame em pacientes com DPOC; pacientes em respiradores, pacientes que não podem se virar para uma posição lateral e pacientes com incisões cirúrgicas podem não ter janelas precordiais ou apicais satisfatórias; ETE pode evitar a maior parte destas limitações.

DOENÇA VALVULAR CARDÍACA

- ***Avaliação dos sopros cardíacos:*** Indicados para os sopros em pacientes com sintomas cardiorrespiratórios; sopro em um paciente assintomático se as características clínicas indicarem probabilidade moderada de o sopro ser reflexo de doença cardíaca estrutural; sopro em paciente assintomático nos quais o diagnóstico da doença cardíaca não pode ser razoavelmente excluído.
- ***Estenose valvular:*** Diagnóstico/avaliação da gravidade hemodinâmica; avaliação do tamanho do VE e do VD, função e/ou hemodinâmica; reavaliação dos pacientes com estenose valvular conhecida com sintomas/sinais mutáveis ou com disfunção ou hipertrofia do VE; avaliação das alterações na gravidade hemodinâmica e da compensação ventricular em pacientes com estenose valvular conhecida durante a gravidez; reavaliação dos pacientes assintomáticos com estenose grave; avaliação da significância hemodinâmica da estenose valvular leve/moderada pela ecocardiografia de estresse com Doppler.
- ***Regurgitação da válvula nativa:*** Diagnóstico/avaliação da gravidade hemodinâmica; avaliação inicial e reavaliação, quando indicada, do tamanho, função e/ou hemodinâmica do VE e do VD; reavaliação dos pacientes com regurgitação valvular leve/moderada com mudança nos sintomas; reavaliação dos pacientes assintomáticos com regurgitação grave; avaliação das modificações na gravidade hemodinâmica e compensação ventricular em pacientes com regurgitação valvular conhecida durante a gravidez; reavaliação dos pacientes com regurgitação leve a moderada com dilatação ventricular sem sintomas clínicos; avaliação dos efeitos da terapia médica sobre a gravidade da regurgitação e compensação e função ventricular.
- ***Prolapso da válvula mitral:*** Diagnóstico/avaliação da gravidade hemodinâmica, morfologia do folheto e/ou compensação ventricular em pacientes com sinais físicos de PVM; para excluir PVM em pacientes que receberam diagnóstico mas sem evidência clínica para apoiar o diagnóstico; para excluir PVM em pacientes com parentes de primeiro grau com doença valvular mixomatosa conhecida; estratificação de risco em pacientes com sinais físicos da PVM ou PVM conhecida.
- ***Endocardite infecciosa das válvulas nativas:*** Detecção e caracterização das lesões valvulares, da sua gravidade hemodinâmica e/ou compensação ventricular; detecção das anormalidades associadas (p. ex., abscessos, *shunts*, etc.), avaliação de pacientes com elevada suspeita clínica de endocardite cultura-negativa; avaliação de bacteriemia sem fonte conhecida; estratificação de risco na endocardite estabelecida (ETE pode fornecer um valor incremental em todos os anteriores); detecção de vegetações e caracterizações de lesões em

pacientes com doença cardíaca congênita com suspeita de endocardite infecciosa; estudos de reavaliação na endocardite complexa (p. ex., organismo virulento, lesão hemodinâmica grave, envolvimento valvular aórtico, febre ou bacteriemia persistente, alteração clínica ou deterioração sintomática).

- ***Endocardite infecciosa das próteses valvulares:*** Detecção e caracterização das lesões valvulares, da sua gravidade hemodinâmica e/ou compensação ventricular; detecção das anormalidades associadas (p. ex., abscessos, *shunts*, etc.); reavaliação na endocardite complexa (p. ex., organismo virulento, lesão hemodinâmica grave, envolvimento valvular aórtico, febre ou bacteriemia persistente, alteração clínica ou deterioração sintomática); avaliação da endocardite suspeita e culturas negativas; avaliação de bacteriemia sem fonte conhecida; a avaliação de febre persistente sem evidência da bacteriemia ou sopro novo (ETE pode fornecer valor incremental).

- ***Intervenções para doença valvular cardíaca e próteses valvulares:*** Avaliação do momento adequado para intervenção valvular com base na compensação ventricular, função e/ou gravidade das lesões primárias e secundárias; seleção de terapias alternativas para a doença valvular mitral; uso da ecocardiografia (especialmente ETE) na realização das técnicas intervencionais; estudos basais pós-intervenção para a função valvular precocemente e remodelamento ventricular tardio; reavaliação dos pacientes com troca valvular com sintomas/sinais clínicos em mutação; suspeita de disfunção de estenose de prótese, regurgitação ou trombose.

DAC

- ***Pacientes com dor torácica:*** Diagnóstico de doença cardíaca subjacente em pacientes com dor torácica e evidência clínica de doença valvular ou pericárdica, ou doença miocárdica primária; avaliação de dor torácica em pacientes com suspeita de isquemia miocárdica aguda quando o ECG basal é não-diagnóstico e quando o estudo pode ser obtido durante a dor ou logo após o seu alívio; avaliação da dor torácica em pacientes com suspeita de dissecção aórtica; dor torácica em pacientes com instabilidade hemodinâmica grave.

- ***Síndromes isquêmicas miocárdicas agudas:*** Diagnóstico de suspeita de isquemia aguda ou IM, não evidente pelos métodos-padrão; medida da função do VE basal; pacientes com IM inferior e evidência à beira do leito sugerindo possível infarto do VD; avaliação de complicações mecânicas e trombo mural; identificação de localização/gravidade da doença em pacientes com isquemia em evolução.

- ***Avaliação de risco/prognóstico/avaliação da terapia nas síndromes isquêmicas miocárdicas agudas:*** Avaliação do tamanho do infarto e/ou extensão do miocárdio comprometido; avaliação intra-hospitalar da função ventricular quando os resultados são usados para orientar o diagnóstico; avaliação intra-hospitalar ou pós-alta precoce da presença/extensão de isquemia indutível sempre que se espera que as anormalidades basais comprometam a interpretação do ECG; ecocardiograma intra-hospitalar ou pós-alta precoce de exercício ou com estresse farmacológico para a avaliação da presença/extensão de isquemia indutível na ausência das anormalidades basais que se espera que comprometa a interpretação do ECG; ecocardiografia de estresse com dobutamina para avaliação da viabilidade miocárdica, quando necessária, para definir a eficácia potencial da revascularização; reavaliação da função ventricular durante a recuperação quando os resultados são usados para orientar a terapia; avaliação da função ventricular após a revascularização.
- ***Diagnóstico e prognóstico da doença cardíaca isquêmica crônica:*** Avaliação da função ventricular global em repouso; ecocardiograma de estresse de exercício ou farmacológico para o diagnóstico de isquemia miocárdica em indivíduos sintomáticos, avaliação de significância funcional de lesões coronarianas se já não for conhecida no planejamento da angioplastia, diagnóstico de isquemia miocárdica em pacientes selecionados, com probabilidade intermediária ou alta de DAC, avaliação de haver paciente assintomático com resultados positivos de um teste ergométrico de rastreamento; ecocardiograma de estresse com dobutamina para avaliação de viabilidade miocárdica no miocárdio hibernante para o planejamento da revascularização.
- ***Avaliação de intervenções na doença cardíaca isquêmica crônica:*** Avaliação da função de VE quando necessário para orientar a instituição e modificação da terapia medicamentosa em pacientes com disfunção do VE conhecida ou suspeita; ecocardiografia de exercício ou de estresse farmacológico para avaliação para a reestenose após a revascularização em pacientes com sintomas recorrentes.

ICC

Ecocardiografia em pacientes com dispnéia, edema ou cardiomiopatia: Avaliação do tamanho e da função do VE em pacientes com suspeita de cardiomiopatia ou diagnóstico clínico de ICC; edema com sinais clínicos de PVC elevada quando se suspeita de uma etiologia cardíaca potencial ou quando a PVC não pode ser estimada com confiança e a suspeita clínica de doença cardíaca é alta; dispnéia com sinais de doença cardíaca; pacientes com hipotensão inexplicável, especialmente na UTI (ETE indicado quando os estudos ETT não diagnósticos para os anteriores); os pacientes expostos a agentes cardiotóxicos; reavaliação de função do VE em pacientes com cardiomiopatia estabelecida e alteração documentada no estado clínico.

Doença pericárdica: Pacientes com suspeita de doença pericárdica, incluindo derrame, constrição ou processo de derrame-constrição; pacientes com suspeita de sangramento no espaço pericárdico (p. ex., trauma, perfuração, etc.); estudo de acompanhamento para avaliar a recorrência do derrame ou para diagnosticar constrição em fase precoce; atrito pericárdico desenvolvendo-se no IAM acompanhado por sintomas como dor persistente, hipotensão, náusea; estudos de acompanhamento para detectar sinais precoces de tamponamento na presença de volumosos derrames ou de acúmulo rápido (um estudo orientado com este objetivo pode ser apropriado); orientação ecocardiográfica e monitorização de pericardiocentese.

Massas e tumores cardíacos: Avaliação de pacientes com síndromes e eventos clínicos sugerindo uma massa cardíaca subjacente; avaliação de pacientes com doença cardíaca subjacente sabidamente predisponente à formação de massas para a qual uma decisão terapêutica concernente à cirurgia ou anticoagulação dependerá dos resultados da ecocardiografia; estudos de acompanhamento/vigilância após remoção cirúrgica das massas sabidamente com alta probabilidade de recorrência; pacientes com malignidades primárias diagnosticadas quando a vigilância ecocardiográfica para o envolvimento cardíaco é parte do processo de estagiamento.

Doença aórtica torácica: ETT é preferido para o aneurisma da raiz aórtica, dilatação da raiz aórtica nas síndromes de Marfan ou em outras doenças do tecido conjuntivo, acompanhamento da dissecção aórtica, especialmente após o reparo cirúrgico sem suspeita de complicações ou progressão, parente em primeiro grau de um paciente com síndrome de Marfan ou outro distúrbio do tecido conjuntivo; ETE é preferido em dissecção aórtica, ruptura aórtica, doença aórtica degenerativa ou traumática com ateroembolismo clínico, acompanhamento da dissecção aórtica (especialmente após o reparo cirúrgico quando se suspeita de complicações ou progressão).

Doença pulmonar: Suspeita de hipertensão pulmonar, acompanhamento de pressões na AP em pacientes com hipertensão pulmonar para avaliar a resposta ao tratamento, doença pulmonar com suspeita clínica de envolvimento cardíaco, suspeita de *cor pulmonale,* medida da pressão da AP em exercício; ETE pode ser indicado para pacientes com embolismo pulmonar e suspeita de coágulos no AD, VD ou ramos do tronco da artéria pulmonar para distinguir a etiologia cardíaca *versus* não-cardíaca da dispnéia na qual todas as pistas clínicas e laboratoriais são ambíguas ou em pacientes que estejam sendo considerados para transplante pulmonar ou outro procedimento cirúrgico para doença pulmonar avançada.

Hipertensão: Quando a avaliação da função em repouso do VE, da hipertrofia ou do remodelamento concêntrico do VE for importante na tomada de decisão clínica, seguida de avaliação do tamanho e da função do VE em pacientes com disfunção do VE quando tiverem ocorrido alterações no estado clínico, identificação das anormalidades de enchimento diastólico do VE; eco de estresse para a detecção e avaliação da significância funcional da DAC concomitante.

Eventos neurológicos/vasculares oclusivos: Pacientes de qualquer idade com oclusão abrupta de uma grande artéria periférica ou visceral; pacientes < 45 anos com eventos cerebrovasculares; pacientes > 45 anos com eventos neurológicos sem evidências de doença cerebrovascular ou outra causa óbvia; pacientes para os quais uma decisão terapêutica clínica dependerá dos resultados da ecocardiografia; pacientes com suspeita de doença embólica e com doença cerebrovascular de significância questionável.

Arritmias/Palpitações: Arritmias com suspeita clínica de doença cardíaca estrutural; arritmia em pacientes com história familiar de lesão cardíaca geneticamente transmitida associada à arritmia (esclerose tuberosa, rabdomioma, cardiomiopatia hipertrófica); avaliação de pacientes antes dos procedimentos ablativos eletrofisiológicos; orientação pelo ETE do cateterismo transeptal e colocação de cateter durante procedimentos ablativos.

Cardioversão: Avaliação do paciente para o qual uma decisão concernente a cardioversão sofrerá um impacto pelo conhecimento de fatores prognósticos como a função do VE, doença valvular mitral coexistente, etc.; ETE para pacientes que precisam de cardioversão de urgência, mas não de emergência, para os quais uma anticoagulação pré-cardioversão prolongada não é desejável; pacientes que tiveram eventos cardioembólicos prévios supostamente relacionados com trombos intra-atriais, pacientes para os quais a anticoagulação é contra-indicada e para os quais uma decisão a respeito da cardioversão será influenciada pelos resultados da ETE, pacientes para os quais o trombo intra-atrial foi demonstrado em um ETE prévio.

Síncope: Síncope em um paciente com doença cardíaca suspeitada clinicamente; síncope de esforço; síncope em um paciente com ocupação de alto risco.

Rastreamento: Pacientes com história familiar de uma doença cardiovascular geneticamente transmissível; doadores em potencial para o transplante cardíaco; pacientes com características fenotípicas de síndrome de Marfan ou com doenças do tecido conjuntivo correlacionadas; avaliação basal e reavaliações de pacientes submetidos a quimioterapia com agentes tóxicos.

Lesões críticas: Trauma torácico fechado ou penetrante grave com suspeita de derrame pericárdico ou tamponamento; paciente com trauma torácico ou politraumatizado com suspeita de derrame pericárdico; suspeita de doença valvular ou miocárdica preexistente no paciente com trauma; paciente politraumatizado hemodinamicamente instável sem trauma torácico óbvio, mas com um mecanismo de lesão sugestivo de lesão cardíaca ou aórtica em potencial (desaceleração ou esmagamento); lesão potencial por guia de cateter, eletrodo de marca-passo ou agulha de pericardiocentese com ou sem sinais de tamponamento; avaliação da hemodinâmica em pacientes politraumatizados ou com trauma torácico com monitorização por cateter de artéria pulmonar e dados que diferem da situação clínica.

ETE no paciente criticamente enfermo e lesado: Para os pacientes hemodinamicamente instáveis em um respirador; pacientes com grandes traumas ou em pós-operatório impossibilitados de ser posicionados para uma ETT adequada; suspeita de dissecção/lesão aórtica; alargamento do mediastino pós-lesão traumática.

DOENÇA CARDÍACA CONGÊNITA

Adultos com doença cardíaca congênita: Pacientes com suspeita clínica de doença cardíaca congênita, conforme evidenciado pelos sintomas/sinais como sopros, cianose ou dessaturação arterial inexplicada e um ECG anormal ou radiografia sugerindo doença cardíaca congênita; pacientes com doença cardíaca congênita no acompanhamento ou quando há uma modificação em um achado clínico; pacientes com doença cardíaca congênita diagnosticada para os quais há incerteza quanto ao diagnóstico original ou quando a natureza precisa das anormalidades estruturais ou da hemodinâmica não é clara; ecocardiogramas periódicos em pacientes com doenças cardíacas congênitas diagnosticadas e para os quais se deve acompanhar a função ventricular e a regurgitação da válvula AV (ventrículo funcionalmente único após procedimento de Fontan, transposição dos grandes vasos após procedimento de Mustard, l-transposição e inversão ventricular, *shunts* paliativos); pacientes com *shunts* cardíacos conhecidos para os quais é importante o acompanhamento da pressão da artéria pulmonar (CIV, CIA, ventrículo único, ou qualquer um dos anteriores com um fator de risco adicional para a hipertensão pulmonar); ecocardiografia periódica em pacientes com doença cardíaca congênita reparada ou paliada cirurgicamente com o seguinte: alteração na condição clínica ou na suspeita clínica de defeitos residuais, função do VE ou do VD que precise ser acompanhada ou quando há a possibilidade de uma progressão hemodinâmica ou uma história de hipertensão pulmonar; para direcionar a valvotomia por cateter intervencional, intervenções de valvotomia com ablação de radiofreqüência na presença de anatomia cardíaca complexa.

Bebês, crianças e adolescentes: Sopro atípico ou patológico ou outro achado cardíaco anormal em um bebê ou em uma criança mais velha; cardiomegalia na radiografia de tórax; dextrocardia, *situs* pulmonar ou visceral anormal no exame clínico, ECG ou radiológico; pacientes com um defeito cardíaco conhecido para avaliar o momento adequado do tratamento clínico ou cirúrgico; avaliação pré-operatória imediata para a cirurgia cardíaca de um paciente com um defeito cardíaco diagnosticado para orientar o tratamento cirúrgico cardíaco e informar ao paciente e à família dos riscos da cirurgia; paciente com lesão cardíaca conhecida e alteração em um achado clínico; doença cardíaca congênita ou adquirida em pós-operatório com suspeita clínica de anormalidade residual ou recorrente, péssima função ventricular, hipertensão arterial pulmonar, trombo, sepse, derrame pericárdico; presença de uma síndrome associada a doença cardiovascular e herança dominante ou múltiplos membros da família afetados; pacientes com uma história familiar de doença miocárdica geneticamente transmitida com ou sem achados cardíacos anormais; achados fenotípicos de síndrome de Marfan ou de síndrome de Ehlers-Danlos; exames basais e de acompanhamento de pacientes com distúrbios neuromusculares com envolvimento miocárdico reconhecido; presença de uma síndrome associada a uma elevada incidência de doença cardíaca congênita quando não há achados cardíacos anormais; dor torácica precordial ou síncope induzida pelo exercício; síncope "atípica" "não-vasodepressora" sem outra causa.

Pacientes pediátricos com arritmias/distúrbios de condução: Arritmia na presença de um achado cardíaco anormal; arritmia em um paciente com uma história familiar de uma lesão cardíaca geneticamente transmitida associada à arritmia (esclerose tuberosa, cardiomiopatia hipertrófica); bloqueio AV completo ou bloqueio AV de segundo grau avançado; arritmia que precisa de tratamento; arritmia ventricular em um paciente encaminhado para avaliação para esportes competitivos; evidências de pré-excitação no ECG.

DOENÇA CARDIOVASCULAR PEDIÁTRICA ADQUIRIDA

Estudos basais e reavaliação conforme clinicamente indicado em todos os pacientes pediátricos com doença de Kawasaki suspeita ou documentada, miopericardite, HIV ou febre reumática; pós-transplante cardíaco ou cardiopulmonar para monitorizar sinais de rejeição aguda ou crônica, trombo e crescimento do coração; exames basais e de reavaliação dos pacientes que recebem agentes terapêuticos cardiotóxicos; pacientes com evidência clínica de doença miocárdica; pacientes com doença renal grave e um achado cardíaco anormal; doadores submetidos à avaliação para transplante cardíaco; uma criança agudamente enferma com suspeita de sepse bacteriana ou doença por riquétsia.

Contra-indicações: ETT associada a pouco ou nenhum desconforto para o paciente; nenhum risco foi identificado com o procedimento; uso do exercício ou de drogas vasoativas (dipiridamol, dobutamina) envolve riscos mínimos de arritmia, isquemia e hipotensão.

ETE envolve algum desconforto e um risco mínimo, porém definitivo, de trauma faríngeo e esofagiano e, mesmo raramente, perfuração esofagiana; ETE contra-indicado em pacientes com varizes esofagianas; raros casos de endocardite infecciosa foram associados ao ETE e um paciente ocasional teve uma reação ao sedativo ou à anestesia local usada.

Contra-indicações ao eco de estresse com dobutamina incluem estenose aórtica crítica, cardiomiopatia hipertrófica, hipertensão descontrolada, FA descontrolada, arritmias ventriculares graves conhecidas e anormalidades eletrolíticas graves (principalmente a hipopotassemia); o acréscimo de atropina é contra-indicado em pacientes com glaucoma de ângulo estreito, miastenia grave, uropatia obstrutiva ou distúrbios gastrointestinais obstrutivos.

Procedimento: Para o ecocardiograma de estresse, adquire-se um ecocardiograma 2D; o paciente é estressado pelos protocolos habituais, e as imagens de eco são obtidas novamente após a interrupção do exercício.

Para o ecocardiograma com dobutamina, adquirem-se o ECG de repouso e a ecocardiografia 2-D, a dobutamina é administrada IV em bomba infusora começando-se a 5 mcg/kg/min por 3 min, 10 mcg/kg/min por 3 minutos e então aumentando para 10 mcg/kg/min a cada 3 minutos até um máximo de 40-50 mcg/kg/min; em pacientes que não atingem 85% da freqüência cardíaca máxima prevista (220 batimentos/minuto-idade) e sem sintomas/sinais de isquemia miocárdica, a atropina é administrada no pico da dose máxima de dobutamina (0,25 mg IV e repetida até um máximo de 1,0 mg em 4 minutos) com a continuação da infusão de dobutamina; a PA e o ECG são monitorizados e registrados em cada estágio; o ecocardiograma é monitorizado continuamente e registrado na dose de dobutamina baixa e máxima e na recuperação; o teste é interrompido se houver anormalidades da motilidade parietal graves ou extensas novas, depressão do segmento ST horizontal/com inclinação para baixo ou elevação do segmento ST, angina grave, redução sintomática da PA > 40 mmHg a partir do basal ou PA >

240/120 mmHg, taquiarritmias significativas; o betabloqueador IV precisa estar disponível.

Interpretações e achados: (Ver também capítulos sobre as entidades patológicas listadas anteriormente)

- Cardioversão orientada pelo ETE com terapia de anticoagulação a curto prazo pode permitir que a cardioversão seja feita mais precocemente (Ann IM 1997;26:200).
- Nos pacientes de alto risco com FA, taxas subseqüentes de tromboembolismo correlacionaram-se com contraste ecocardiográfico espontâneo denso, trombo da auriculeta e placa aórtica; a varfarina ajustada pela dose reduz a taxa de AVCs entre os pacientes com contraste denso e placa complexa *(SPAF Study)* (Ann IM 1998;128:639).
- ***Ecocardiograma de estresse normal*** definido como um aumento uniforme na motilidade parietal e espessamento parietal sistólico; o teste positivo denotado pelo desenvolvimento de uma nova dissinergia da motilidade parietal ou pela piora da dissinergia regional em um ou mais segmentos; em pacientes com anormalidades em repouso da motilidade parietal, melhora inicial da dissinergia em baixa dose seguida por piora da dissinergia em alta dose representa um teste positivo (J Am Coll Cardiol 1997;30:595).
- Em pacientes com DAC, o exercício em esteira induz a um maior ônus isquêmico do que a infusão de dobutamina-atropina; quando um exercício adequado pode ser realizado, a ecocardiografia de exercício é melhor do que a ecocardiografia com dobutamina para o diagnóstico de isquemia (J Am Coll Cardiol 1997;30:1660); as alterações do segmento ST têm menos valor durante o estresse com a dobutamina.
- Eco com dobutamina: sensibilidade 80%, especificidade 84%, e acurácia 81% para a detecção do DAC, com sensibilidades para doença de 1, 2, 3-vasos de 74%, 86% e 92%; a sensibilidade para a detecção da doença da CxE, DAE e ACD foram de 55%, 72%, 76%; < 5% dos pacientes têm janela acústica inadequada, 10% têm resultados de teste não-diagnósticos; a fibrilação ventricular e o IM ocorrem em < 1 de 2.000 estudos; nenhuma morte relatada (J Am Coll Cardiol 1997;30:595).
- Em pacientes com DAC, o limiar isquêmico medido durante a ecocardiografia de estresse com dobutamina correlaciona-se com o número de vasos estenosados (Circ 1995;92:2095); os resultados que predizem alto risco para os eventos adversos em pacientes com DAC conhecida/suspeita incluem a anormalidade da motilidade parietal ecocardiográfica envolvendo > 2

segmentos desenvolvendo-se a uma dose de dobutamina ≤ 10 mcg/kg/min ou a uma FC < 120 batimentos/minuto.

- Pela análise de regressão multivariável, os resultados positivos na ecocardiografia com dobutamina são independentemente preditivos de morte cardíaca futura (J Am Coll Cardiol 1997;29:969); o eco de estresse com dobutamina normal associada a uma taxa de eventos anuais de 1,3% (morte cardíaca ou IM) durante um período de 5 anos (Circ 1999;99:757).
- Em pacientes tratados clinicamente com disfunção de VE global grave precocemente após um IAM, a presença da viabilidade miocárdica identificada pelo eco-dobutamina em baixas doses está associada a uma maior probabilidade de sobrevida; a presença de isquemia indutível é o previsor de morte cardíaca (Circ 1998;98:1078).
- Em pacientes com DAC e disfunção grave do VE que demonstraram viabilidade miocárdica durante a ecocardiografia com dobutamina, a revascularização melhorou a sobrevida comparada com o tratamento clínico (J Am Coll Cardiol 1998;32:921).

4.4 MONITORIZAÇÃO AMBULATORIAL DO ECG (HOLTER)

Circ 1999;100:886

Indicações: Pacientes com síncope inexplicada, pré-síncope, tonteiras episódicas ou palpitações recorrentes; pacientes com eventos neurológicos quando se suspeita de FA/*flutter* atrial transitório; pacientes com sintomas nos quais uma causa provável foi identificada mas no qual os sintomas persistem apesar do tratamento; avaliação da resposta medicamentosa antiarrítmica; detecção das respostas pró-arrítmicas; avaliação do controle da freqüência cardíaca na FA; detecção de arritmias não-sustentadas assintomáticas durante o tratamento; pacientes com marca-passo/CDI(A) para avaliação dos sintomas para avaliar a função do dispositivo para excluir a inibição pelo miopotencial e taquicardia mediada pelo marca-passo e para ajudar na programação, avaliação de suspeita de falha/mau funcionamento de um componente quando a interrogação do dispositivo não é definitiva e avaliação da resposta ao tratamento farmacológico coadjuvante em pacientes que estejam recebendo terapia freqüente com CDI(A); monitorização do segmento ST dos pacientes com suspeita de angina variante, com dor torácica (se o paciente não consegue se exercitar) ou de pacientes com DAC conhecida e síndrome de dor torácica atípica.

Em pacientes pediátricos para a avaliação de síncope ou pré-síncope, ou tonteiras em pacientes com doença cardíaca reconhecida, arritmia previamente documentada ou dependência de marca-passo; avaliação de síncope, especialmente com o esforço, quando a causa não é estabelecida; avaliação dos pacientes com cardiomiopatias hipertróficas ou dilatadas, avaliação de síndromes de QT longo possíveis/documentadas, avaliação de palpitações em pacientes com cirurgia prévia para a doença cardíaca congênita e anormalidades hemodinâmicas residuais significativas, avaliação da eficácia de uma droga antiarrítmica durante o crescimento somático rápido, avaliação de pacientes com bloqueio AV completo congênito sintomático (sem marca-passso), avaliação do ritmo cardíaco após início de uma terapia antiarrítmica, particularmente quando associada com um significativo potencial pró-arrítmico; avaliação do ritmo cardíaco após um bloqueio AV transitório associado à cirurgia cardíaca ou ablação por cateter; avaliação da função de resposta da freqüência ou marca-passo fisiológico em pacientes sintomáticos com cirurgia prévia para a doença cardíaca congênita, particularmente quando há anormalidades hemodinâmicas significativas ou residuais ou uma incidência significante de arritmias pós-operatórias tardias; avaliação de pacientes < 3 anos de idade com uma taquiarritmia prévia para determinar se episódios não-reconhecidos da arritmia recorrem, avaliação do paciente com uma suspeita de taquicardia atrial incessante ou com ectopia ventricular complexa no ECG/teste ergométrico.

Contra-indicações: Inabilidade do paciente em cooperar com os requerimentos de monitorização.

Procedimento: Três escolhas: registro contínuo (monitor Holter); registro intermitente (registrador de eventos) (armazena período de atividade do ECG quando ativado pelo paciente) para eventos intermitentes/imprevisíveis; registradores de alça (registra o ECG continuamente, mas armazena o registro do ECG na memória quando ativado pelo paciente) para episódios intermitentes e muito breves.

Os monitores de eventos geralmente são menores e têm menos e/ou mais simples eletrodos do que os monitores Holter; existem gravadores mais novos que podem ser implantados para a monitorização a um prazo mais longo.

Interpretação e achados: A freqüência, duração e o grau da depressão do segmento ST é altamente variável; a maioria dos episódios isquêmicos durante as atividades diárias de rotina é devida a aumentos na FC; a variabilidade da isquemia entre as sessões de registro pode refletir a variabilidade das atividades físicas ou emocionais; uma excelente duração do registro para detectar/quantificar os episódios isquêmicos é provavelmente de 48 horas.

Em um estudo, 75% dos pacientes com isquemia no ECG ambulatorial têm DAC multivascular; 50% têm uma placa complexa (J Am Coll Cardiol 1997;29:78).

Para assegurar que uma alteração na arritmia é devida a um efeito do tratamento, e não a uma variabilidade espontânea, 65-95% de redução na freqüência da arritmia após a intervenção é necessária.

4.5 CATETERISMO DO CORAÇÃO DIREITO

J Am Coll Cardiol 1998;32:840

Indicações:

Condições nas quais há uma concordância geral de que o CCD é justificado

- *ICC:* Diferenciação entre o edema pulmonar hemodinâmico ou de permeabilidade ou dispnéia quando um tratamento com diurético e/ou vasodilatador falhou ou está associado a alto risco; diferenciação entre o choque cardiogênico e não-cardiogênico quando um tratamento com expansão de volume IV falhou ou está associado a alto risco; orientação da terapia em pacientes com manifestações concomitantes de insuficiência cardíaca "anterógrada" (hipotensão, oligúria e/ou azotemia) e "retrógrada" (dispnéia e/ou hipoxemia); determinação se o tamponamento cardíaco está presente quando a avaliação clínica é inconclusiva e a ecocardiografia não está disponível, é tecnicamente inadequada ou não-diagnóstica; orientação do tratamento perioperatório em pacientes selecionados com insuficiência cardíaca descompensada submetidos à cirurgia não cardíaca de risco intermediário ou de alto risco; detecção de vasoconstrição pulmonar e determinação da sua reversibilidade em pacientes que estão sendo considerados para transplante cardíaco.

- *IAM:* Diferenciação entre choque cardiogênico e hipovolêmico quando o tratamento inicial com expansão volumétrica IV e baixas doses de drogas inotrópicas falhou; orientação do tratamento do choque cardiogênico com suporte farmacológico e/ou mecânico ou de insuficiência mitral aguda ou ruptura do septo interventricular antes da correção cirúrgica; orientação do manuseio do infarto do VD com hipotensão e/ou sinais de baixo débito cardíaco não responsivo à expansão do volume intravascular, baixas doses de drogas inotrópicas e/ou restabelecimento da freqüência cardíaca e sincronismo AV; orientação do tratamento do edema pulmonar agudo que não responde ao tratamento com drogas diuréticas, nitroglicerina e outros agentes vasodilatadores, e baixas doses de drogas inotrópicas.

- ***Uso perioperatório durante a cirurgia cardíaca:*** Diferenciação entre causas de baixo débito cardíaco (hipovolemia *vs.* disfunção ventricular), quando a avaliação clínica e/ou ecocardiográfica é inconclusiva; diferenciação entre a disfunção ventricular direita e esquerda e o tamponamento cardíaco, quando a avaliação clínica e/ou ecocardiográfica é inconclusiva; orientação do tratamento das síndromes com baixo débito cardíaco grave; diagnóstico e orientação do tratamento da hipertensão pulmonar em pacientes com hipotensão sistêmica e evidências de perfusão inadequada de órgãos.
- ***Hipertensão pulmonar primária:*** Exclusão das causas pós-capilares (POAP elevada) de hipertensão pulmonar; estabelecimento do diagnóstico e avaliação da gravidade da hipertensão pulmonar (POAP normal) pré-capilar; seleção e estabelecimento da segurança e da eficácia da terapia vasodilatadora de longa data com base na resposta hemodinâmica aguda; avaliação das variáveis hemodinâmicas antes do transplante cardíaco.

Condições nas quais existem diferenças razoáveis de opinião

- ***ICC:*** Diferenciação entre edema pulmonar hemodinâmico e por permeabilidade ou dispnéia quando uma terapia com diuréticos e/ou vasodilatadores está associada a risco baixo/intermediário; diferenciação entre choque cardiogênico e não-cardiogênico quando um tratamento com expansão do volume intravascular está associado a risco intermediário; facilitação do ajuste do tratamento diurético, vasodilatador e inotrópico em pacientes com ICC grave; orientação do tratamento perioperatório em pacientes com ICC compensada submetidos a cirurgia não-cardíaca de risco intermediário/alto risco.
- ***IAM:*** Orientação do tratamento continuado da hipotensão que responde ao tratamento inicial com expansão do volume intravascular e/ou baixas doses de drogas inotrópicas; orientação a curto prazo do tratamento farmacológico e/ou mecânico da RM aguda ou ruptura do septo interventricular se a cirurgia for retardada ou não for contemplada; orientação do tratamento do infarto do VD após correção da hipotensão e/ou sinais de baixo débito cardíaco pela expansão do volume intravascular, baixas doses de drogas inotrópicas e/ou restabelecimento da freqüência cardíaca e do sincronismo AV; orientação do tratamento do edema pulmonar agudo com agentes vasodilatadores e/ou drogas inotrópicas após tratamento inicial com drogas diuréticas e o NTG ter falhado; confirmação do diagnóstico de tamponamento pericárdico associado à ruptura subaguda do miocárdio quando as avaliações clínicas e ecocardiográficas forem inconclusivas.

- ***Uso perioperatório na cirurgia cardíaca:*** Orientação da terapia inotrópica e/ou vasopressora após os pacientes com disfunção cardíaca significativa terem obtido estabilidade hemodinâmica; orientação do tratamento da hipotensão e evidência de perfusão inadequada de órgãos quando uma terapia de expansão de volume intravascular e/ou agentes vasoativos estiver associada a risco moderado.
- ***Hipertensão pulmonar primária:*** Avaliação da eficácia a longo prazo de terapia vasodilatadora, particularmente prostaciclina; exclusão de *shunt* esquerda-direita ou direita-esquerda intracardíaco significativo.

Condições nas quais não se justifica o CCD

- ***ICC:*** O tratamento rotineiro no edema pulmonar; diferenciação entre o choque cardiogênico e o não-cardiogênico antes de um tratamento de expansão do volume intravascular quando tal tratamento estiver associado a baixo risco; instituição ou ajuste de tratamento diurético e/ou vasodilatador; pacientes com ICC leve a moderada; acentuada instabilidade hemodinâmica em pacientes nos quais o tamponamento pericárdico é certo ou provável pelos critérios clínicos e/ou ecocardiográficos e o CCD retardaria o tratamento; orientação do tratamento perioperatório em pacientes com ICC compensada submetidos a cirurgia não-cardíaca de baixo risco.
- ***IAM:*** Orientação do manejo da angina pós-infarto; orientação do tratamento continuado do edema pulmonar que responde imediatamente ao tratamento com diuréticos e NTG; tamponamento pericárdico com acentuada instabilidade hemodinâmica, quando o diagnóstico é certo ou provável pelos critérios clínicos e/ou ecocardiográficos e o CCD retardaria o tratamento.
- ***Uso perioperatório na cirurgia cardíaca:*** Tratamento de rotina dos pacientes de cirurgia cardíaca não-complicada com boa função do VE e estabilidade hemodinâmica; tratamento inicial da hipotensão pós-operatória quando um tratamento com expansão volumétrica e/ou agentes vasoativos está associado com baixo risco.

Contra-indicações:

Contra-indicações absolutas: Endocardite do coração direito; prótese valvular mecânica da tricúspide (ou pulmonar); presença de trombos ou tumor na câmara cardíaca direita; doença terminal para a qual o tratamento agressivo é considerado fútil.

Contra-indicações relativas: Coagulopatia; tratamento anticoagulante que não pode ser temporariamente suspenso; implante recente de marca-passo permanente ou cardioversor-desfibrilador; BRE; válvula bioprotética tricúspide (ou pulmonar); tratamento trombolítico.

Procedimento: Os cateteres com balão têm quatro lumens, incluindo dois para a transmissão dos sinais de pressão da AP e do AD, um para a inflação do balão e um para um termostato localizado próximo à ponta do cateter; cateteres eletrodos de múltiplos propósitos incorporam os eletrodos atriais e ventriculares para registro dos ECGs intra-atriais e intraventriculares, facilitando o diagnóstico de arritmias complexas e marca-passo temporário; cateteres mais novos têm um quinto lúmen contendo feixes de fibras ópticas para a medida da saturação venosa mista de O_2.

CCD permite a medida da PVC ou a pressão do AD; pressões de AP sistólica, diastólica e média; POAP ou pressão de "encunhamento"; DC por termodiluição e saturação de O_2; a prática atual é medir as pressões do coração direito relativas à pressão zero definida na linha mesoaxilar; a prática atual na UTI é registrar a POAP e outras pressões ao final da expiração.

A técnica estéril é essencial; mesmo com uma bainha protetora, o cateter preferencialmente deve não ser avançado após 24 horas; o cateter deve ser mantido no local por não mais do que três dias (não foi demonstrado que a reposição de rotina dos cateteres sobre os guias reduz o risco de infecção); a orientação fluoroscópica deve ser considerada na presença de marca-passo temporário ou permanente colocado recentemente ou cardioversor-desfibrilador implantável, AD/VD, regurgitação tricúspide severa ou BRE (o marca-passo transcutâneo *standby* permite CCD na presença de BRE).

Complicações: Punção arterial, sangramento no local da inserção, lesão do nervo, pneumotórax, embolismo aéreo, arritmias (geralmente sem repercussões; arritmias ventriculares sustentadas que precisam de tratamento ocorrem primariamente em pacientes com isquemia/infarto miocárdico ou arritmias ventriculares preexistentes), BRD, dobradura do cateter, ruptura da artéria pulmonar, tromboflebite, formação de trombo venoso ou intracardíaco, infarto pulmonar, endocardite e outras infecções relacionadas ao cateter; fatores de risco para ruptura da artéria pulmonar incluem a hipertensão pulmonar e *bypass* cardiopulmonar recente; a incidência de infarto pulmonar relatado como sendo de 0-1,3%; o risco de infecção aumenta significativamente quando os cateteres permanecem no local > 3-4 dias; a colonização do cateter observado em 18-63% dos pacientes com cateteres no local por uma média de três dias; infecções na corrente sangüínea documentada em mais de 5% destes casos.

Interpretações e achados: A pressão registrada quando um ramo da artéria pulmonar está ocluída pelo balão (POAP encunhada) reflete a pressão venosa pulmonar (AE); na presença de pressão positiva ao final da expiração

(PEEP), uma estimativa imprecisa da pressão do AE é provável quando o cateter está acima do nível do AE ou quando o cateter está ao nível do AE mas a pressão do AE é baixa (em um estudo, 43% dos cateteres colocados através da abordagem jugular interna alojaram-se ao nível ou acima do AE, fornecendo avaliação imprecisa da pressão do AE na presença de PEEP); PEEP também pode afetar a medida das pressões intravasculares, pois a pressão positiva nas vias aéreas é transmitida aos vasos centrais; o problema é particularmente significativo quando se usa mais de 10 cmH_2O de PEEP.

A pressão capilar pulmonar excede a POAP encunhada por apenas uns poucos mmHg no pulmão normal, mas pode exceder a POAP encunhada por 10-15 mmHg na sepse e em outras doenças inflamatórias; a POAP encunhada reflete a pressão do AE e a pressão diastólica do VE apenas na ausência de estenose mitral ou regurgitação mitral mais do que moderada; a relação entre a pressão do VE e o volume na diástole depende da complacência ventricular, que freqüentemente é anormal em pacientes criticamente enfermos.

Os valores tradicionais para uma POAP encunhada "ótima" (14-18 mmHg) com base em dados anteriores de pacientes com IAM; tratamento com vasodilatadores eficazes de pacientes com insuficiência cardíaca resulta em maior débito e menor POAP encunhada sem "nenhum limite inferior" ou POAP encunhada ótima.

O DC por termodiluição pode ser impreciso na presença de arritmias, regurgitação tricúspide ou *shunt* intracardíaco.

4.6 CATETERISMO CARDÍACO E ANGIOGRAFIA CORONARIANA

J Am Coll Cardiol 1999;33:1756

Indicações:

Pacientes com DAC conhecida/suspeita que estejam assintomáticos ou que tenham angina estável e angina classe III e IV, critérios de alto risco nos testes não-invasivos ou anormalidades progressivamente piores em testes seriados, ou

- Pacientes com angina que não conseguem ser adequadamente estratificados quanto ao risco por outros meios.
- Pacientes com angina classe I/classe II com falha no tratamento clínico.
- Indivíduos cuja ocupação envolve a segurança de outros com resultados anormais nos testes de estresse ou múltiplas características clínicas que sugiram alto risco.

Pacientes com dor torácica atípica e achados de alto risco no teste não-invasivo:
Pacientes com síndromes coronarianas instáveis e

- Suspeita de angina variante de Prinzmetal.
- Risco alto ou intermediário para prognóstico adverso em pacientes com angina instável – cateterismo de emergência se os sintomas forem refratários ao tratamento médico adequado inicial ou recorrente após estabilização inicial.
- Angina instável a curto prazo de baixo risco subseqüentemente reclassificada como de alto risco nos testes não-invasivos onde o risco é definido como a seguir:
    a. **Alto risco:** Dor torácica na apresentação que durou ≥ 20 minutos; dor torácica com edema pulmonar associado, hipotensão, galope de B_3, estertores novos ou piores ou sopro de RM; depressões do segmento ST > 1 mm acompanhando a angina em repouso.
    b. **Risco intermediário:** Nenhuma característica de alto risco, mas história de angina em repouso > 20 minutos em paciente com probabilidade moderada/alta de DAC; angina em repouso aliviada pela NTG; angina noturna; angina com alterações dinâmicas da onda T; angina de início recente nas últimas 2 semanas; angina em paciente com ondas Q ou depressão do ST ≤ 1 mm.
    c. **Baixo risco:** Nenhum dos acima, mas a angina agora ocorre em cargas de trabalho menores ou em freqüência/gravidade/duração cada vez maior; início da angina 2 semanas a 2 meses antes da apresentação; angina com ECG normal.

Pacientes com isquemia após a revascularização e

- Suspeita de oclusão aguda/trombose de *stent.*
- Angina recorrente ou critérios de alto risco para a avaliação não-invasiva.
- Angina recorrente inadequadamente controlada pelo tratamento clínico.

Pacientes ressuscitados com sucesso de morte súbita cardíaca ou que sofreram TV monomórfica sustentada (> 30 segundos) ou TV polimórfica não-sustentada (< 30 segundos).

Pacientes com IAM

- Como uma alternativa ao tratamento trombolítico em pacientes que podem submeter-se à angioplastia nas primeiras 12 horas do início dos sintomas ou nos quais os sintomas isquêmicos persistem.
- Pacientes que em até 36 horas do IAM desenvolvem choque cardiogênico, têm < 75 anos e em quem a revascularização pode ser realizada em até 18 horas após o início do choque.
- Pacientes com uma contra-indicação à terapia fibrinolítica.
- IM grande/anterior em evolução após tratamento trombolítico quando se supõe que a reperfusão não ocorreu (angioplastia de resgate).

- Suspeita de IAM, nenhuma elevação do segmento ST com episódios persistentes/recorrentes de isquemia sintomática ou choque, congestão pulmonar grave ou hipotensão continuada.
- Isquemia recorrente durante a recuperação com regurgitação mitral aguda, comunicação interventricular, pseudo-aneurisma ou aneurisma de VE, instabilidade hemodinâmica persistente.
- Suspeita de embolismo coronariano, arterite, trauma, doença metabólica ou hematológica ou espasmo coronariano.
- FE < 0,40, ICC, revascularização prévia ou arritmias ventriculares malignas.
- ICC durante o episódio agudo com FE subseqüente > 0,40.

Pacientes com IM recente e

- Isquemia a baixos níveis de exercício e > 1 mm de depressão do segmento ST, capacidade funcional < 5 METs, resposta inadequada da PA (PA sistólica pico < 110 mmHg ou < 30 mmHg de aumento a partir do nível em repouso) e/ou anormalidades da imagem.
- ICC clinicamente significativa durante o curso hospitalar.
- Inabilidade em realizar um teste ergométrico e FE < 0,45.

Pacientes com DAC suspeita/diagnosticada que serão submetidos a uma cirurgia não cardíaca e

- Angina instável ou angina não-responsiva ao tratamento clínico.
- Teste não-invasivo indicando isquemia significativa.
- Testes não-invasivos equívocos em paciente com IM recente e evidências de risco isquêmico residual importante, insuficiência cardíaca congestiva descompensada, bloqueio AV de alto grau, arritmia ventricular sintomática com doença cardíaca estrutural diagnosticada, doença cardíaca valvular sintomática grave em paciente submetido a operação de alto risco, procedimento aórtico ou vascular importante ou procedimento cirúrgico prolongado.
- IM prévio, ICC, diabetes e cirurgia vascular planejada.
- Cirurgia não-cardíaca de urgência enquanto convalesce de um IAM.

Pacientes com doença valvular cardíaca e

- Procedimento valvular planejado, desconforto torácico e/ou isquemia pela obtenção de imagem não-invasiva ou múltiplos fatores de risco para DAC.
- Endocardite infecciosa com evidências de embolização coronariana.

Pacientes com ICC e

- Angina/anormalidades da motilidade parietal regional/evidências cintigráficas de isquemia.
- Planejamento de transplante cardíaco.
- Aneurisma ventricular/outras complicações mecânicas de IM.
- Disfunção sistólica com causa inexplicada.
- ICC episódica com suspeita de isquemia.

Outras

- Dissecção/aneurisma aórtico com DAC conhecida.
- Cardiomiopatia hipertrófica com angina apesar do tratamento clínico.
- Doadores de transplante cardíaco imediatos prospectivos com fatores de risco para DAC.
- Pacientes com doença de Kawasaki e aneurismas das artérias coronarianas na ecocardiografia.
- Trauma torácico fechado e suspeita de IAM sem evidências de DAC preexistente.

Contra-indicações: Contra-indicações absolutas: nenhuma; contra-indicações relativas à angiografia coronariana incluem insuficiência renal (aguda ou crônica secundária ao diabetes), hemorragia GI aguda, infecção não-tratada ou febre inexplicada, AVC agudo, anemia grave, hipertensão descontrolada grave, desequilíbrio eletrolítico sintomático acentuado, doença concomitante grave, toxicidade digitálica, reação anafilactóide documentada ao contraste, doença periférica grave que limita o acesso vascular, ICC descompensada ou edema pulmonar agudo, coagulopatia grave, endocardite da válvula aórtica, pouca cooperação do paciente.

Procedimento: Riscos do cateterismo cardíaco e da angiografia coronariana incluem morte (0,11%), IM (0,05%), AVC (0,075%), arritmia (0,38%), complicações vasculares (0,43%), reações ao contraste (0,37%), complicações hemodinâmicas (0,26%), perfuração da câmara cardíaca (0,03%).

Previsores das principais complicações da angiografia coronariana incluem choque, IAM nas últimas 24 horas, insuficiência renal, cardiomiopatia, doença valvular aórtica ou mitral, ICC, hipertensão, angina instável.

Interpretação e achados: Ver capítulos sobre a DAC e doença valvular.

5 Doença Cardíaca Aterosclerótica

5.1 ATEROSCLEROSE

Circ 1995;91:2488; Clin Inf Dis 1998;26:719; NEJM 1999;340:115

Causa: Desenvolve-se uma faixa gordurosa no início da idade adulta; causada pela oxidação dos lipídios aprisionados na matriz extracelular do espaço subendotelial, levando à inflamação; os fatores de risco incluem a idade avançada, dislipidemia, diabetes melito, hipertensão, tabagismo, obesidade e algumas formas de estresse psicológico (Circ 1999;99:2192; 1998;97:1837). A *Chlamydia pneumoniae* e possivelmente o CMV e os herpesvírus foram encontrados nas lesões ateroscleróticas; o seu papel no desenvolvimento da DCA ainda é obscuro (Circ 1997;96:4095; Clin Inf Dis 1998;26:719; J Am Coll Cardiol 1998;31:1217).

Epidemiologia: Em pacientes nos EUA, as faixas gordurosas aumentam rapidamente em prevalência e em extensão entre as idades de 15 e 34 anos (JAMA 1999;281:727); a redução do fator de risco pode ser responsável por aproximadamente 50% do declínio na mortalidade coronariana nos EUA entre 1980 e 1990, mas > 70% do declínio ocorreu em pacientes que já tinham DAC documentada.

- O risco aterosclerótico está aumentado no diabetes, hipertensão, obesidade (Arch Intern Med 1998;158:1855; Circ 1996;93:1372), dislipidemia, pseudoxantoma elástico, distrofia miotônica, alcaptonúria e ocronose; em um estudo, as crianças de pais com DAC precoce estavam acima do peso desde a infância e desenvolveram perfil de fator de risco cardiovascular a uma taxa aumentada (JAMA 1997;278:1749).
- Há uma associação entre o controle glicêmico e o risco para DAC em pacientes de meia-idade e idosos com DMNID (Ann IM 1996;124:127); comparados com pacientes não-diabéticos de PTCA, os pacientes diabéticos têm uma doença aterosclerótica mais extensa e difusa; a mortalidade em 9 anos foi duas vezes maior em pacientes diabéticos, e as taxas de IM não-fatal, CABG e repetição da PTCA em 9 anos foram maiores em diabéticos do que em não-diabéticos (Circ 1996;94:1818).

- O HDL baixo com triglicerídeos limítrofes/altos aumentam o risco (Circ 1995;92:1430); no idoso, o nível de LDL é mais preditivo do que o HDL total (Circ 1996;94:2381); o nível aumentado de triglicerídeo, o pequeno diâmetro da partícula LDL e os níveis diminuídos de HDL estão todos associados à progressão da DCA; existe um debate sobre se os triglicerídeos e o tamanho do LDL são fatores de risco independentes (Circ 1998;97:1029; JAMA 1996;276:882,875); Lp(a) pode não ser um fator de risco independente, mas pode aumentar o risco com outros fatores lipídicos (Circ 1997;96:1390; J Amer Coll Cardiol 1998;31:519; 1998;32:2035).
- Os níveis elevados de homocisteína foram associados a um risco aumentado de doença vascular (Arch Intern Med 1997;159:2299; 1999;159:1077; JAMA 1997;277:1775); os níveis reduzidos de folato e de vitamina B_6 nas hemácias também estão associados a um risco aumentado (Circ 1998; 97:437), mas, em contraste com os estudos cruzados e caso-controle, os resultados dos estudos prospectivos indicaram menos ou nenhuma habilidade preditiva para a homocisteína plasmática na DAC (Arch Intern Med 2000;160:422).
- Os estrogênios proporcionam um efeito protetor contra a DCA (NEJM 1999;340:1801), apesar de o estudo HERS falhar em demonstrar uma mortalidade DAC reduzida com a reposição de estrogênios; em mulheres com DCA, a gravidade da doença na angiografia está associada à doença policística ovariana (Ann IM 1997;126:32); o hipotireoidismo subclínico é um forte indicador de risco para a aterosclerose e IM em mulheres idosas (Ann IM 2000;132:270).
- O consumo moderado de álcool reduz o risco (Ann IM 1997;126;372; Circ 1996;94:3023; NEJM 1997;337:1705), assim como o faz o exercício regular (Arch Intern Med 1998;158:1633; Circ 1997;96:2534); reciprocamente, a baixa aptidão física é um importante precursor de mortalidade (JAMA 1996;276:205).
- 33% mais mortes devidas a DAC ocorrem em dezembro/janeiro do que em junho/setembro (Circ 1999;100:1630); em comparação com o período de referência de 1950-1969, a taxa de morte por DAC reduziu-se em décadas subseqüentes; não houve nenhuma alteração temporal significativa nos riscos para IM recorrente ou ICC (Framingham) (Circ 1999;100:2054).

Fisiopatologia:

- ON interfere na adesão dos monócitos e dos leucócitos ao endotélio e na interação da plaqueta/parede do vaso, diminui a permeabilidade endotelial, diminui o fluxo das lipoproteínas para dentro da parede vascular e inibe a proliferação da célula muscular lisa vascular; os principais fatores de risco para a doença vascular aterosclerótica (hipercolesterolemia, diabetes, hipertensão e tabagismo) estão associados à atividade prejudicada do ON; a redução na síntese do ON é um processo primário envolvido na disfunção endotelial e se deve a uma disponibilidade reduzida do substrato L-arginina ONS (Circ 1998;97:108).
- As partículas LDL aprisionadas sofrem oxidação progressiva e são internalizadas pelos macrófagos, facilitando o acúmulo dos ésteres do colesterol e resultando na formação de células espumosas; a lesão aumenta a permeabilidade e a adesividade do endotélio no que diz respeito aos leucócitos e às plaquetas e também induz o endotélio a ter propriedades pró-coagulantes, em vez de anticoagulantes.
- O LDL modificado é quimiotático para outros monócitos e pode regular para cima a expressão dos genes para o fator estimulante da colônia de macrófagos e a proteína quimiotática monocitária e expandir a resposta de inflamação estimulando a replicação dos macrófagos derivados dos monócitos e a entrada de novos monócitos e subtipos específicos dos linfócitos T dentro das lesões.
- Os mediadores da inflamação (fator de necrose tumoral a, interleucina-1, fator estimulante da colônia de macrófago) aumentam a ligação do LDL ao endotélio e ao músculo liso, que, por sua vez, aumentam a transcrição do gene receptor do LDL; o LDL modificado inicia a indução da uroquinase e as citocinas inflamatórias como a interleucina-1; a resposta inflamatória estimula a migração e a proliferação das células de músculos lisos.
- A progressão da lesão também está associada à ativação dos genes que induzem calcificação arterial, que, por sua vez, modificam as características mecânicas da parede arterial e predispõem à ruptura da placa nos sítios de infiltração monocitária; a ruptura da placa expõe o sangue aos fatores tissulares na lesão e induz trombose, que é a causa aproximada dos eventos clínicos.
- A homocisteína é tóxica ao endotélio, é protrombótica, aumenta a produção de colágeno e diminui a disponibilidade de ON.
- A hipertensão aumenta a formação de peróxido de hidrogênio e radicais livres no plasma, que, por sua vez, podem reduzir a formação do ON pelo

endotélio e aumentar a adesão leucocitária e a resistência periférica; a angiotensina II é um potente vasoconstritor e também estimula o crescimento do músculo liso e aumenta a oxidação do LDL (Circ 1995;91:2488; NEJM 1999;340:115).

- Pacientes com diabetes melito têm uma capacidade reduzida de desenvolverem circulação colateral na presença da DAC (Circ 1999;99:2224).
- Múltiplos fatores metabólicos de risco tendem a se agrupar – a *síndrome metabólica* (Circ 1997;95:1; 1997;96:3243; JAMA 1997;278:1759).
- O vasoespasmo persistente pode causar progressão da aterosclerose (Circ 1995;92:2446).

Sintomas: A aterosclerose tipicamente não produz nenhum sintoma até que as lesões comecem a se tornar oclusivas; a isquemia "silenciosa" também pode ocorrer (Circ 1998;43:1159).

Sinais: *Arcus senilis;* xantomas tendinosos na hipercolesterolemia familiar; xantomas tuberoeruptivos e planares em disbetalipoproteinemia familiar.

Curso clínico: Progressivo sem intervenção (Circ 1998;97:1876); possivelmente reversível com modificação dos fatores de risco (JAMA 1998;280:2001): existem evidências para redução das seqüelas com o abandono do hábito de fumar (NEJM 1985;313:1511), hiperlipidemia (Lancet 1994;344:1383; NEJM 1995;333:1301; 1996;335:1001) e hipertensão (Arch Inter Med 1991;151:1277); pode haver também uma associação entre a cessação da atividade vasoespástica e a regressão da aterosclerose (Circ 1995;92:2446).

Laboratório: Medir o colesterol sérico em jejum: pacientes com nível de colesterol total > 200 mg/dL ou que têm história de IM, angina, RVM, PTCA, AITs ou obstruções conhecidas de uma artéria carótida, AAA ou doença arterial periférica isquêmica devem realizar um rastreamento lipídico completo (NHLBI NHI Publication No. 95-3045).

Objetivo primário: LDL < 160 mg/dL se 0-1 fator de risco; LDL < 130 mg/dL se 2 fatores de risco; objetivos secundários: HDL > 35 mg/dL; TG, 200 mg/dL (Circ 1997;95:2329).

Radiologia: Estudos listados sob as entradas das doenças.

Tratamento:

Dieta: restrição moderada da gordura dietética (Circ 1997;95:2701; um ovo/dia tem pouco impacto (JAMA 1999;281:1387); restrição extrema da ingesta de gordura oferece pouca vantagem e, potencialmente, leva a efeitos indesejáveis nos indivíduos hiperlipidêmicos; JAMA 1997;278:1509).

Uma dieta com alto teor de fibras reduziu o risco de DAC em tabagistas homens finlandeses de meia-idade (Circ 1996;94:2720); nem o consumo de peixe dietético nem a ingesta de ácido graxo n-3 reduz o risco de IM, morte cardíaca não-súbita ou a mortalidade cardiovascular total, mas comer peixe reduz a mortalidade total e o risco de morte súbita cardíaca em homens (JAMA 1998;279:23); a dieta mediterrânica fornece proteção em pacientes com IM prévio (Circ 1999;99:779; Lancet 1994;343:1454).

Exercício físico: Há uma relação dose-resposta entre a quantidade de exercício físico realizado por semana e a mortalidade por todas as causas e a mortalidade por doença cardiovascular em populações de meia-idade e idosas; o maior potencial para a mortalidade reduzida está no sedentário que se torna moderadamente ativo (Circ 1996;94:857); o exercício retarda a progressão da DAC (Circ 1997;96:2534); mulheres com DCA que participaram em programas de reabilitação cardíaca mostraram maiores benefícios lipídicos do que os homens (Circ 1995;92:773).

Tabagismo: Objetivo: abandono completo; possível aumento do risco na exposição ao tabagismo passivo (Circ 1997;95:2374); os programas para se abandonar o tabagismo são custo-eficazes (JAMA 1997;278:1759).

Manuseio dos lipídios: Os objetivos foram listados anteriormente; as estatinas mostraram-se clinicamente benéficas (Circ 1998;97:946); os fibratos reduzem os triglicerídeos, geralmente elevam a HDL (Circ 1998;98:2088); o genfibrosil pode retardar a progressão da doença cardíaca aterosclerótica em homens com colesterol HDL baixo como anormalidade lipídica primária (Circ 1997;96:2137).

Antioxidantes: Reduzem a suscetibilidade do LDL à oxidação (J Amer Coll Cardiol 1997;30:392); a vitamina E melhora a vasodilatação em pacientes com espasmo arterial coronariano (J Amer Coll Cardiol 1998;32:1672) e melhora o relaxamento nos vasos de resistência nos tabagistas (J Amer Coll Cardiol 1999;33:499); reduções na morbidade e na mortalidade cardíacas ainda são incertas; o AHA recomenda que as vitaminas antioxidantes sejam derivadas dos alimentos (Circ 1996;94:1795); pacientes com história pessoal ou familiar de doença cardíaca aterosclerótica prematura, desnutrição, síndromes disabsortivas, hipotireoidismo, insuficiência renal ou lúpus eritematoso sistêmico e aqueles que estejam tomando ácido nicotínico, teofilina, resinas ligantes dos ácidos biliares, metotrexato e L-dopa podem se beneficiar de vitaminas suplementares (0,4 mg de ácido fólico, 2 mg de vitamina B_6 e 6 μg de vitamina B_{12}) com avaliação e monitorização médica apropriadas (Circ 1999;99:178).

Analisar os múltiplos fatores de risco fornece um benefício a longo prazo continuado (Circ 1996;94:946).

5.2 ANGINA *PECTORIS* ESTÁVEL

Circ 1999;99:2829

Causa: Desequilíbrio entre o suprimento miocárdico de oxigênio – pressão de perfusão (pressão diastólica aórtica), tônus e resistência arterial coronarianos, presença de estenoses das artérias coronárias epicárdicas e demanda miocárdica de O_2; a "angina estável" por definição é um estado no qual este desequilíbrio pode ser corrigido.

Na síndrome X, os pacientes têm angina e teste ergométrico anormal na presença de artérias coronarianas angiograficamente normais.

Epidemiologia: Angina estável é o modo de apresentação de aproximadamente 50% de todos os pacientes com DAC.

Fisiopatologia: Condições que podem aumentar a demanda de O_2: hipertermia, hipotireoidismo, uso de cocaína, hipertensão, estresse mental, fístula AV, cardiomiopatia hipertrófica ou dilatada, EA, taquicardia.

Condições que podem diminuir o suprimento de O_2: anemia, hipoxemia (DPOC, asma, pneumonia, hipertensão pulmonar, fibrose pulmonar intersticial, apnéia do sono obstrutiva), doença falcêmica, hiperviscosidade (policitemia, leucemia), EA, cardiomiopatia hipertrófica (J Am Coll Cardiol 1999;33:2092).

Estresse mental: No laboratório, a isquemia está associada à vasoconstrição periférica e aumento da pós-carga; durante a vida cotidiana, a isquemia é acompanhada por aumento do inotropismo (J Am Coll Cardiol 1999; 33:1476).

Os pacientes com síndrome X podem ter uma capacidade vasodilatadora coronariana diminuída e disfunção microvascular (Am J Cardiol 1999;83:149; Cardiovasc Res 1998;40:410).

Sintomas: Angina ***típica***: desconforto torácico retroesternal com qualidade e duração características, provocada pelo esforço/estresse emocional, aliviado pelo repouso/NTG; a dor anginosa ***atípica*** satisfaz duas das características acima; dor torácica ***não-cardíaca*** satisfaz ≤1 das características da angina típica (J Am Coll Cardiol 1983;1:574).

Classificação do estado funcional: Classe I: atividade física ordinária não causa angina; classe II: ligeira limitação da atividade habitual (subir escadas rapidamente ou após refeições ou no frio); classe III: limitações acentuadas da atividade física habitual (caminhar uma ou duas quadras no nível plano; subir um lance de escadas a um passo normal); classe IV: incapacidade de executar qualquer atividade física sem desconforto (Circ 1976;54:522).

Apenas 28% dos pacientes diabéticos com testes de estresse anormais com Tl relataram dor ao esforço durante o teste; mais de 75% dos episódios isquêmicos (medidos pelo ECG ambulatorial ou Holter) em pacientes com angina estável são assintomáticos (Circ 1996;93:2089).

Sinais: Durante a isquemia pode-se ouvir paradoxalmente uma B_2 desdobrada, B_3 transitória ou B_4 ou sopro de RM.

Curso clínico: A mortalidade anual média em pacientes com DAC é de 1-4%; aproximadamente 1,5% para a doença de 1-2 vasos, aproximadamente 7% para a doença de 3 vasos (Circ 1994;90:2645); o escore de esteira de Duke (DTS) = tempo de exercício – (5 × desvio do ST) – (4 × angina de exercício) com 0 = nenhum, 1 = não limitante, e 2 = exercício-limitante (Circ 1998;98:1622); as sobrevidas em 5 anos variam de 95% para os pacientes com doença isolada de um vaso a 59% para pacientes com doença trivascular e grave estenose proximal da DAE (J Am Coll Cardiol 1996;27:964).

Estratificação de risco não-invasiva:

Alto risco (maior do que 3% de taxa de mortalidade anual)

1. Disfunção grave do VE em repouso (FEVE < 35%).
2. Escore de alto risco na esteira (escore ≤ –11).
3. Disfunção grave com o exercício (FEVE de exercício < 35%).
4. Grande defeito de perfusão induzido pelo exercício (particularmente se for anterior).
5. Múltiplos defeitos de perfusão induzidos pelo estresse de tamanho moderado.
6. Defeito de perfusão fixo, grande com dilatação do VE ou aumento na captação pulmonar (Tl-201).
7. Defeito de perfusão moderado induzido pelo estresse com dilatação do VE ou captação aumentada do pulmão (Tl-201).
8. Anormalidade da motilidade parietal ecocardiográfica (envolvendo mais do que dois segmentos) desenvolvendo-se a uma baixa dose de dobutamina (< 10 mg/kg/min) ou a uma baixa freqüência cardíaca (< 120 bpm).
9. Evidências no ecocardiograma de estresse de isquemia extensa.

Risco intermediário (1-3% de taxa de mortalidade anual)

1. Disfunção de VE em repouso leve/moderada (FEVE = 35-49%).
2. Escore de esteira de risco intermediário (–11 < escore < +5).
3. Defeito de perfusão moderado induzido pelo estresse sem dilatação do VE ou aumento na captação pulmonar (Tl-201).
4. Isquemia limitada no ecocardiograma de estresse com uma anormalidade na motilidade parietal apenas a maiores doses de dobutamina envolvendo dois segmentos ou menos.

Baixo risco (menos do que 1% de taxa de mortalidade anual)

1. Escore de esteira de baixo risco (escore ≥ +5)
2. Cintilografia normal ou pequeno defeito de perfusão miocárdico em repouso ou com estresse.

3. Motilidade parietal normal no ecocardiograma de estresse ou nenhuma alteração ou anormalidades de motilidade parietal em repouso limitadas durante o estresse; apesar de os dados publicados serem limitados, os pacientes com estes achados provavelmente não estarão em baixo risco na presença de ou um elevado escore de risco no teste de esteira ou com disfunção de VE grave em repouso (FEVE < 35%) (J Am Coll Cardiol 1999;33:2092).

Diagnóstico diferencial: Inclui a dissecção aórtica, a pericardite, o embolismo pulmonar, o pneumotórax, a pleurite, o espasmo/refluxo esofagiano, colecistite, doença ulcerosa péptica, pancreatite, dor na parede torácica, herpes-zoster, distúrbio do pânico.

Laboratório: AHA recomenda ECG, glicose sangüínea em jejum, hemoglobina, perfil lipídico.

Testes ergométricos: **Sem** imagens para pacientes com probabilidade intermediária de DAC incluindo aqueles com BRD completo ou depressão do ST em repouso < 1 mm, mas não para WPW, BRE, tratamento com digoxina, ritmo de marca-passo, depressão do segmento ST > 1 mm.

Contra-indicações absolutas ao teste ergométrico: IAM nos últimos 2 dias, arritmias causando sintomas ou comprometimento hemodinâmico, EA sintomática e grave, ICC sintomática, embolismo pulmonar agudo ou infarto pulmonar, miocardite aguda ou pericardite aguda, e dissecção aórtica aguda.

Contra-indicações relativas: Estenose do tronco da coronária esquerda, EA moderada, anormalidades dos eletrólitos, hipertensão sistólica > 200 mmHg, pressão arterial diastólica > 110 mmHg, taquiarritmias ou bradiarritmias, cardiomiopatia hipertrófica e outras formas de obstrução do trato de saída, danos mentais e físicos que levem a uma incapacidade de se exercitar adequadamente e bloqueio AV de alto grau.

Testes ergométricos: **Com imagens radionuclídeas ou ecocardiográficas** para pacientes com um ECG em repouso anormal ou que estejam usando digoxina ou para os quais se planeja PTCA; dipiridamol ou adenosina na perfusão miocárdica ou ecocardiogramas com dobutamina são recomendados para pacientes que sejam incapazes de se exercitarem; o estresse químico com a cintilografia nuclear é preferida para pacientes com BRE ou marca-passo (ver 4.1 a 4.3 nos protocolos de Testes); a ecocardiografia de estresse fornece maior especificidade, maior versatilidade, conveniência/eficácia/disponibilidade e menor custo; a imagem da perfusão com o estresse tem maior taxa de sucesso técnico, maior sensibilidade, especialmente para a DAC de 1 vaso, maior acurácia na avaliação de possível isquemia quando múltiplas anormalidades da motilidade parietal em repouso do VE estão presentes, e tem dados mais extensamente publicados.

Ecocardiograma: Durante a dor torácica com sopro sugestivo de EA, RM ou cardiomiopatia hipertrófica; ecocardiograma ou VGR para pacientes com história de IM prévio, ondas Q patológicas ou sinais/sintomas sugestivos de ICC ou com arritmia ventricular complexa para avaliar a função do VE.

Angiografia coronariana: Para os pacientes com angina estável incapacitante (classes III e IV) apesar do tratamento clínico, aqueles com critérios de alto risco nos testes não-invasivos independentemente da gravidade da angina, pacientes com angina que sobreviveram à morte súbita cardíaca ou arritmia ventricular grave, ou que têm sintomas/sinais de ICC, ou que têm características clínicas que indicam uma elevada probabilidade de DAC grave; também pode ser usada naqueles pacientes com disfunção significativa do VE (fração de ejeção < 45%), angina classe I e II e isquemia demonstrável, mas critérios menores que de alto risco nos testes não-invasivos, e naqueles com informações prognósticas inadequadas após testes não-invasivos.

Radiologia: A radiografia de tórax em pacientes com sintomas/sinais de ICC, doença valvular cardíaca, pericardite ou dissecção/aneurisma aórtico.

Em um estudo de 3.895 pacientes assintomáticos submetidos à tomografia computadorizada com feixe de elétrons (TCFE), nenhum paciente com escore de cálcio < 10 tinha um SPECT anormal, comparado com 2,6% daqueles com escores de 11-100, 11,3% daqueles com escores 101-399 e 46% daqueles com escores > 400 (Circ 2000;101:244).

Tratamento:

Clínico: AAS; NTG SL ou *spray* de NTG, NTG transdérmica *intermitente*. O tratamento aumenta a duração do exercício e mantém os efeitos antiisquêmicos por 12 horas após a aplicação do *patch* sem evidência significativa de tolerância ao nitrato (Circ 1995;91:1368); betabloqueadores; antagonistas do cálcio e/ou agentes nitratos de ação longa quando os betabloqueadores são contra-indicados não são bem-sucedidos ou levam a efeitos colaterais inaceitáveis (os antagonistas do cálcio diidropiridina de ação curta devem ser evitados); clopidogrel quando o AAS é absolutamente contra-indicado; terapia redutora de lipídios em pacientes com DAC documentada ou suspeita e colesterol LDL > 130 mg/dL com um LDL alvo de < 100 mg/dL.

Em pacientes de baixo risco com DAC estável, o tratamento redutor de lipídios agressivo foi relatado como tão eficaz quanto a angioplastia e os cuidados habituais na redução de eventos isquêmicos (NEJM 1999;341:70).

Em uma metanálise, os betabloqueadores forneceram resultados clínicos similares e estiveram associados a menos eventos adversos do que os antagonistas do Ca^{++} em estudos randomizados dos pacientes com angina estável (JAMA 1999;281:1927).

A presença de outras patologias clínicas pode influenciar na escolha do medicamento (Quadro 5-1).

Uma contrapulsação externa intensificada (CPEI) reduz a angina e estende o tempo até a isquemia induzida pelo exercício em pacientes com DAC sintomática (J Am Coll Cardiol 1999;33:1833).

Revascularização (PTCA ou outras técnicas baseadas em cateter; RMV): CABG para uma lesão de tronco da coronária esquerda significativa ou equivalente de tronco (> 70% de estenoses da DAE proximal e da CxE), doença trivascular (benefício da sobrevida maior em pacientes com função anormal do VE (fração de ejeção < 40%), doença de 2 vasos com doença proximal da DAE significativa e função de VE anormal (fração de ejeção < 50%) ou isquemia demonstrável no teste não-invasivo, para DAC de 1-2 vasos sem DAC proximal significativa da artéria descendente anterior esquerda em sobreviventes de morte súbita cardíaca ou taquicardia ventricular sustentada e para isquemia continuada ou comprometimento hemodinâmico após falha na PTCA.

PTCA ou RVM para pacientes (1) com DAC de 1 ou 2 vasos sem lesão significativa da DAE proximal, mas com grande área de miocárdio viável e critérios de alto risco no teste não-invasivo; (2) com PTCA prévia e estenose recorrente associada a uma grande área de miocárdio viável e/ou critérios de alto risco no teste não-invasivo; (3) que não obtiveram sucesso com o tratamento clínico e podem submeter-se à revascularização com risco aceitável.

PTCA para pacientes com doença de 2 a 3 vasos com doença significativa da DAE proximal, que têm anatomia adequada para o tratamento com cateter, função normal do VE e que não têm diabetes tratado; as evidências também favorecem a repetição da RVM para os pacientes com múltiplas estenoses nas pontes safenas e PTCA ou RVM para pacientes com DAC de 1 ou 2 vasos *sem* doença proximal significante da DAE proximal, mas com uma área *moderada* de miocárdio viável e isquemia demonstrável no teste não-invasivo ou com doença de 1 vaso com doença DAE proximal significativa; entre 1.018 pacientes randomicamente designados para PTCA ou tratamento clínico, a PTCA melhorou a qualidade de vida percebida comparada com o tratamento médico continuado (J Am Coll Cardiol 2000;35:907).

Sexo: A cirurgia de revascularização miocárdica está associada a uma mortalidade igualmente baixa em mulheres e em homens (1,4% *vs.* 1,1%) (Circ 1995;92:80).

Quadro 5-1. Terapia Antianginosa em Pacientes com Outras Patologias Clínicas (Circ 1999;99:2829)

Patologia	*Tratamento Recomendado (e Alternativa)*	*Evitar*
Patologias clínicas		
Hipertensão sistêmica	Betabloqueadores (antagonistas do cálcio)	
Enxaqueca ou cefaléias vasculares	Betabloqueadores (verapamil ou diltiazem)	
Asma ou doença pulmonar obstrutiva crônica com broncospasmo	Verapamil ou diltiazem	Betabloqueadores
Hipertireoidismo	Betabloqueadores	
Síndrome de Raynaud	Antagonistas do cálcio de ação longa e liberação lenta	Betabloqueadores
Diabetes melito insulinodependente	Betabloqueadores (particularmente se infarto do miocárdio prévio) ou antagonistas do cálcio de ação longa e liberação lenta	
Diabetes melito não-insulinodependente	Betabloqueadores ou antagonistas do cálcio de ação longa e liberação lenta	
Depressão	Antagonistas do cálcio de ação longa e liberação lenta	Betabloqueadores
Doença vascular periférica leve	Betabloqueadores ou antagonistas do cálcio	
Doença vascular periférica grave com isquemia em repouso	Antagonistas do cálcio	Betabloqueadores
Arritmias cardíacas e anomalias de condução		
Bradicardia sinusal	Antagonistas do cálcio de ação longa e liberação lenta que não reduzam a freqüência cardíaca	Betabloqueadores, verapamil ou diltiazem
Taquicardia sinusal (não devida à insuficiência cardíaca)	Betabloqueadores	
Taquicardia supraventricular	Verapamil ou diltiazem ou betabloqueadores	
Bloqueio atrioventricular	Antagonistas do cálcio de ação longa e liberação lenta que não lentifiquem a condução AV	Betabloqueadores, verapamil ou diltiazem
Fibrilação atrial rápida (com digital)	Verapamil ou diltiazem, betabloqueadores	
Arritmias ventriculares	Betabloqueadores	
Disfunção ventricular esquerda		
Insuficiência cardíaca congestiva		
Leve (FEVE ≥ 40%)	Betabloqueadores	
Moderada a grave (FEVE < 40%)	Amlodipina ou felodipina (nitratos)	Verapamil ou diltiazem
Doença cardíaca valvular do lado esquerdo do coração		
Estenose aórtica leve	Betabloqueadores	
Insuficiência aórtica	Diidropiridínicos de ação longa e liberação lenta	
Regurgitação mitral	Diidropiridínicos de ação longa e liberação lenta	
Estenose mitral	Betabloqueadores	
Cardiomiopatia hipertrófica	Betabloqueadores, antagonistas do cálcio não-diidropiridínicos	Nitratos, antagonistas do cálcio diidropiridínicos

Idade: Os resultados a longo prazo da sobrevida cumulativa e da sobrevida livre de eventos cardíacos em pacientes que se submeteram à reoperação de RVM são bons; a taxa de mortalidade perioperatória para a repetição da RVM é relatada como sendo de 3%, com taxas de sobrevida cumulativas de 90,1%, 74% e 63,4%; as taxas de sobrevida livres de eventos cardíacos foram 91,5%, 83,4% e 67,8% nos acompanhamentos em 5 anos, 10 anos e 15 anos, respectivamente; a idade avançada, a hipertensão e uma FEVE diminuída aumentaram significativamente o risco cirúrgico (Chest 1999;115:1593).

A mortalidade cardíaca pode ser menor do que o esperado nestes pacientes em virtude de um elevado risco de morte não-cardíaca (J Am Coll Cardiol 1997;30:881).

Estado funcional (BARI): O uso de medicações antiisquêmicas foi maior em pacientes pós-PTCA do que naqueles pós-RVM; entre os pacientes livres de angina em 5 anos, 52% dos pacientes que tinham PTCA precisaram de revascularização *vs.* 6% dos pacientes com RVM, mas diferenças nas taxas livres de angina entre os pacientes designados para a PTCA e o CABG diminuíram de 73% *vs.* 95% em 4 a 14 semanas para 79% *vs.* 85% em 5 anos (JAMA 1997;277:715).

ICC: História de ICC associada a uma mortalidade precoce e intermediária aumentada em pacientes submetidos a PTCA (J Am Coll Cardiol 1998; 32:936).

Diabetes (BARI): A mortalidade cardíaca em 5 anos em pacientes com doença multivascular foi maior após PTCA do que após RVM; não houve diferenças no desfecho composto final da mortalidade cardíaca ou IM entre os grupos ou para a mortalidade cardíaca para os pacientes não-diabéticos; a diferença era manifesta em pacientes diabéticos em terapia medicamentosa (Circ 1997;96:2162); em diabéticos, houve uma melhor sobrevida com RVM *vs.* PTCA (5,8% *vs.* 20,6%) em virtude de uma mortalidade cardíaca reduzida em pacientes que receberam pelo menos um enxerto de AMI (artéria mamária interna) (Circ 1997;96:1761); pacientes com DAC trivascular avançada e DMID devem ser revascularizados pela RVM; os pacientes diabéticos (especialmente aqueles que tomam agentes hipoglicemiantes orais) com doença multivascular mínima poderiam ser considerados para PTCA; aqueles com doença cardíaca aterosclerótica moderada, especialmente aqueles que precisam de insulina, devem ser considerados para a cirurgia até que os resultados de estudos futuros sejam completados (Circ 1999;99:847).

Reoperação: As taxas de mortalidade intra-hospitalares (11,5% *vs.* 4,4%), em 1 ano (19,3% *vs.* 7,9%), e em 3 anos (28,8% *vs.* 13,1%) após RVM foram significativamente maiores em pacientes de idade de 80 anos comparados com pacientes mais jovens; apesar de o risco inicial maior ser alto, os octogenários que se submeteram à RVM tiveram uma taxa de sobrevida a longo prazo similar à da população geral octogenária dos EUA (Circ 1995;92:85).

Fatores de risco: O tratamento da hipertensão de acordo com as orientações do JNC-6; o abandono do tabagismo; o tratamento do diabetes e da hiperlipidemia; programas de treinamento com exercício; a redução do peso em pacientes obesos na presença de hipertensão, hiperlipidemia ou diabetes melito; genfibrosil produziu uma redução significante no risco de grandes eventos cardiovasculares em pacientes com DAC cuja anormalidade lipídica primária era um nível de colesterol HDL baixo (NEJM 1999;341:410); os *patches* de nicotina também podem reduzir a extensão da isquemia induzida pelo exercício conforme avaliada pelo SPECT de exercício com Tálio-201 (J Am Coll Cardiol 1997;30:125); todas as atuais terapias de reposição de nicotina parecem ser igualmente eficazes aproximadamente duplicando a taxa de abandono comparado com o placebo; o tratamento comportamental concomitante aumenta as taxas de abandono, e o *patch* combinado com a goma de mascar ou *patch* com bupropiona podem aumentar a taxa de abandono, em comparação com qualquer tratamento isolado (JAMA 1999;81:72).

Sob investigação: Folato, suplementação com vitamina C e E, identificação e tratamento apropriado da depressão clínica e intervenção direcionada à redução do estresse psicossocial (J Am Coll Cardiol 1999;33:2092; 34;1262); em pacientes sob alto risco de eventos cardiovasculares o tratamento com a vitamina E não tem nenhum efeito aparente sobre os prognósticos cardiovasculares (NEJM 2000;342:154).

Em pacientes com angina refratária ao tratamento clínico e CSD que impedia RVM/PTCA, a revascularização transmiocárdica melhorou a perfusão cardíaca e o estado clínico durante um período de 12 meses (NEJM 1999; 341:1021).

O ramipril reduziu as taxas de morte, IM e AVC em pacientes de alto risco que não tinham uma FE baixa ou ICC (NEJM 2000;342:145).

5.3 ANGINA INSTÁVEL

Circ 2000;102:1193; CV Res 1999;41:323; J Am Coll Cardiol 1999;33:107; NEJM, 2000;342:101

Causa: A angina instável resulta de um desequilíbrio entre o suprimento e a demanda miocárdica de O_2; a causa mais comum é o trombo não-oclusivo em uma placa fissurada ou erodida, mas outras causas incluem a obstrução dinâmica devida à angina de Prinzmetal (espasmo focal de um segmento de uma artéria coronária epicárdica com ou sem placa não-obstrutiva), constrição não-focal das artérias que contêm placas e causada por estímulos adrenérgicos, imersão no frio ou cocaína, ou angina microcirculatória com constrição dos pequenos vasos de resistência coronarianos intramurais; a obstrução mecânica progressiva; inflamação e possivelmente infecção; causas extrínsecas (p. ex., taquiarritmias, febre, tireotoxicose, estados hiperadrenérgicos, hiper ou hipotensão, estenose aórtica, anemia, hipoxemia).

Epidemiologia: Similar ao que ocorre com a angina instável e o IAM: em 1991, 570.000 hospitalizações para este diagnóstico principal nos EUA resultou em 3,1 milhões de dias de hospital (AHCPR Publicações 94-0602, 1994).

Os níveis de homocisteína totais elevados na admissão prevêem eventos cardíacos tardios nas síndromes coronarianas agudas (Circ 2000;102:605).

Fisiopatologia: Evento incitante: ruptura de uma placa aterosclerótica; degradação enzimática e forças de cisalhamento mecânicas externas forçam a ruptura da cápsula fibrosa em uma artéria e expõem o material ateromatoso pró-coagulante subjacente; a deposição de macrófagos e a infiltração se seguem com liberação de enzimas, resultando na digestão do colágeno e da elastina da cápsula fibrosa; as citocinas intensificam a desestabilização da placa pela inibição da síntese de colágeno; os estresses circunferenciais causam ruptura adicional da placa.

A placa rota favorece a formação de trombos; a secreção dos tromboxanos, serotonina e outras substâncias vasoativas promovem agregação plaquetária adicional, e o vasoespasmo contribui tanto para a ruptura da placa quanto para a formação de trombos.

O aumento na gravidade da AI pela classificação de Braunwald (ver adiante e no Quadro 5-2) foi associado a maior prevalência de trombos, celularidade, ateroma e neovasculatura nos fragmentos da placa (Cardiovasc Res 1999;41:369).

Sintomas: Dor torácica isquêmica em repouso, de início recente ou de padrão progressivo; elementos-chave: alterações na freqüência, aumento da gravidade ou da duração do sintoma, ocorrência de episódios que duram > 20 minutos, progressão do esforço ou do sintoma relacionado ao estresse para o sintoma em repouso, início recente de sintoma noturno, redução no grau de estresse ou de esforço necessário para provocar o sintoma.

Classificação original de Braunwald: Classe I: início recente (< 2 meses de duração), grave ou acelerada (freqüência aumentada ou com menos esforço); classe II: angina em repouso, mas não com dor nas últimas 48 horas; classe III: angina em repouso nas últimas 48 horas (Circ 1989;80:410); a classificação recentemente foi expandida (Quadro 5-2).

Sinais: Conforme na angina estável – possível desdobramento paradoxal de B_2, B_3 ou B_4 transitórias ou sopro de RM durante o episódio isquêmico.

Quadro 5-2. Classificação de Angina Instável de Braunwald Revisada[a]

Gravidade	*Circunstâncias Clínicas* *A – Desenvolve-se na Presença de Condição Extracardíaca que Intensifica a Isquemia Miocárdica (AI Secundária)*	*B – Desenvolve-se na Ausência de Condições Extracardíacas (AI primária)*	*C – Desenvolve-se nas 2 Semanas após IAM (AI Pós-Infarto)*
I-Início recente de angina grave ou angina acelerada; nenhuma dor em repouso	IA	IB	IC
II-Angina em repouso no mês precedente, mas não nas 48 horas precedentes (angina em repouso, subaguda)	IIA	IIB	IIC
III-Angina em repouso nas últimas 48 horas (angina em repouso, aguda)	IIIA	IIIB-T_{neg} IIIB-T_{pos}	IIIC

AI, angina instável; IAM, infarto agudo do miocárdio.

[a]Classe III de Braunwald, idade avançada, DM, necessidade de nitratos IV indicam pacientes de alto risco (J Am Coll Cardiol 1999;33:107); o risco de 30 dias para morte e IM mais de 20% na classe IIIB-$_{Tpos}$, mas < 2% em classe IIIB-$_{Tneg}$; as troponinas podem eficazmente orientar o tratamento com antagonistas da glicoproteína IIb/IIIa ou as heparinas de baixo peso molecular (Circ 2000;102:118. Reimpresso com permissão.)

Curso clínico: Entre os pacientes com dor torácica nos quais se antecipa uma baixa prevalência de DAC, a troponina T cardíaca positiva identifica um subgrupo com alta prevalência de DAC extensa e risco aumentado para os prognósticos adversos a longo prazo (J Am Coll Cardiol 2000;35:1827).

Complicações: Pacientes com elevações da CK-MB > 5 vezes o normal após PTCA com *stent* têm maior mortalidade tardia e mais sobrevida desfavorável com eventos do que aqueles pacientes com CK-MB normal ou menor aumento (J Am Coll Cardiol 2000;35:1134).

Entre os pacientes com um IAM sem supradesnível do segmento ST, aqueles com depressão do segmento ST lateral tiveram maiores taxas de mortalidade (14,3% *vs.* 2,6%), ICC grave (14,3% *vs.* 4,1%) e angina com alterações no ECG (20,0% *vs.* 11,6%), uma menor FEVE e doença mais freqüente do tronco da coronária esquerda ou trivascular (J Am Coll Cardiol 2000; 35:1813).

Diagnóstico diferencial: IAM, dissecção aórtica, aneurisma torácico com vazamento ou roto, pericardite, pneumotórax e embolismo pulmonar.

Laboratório: TIMI-III: um desvio do segmento ST de 1 mm e 0,5 mm de desvio do segmento ST ou BRE identificaram pacientes de alto risco, mas a inversão da onda T não previu o prognóstico (J Am Coll Cardiol 1997;30:133).

A elevação do nível da CK-MB está fortemente relacionada com a mortalidade em pacientes com síndromes coronarianas agudas sem elevação do segmento ST, e o risco aumentado começa com níveis de CK-MB logo acima do normal (Estudo PURSUIT) (JAMA 2000;283:347).

Troponina-I (ver Quadro 5-3): Incidência combinada de morte e IM não-fatal em pacientes com AI sem e com níveis elevados de troponina I foi de 5,8% *vs.* 27,3%; em 1 ano, 68% dos pacientes com cTnI elevados e 90% dos pacientes sem elevação estavam livres de eventos cardíacos (Circ 1997;95:2053).

Radiologia: ICC na radiografia de tórax na AI indica elevada probabilidade de DAC grave.

Tratamento: Triagem inicial: os pacientes devem ser encaminhados para instalações que permitam a avaliação por um médico e o registro de um ECG de 12 derivações; se o desconforto torácico > 20 minutos de duração, instabilidade hemodinâmica ou síncope/pré-síncope presentes, encaminhar ao departamento de emergência.

O ECG de 12 derivações deve ser obtido em 10 minutos em pacientes com desconforto torácico continuado; os biomarcadores da lesão cardíaca devem ser medidos (prefere-se a troponina cardíaco-específica; CK-MB também é aceitável); em pacientes com marcadores cardíacos negativos em 6 horas após início da dor, outra amostra deve ser colhida em 6-12 horas; a proteína C-reativa (PCR) pode também ser útil.

Quadro 5-3. Marcadores Cardíacos nas Síndromes Coronarianas Agudas (Circ 2000;102:1193)

Marcador	*Vantagens*	*Desvantagens*	*Ponto de Cuidado Teste Disponível*	*Comentário*	*Recomendação Clínica*
CK-MB	1. Ensaios rápidos, custo-eficientes, acurados 2. Capacidade de detectar o reinfarto precocemente	1. Perda da especificidade no contexto da doença muscular esquelética ou lesão incluindo a cirurgia 2. Baixa sensibilidade durante a fase muito precoce do IM (< 6 horas após início dos sintomas) ou posteriormente após o início dos sintomas (> 36 horas) e para danos miocárdicos menores (detectáveis pelas troponinas)	Sim	Familiar à maioria dos clínicos	Anteriormente era o padrão e ainda é um teste diagnóstico aceitável na maioria das circunstâncias clínicas
Isoformas da CK-MB	Detecção precoce do IM	1. Perfil de especificidade similar ao CK-MB 2. Os atuais ensaios precisam de experiência especial	Não	Experiência até o momento predominantemente em centros de pesquisa	Útil para a detecção extremamente precoce do IM (3-6 h após início sintomático) em centros que demonstraram familiaridade com a técnica de ensaio

Mioglobina	1. Alta sensibilidade 2. Útil na detecção do IM em fase precoce 3. Detecção da reperfusão 4. Mais útil em descartar IM	1. Especificidade muito baixa no contexto de lesão ou doença do músculo esquelético 2. Retorno rápido para os limites de variação normais limita a sensibilidade para apresentações mais tardias	Sim	Marcador precoce mais conveniente do que as isoformas do CK-MB graças à maior disponibilidade dos ensaios para a mioglobina. A cinética de liberação rápida torna a mioglobina útil para a monitorização não-invasiva da reperfusão em pacientes com IM estabelecido	Não deve ser usado como único marcador diagnóstico por causa da sua falta de especificidade cardíaca
Troponinas cardíacas	1. Poderoso instrumento para estratificação do risco 2. Maior sensibilidade e especificidade do que o CK-MB 3. Detecção do IM recente até 2 semanas após o seu início 4. Útil para a seleção da terapia 5. Detecção de reperfusão	1. Baixa sensibilidade na fase muito precoce do IM (< 6 horas após início dos sintomas) e requer repetição da medida em 8-12 horas se negativo 2. Capacidade limitada em detectar reinfarto menor tardio	Sim	Dados sobre o desempenho diagnóstico e potenciais implicações terapêuticas cada vez mais disponíveis a partir de estudos clínicos	Útil como teste único para diagnosticar eficientemente IMSST (incluindo-se danos miocárdicos mínimos) com medidas seriadas; os clínicos devem familiarizar-se com os pontos de corte diagnósticos usados no seu laboratório hospitalar local

(Circ 2000;102:1193. Reimpresso com permissão.)

Usar história, exame físico, ECG de 12 derivações e marcadores cardíacos iniciais para estratificar os pacientes com dor não-cardíaca, angina estável não-cardíaca, síndrome coronariana possível ou definitiva (SCA); pacientes com SCA definitiva ou possível e ECG e marcadores cardíacos inicialmente normais devem ser observados em instalações com monitorização cardíaca e repetir ECG e os marcadores 6-12 horas após o início dos sintomas; se os dados de acompanhamento forem normais, o teste ergométrico pode ser realizado e os pacientes de baixo risco com teste ergométrico negativo podem ser tratados ambulatorialmente.

Pacientes com SCA definitiva e dor contínua, marcadores cardíacos positivos, desvios recentes do segmento ST, inversões da onda T novas e profundas, anormalidades hemodinâmicas ou teste ergométrico positivo devem ser admitidos para tratamento adicional; pacientes com SCA definitiva e elevação do segmento ST devem ser avaliados para reperfusão imediata.

Antiisquêmicos: Repouso no leito com monitorização ECG contínua para pacientes com dor em repouso continuada, NTG SL seguida pela administração IV; O_2 para pacientes com cianose ou angústia respiratória com oximetria de pulso ou gasometria arterial para confirmar $SaO_2 > 90\%$; morfina IV quando os sintomas não são aliviados imediatamente com NTG ou quando há ICC aguda e/ou agitação severa; betabloqueador IV se houver uma dor torácica contínua seguida pela administração VO na ausência de contra-indicações; inibidor da ECA quando há hipertensão em pacientes com disfunção sistólica do VE/ICC/diabetes; antagonistas do cálcio de ação longa VO para a isquemia recorrente se os betabloqueadores e os nitratos forem completamente utilizados; contrapulsação com balão intra-aórtico para a isquemia grave apesar do tratamento médico intensivo ou para a instabilidade hemodinâmica em pacientes pré ou pós-angioplastia coronariana.

Tratamento antiplaquetário/anticoagulação: AAS é a primeira escolha; administrar o mais rápido possível após a apresentação e continuar indefinidamente; o clopidogrel ou a ticlopidina para os pacientes que sejam incapazes de tomar AAS em virtude da hipersensibilidade ou importante intolerância GI; anticoagulação com heparina não-fracionada ou heparina SC de baixo peso molecular deve ser acrescentada ao tratamento antiplaquetário; em pacientes com angina instável ou IM sem onda Q; metanálise: 33% de redução no risco de IM ou morte em pacientes com angina instável tratados com AAS mais heparina, em comparação com aqueles tratados com AAS isoladamente (JAMA 1996; 276:811); relatou-se que a enoxaparina reduz as taxas de eventos isquêmicos recorrentes com benefícios sustentados em 1 ano (TIMI IIB; estudos ESSENCE) (Circ 1999;100:1602; J Am Coll Cardiol 2000;36:693); antagonista do receptor plaquetário GP II-b/IIIa deve ser administrado além do AAS e a heparina aos pacientes com isquemia continuada ou com outros padrões de alto risco e aos pacientes nos quais uma intervenção coronariana percutânea é planejada; o eptifibatide e o tirofiban são aprovados para este uso; abciximab pode também ser usado por 12-24 horas em pacientes com angina instável nos quais se planeja uma intervenção percutânea nas próximas 24 horas.

Estratificação de risco: Teste ergométrico não-invasivo em pacientes de baixo risco livres de isquemia em repouso/baixo nível de atividade e de ICC por um mínimo de 12-24 horas e em pacientes com um risco intermediário livres de isquemia em repouso/baixo nível de atividade e de ICC por um mínimo de 2-3 dias; uma modalidade de imagem é acrescentada em pacientes com > 1 mm de depressão do segmento ST em repouso, HVE, bloqueio de ramo, defeito de condução IV, pré-excitação ou digoxina; o teste de estresse farmacológico com imagens quando há limitações físicas (p. ex., artrite, amputação, doença vascular periférica grave, DPOC grave, debilidade geral) impede um estresse adequado com exercício; angiografia imediata sem estratificação de risco não-invasiva para a incapacidade de estabilização com o tratamento médico intensivo; ecocardiograma ou angiograma radionuclídeo para avaliar a função do VE em pacientes com SCA definitiva que não estão programados para arteriografia coronariana e ventriculografia esquerda.

Estratégia invasiva precoce em pacientes com angina/isquemia recorrente em repouso/atividades em baixo nível apesar da terapia clínica intensiva ou com angina/isquemia recorrente e sintomas de ICC, um galope de B_3, edema pulmonar, piora dos estertores ou insuficiência mitral nova/em piora, achados de alto risco no teste de estresse não-invasivo, FE < 0,40, hipotensão, TV sustentada, intervenção percutânea com cateter nos últimos 6 meses ou RVM prévia.

RVM para pacientes com lesão significativa do tronco da coronária esquerda, doença trivascular (benefício de sobrevida maior em pacientes com FE < 0,50), doença de 2 vasos com doença significativa da DAE proximal e isquemia demonstrável ou FE < 0,50; intervenção percutânea com cateter ou RVM para pacientes com DAC de 1-2 vasos sem doença da DAE proximal significativa, mas com uma grande área de miocárdio viável e critérios de alto risco no teste não-invasivo; intervenção percutânea com cateter (IPC) para pacientes com doença multivascular, anatomia coronariana adequada, função de VE normal e sem diabetes; inibidor das plaquetas GP IIb/IIIa IV em pacientes submetidos a IPC.

Repetir RVM para pacientes com múltiplas estenoses em pontes safenas (PS), especialmente quando há estenose significante de um enxerto que supre a DAE; IPC para as lesões focais das PS ou múltiplas estenoses em péssimos candidatos à cirurgia de reoperação; IPC ou RVM para pacientes com

DAC de 1 a 2 vasos sem doença DAE proximal significativa mas com uma área moderada de miocárdio viável e isquemia no teste não-invasivo e para os pacientes com doença proximal de lesão única da DAE.

RVM com artéria mamária interna para os pacientes com doença multivascular e diabetes melito tratado.

Na alta, todos os pacientes devem receber NTG sublingual ou em *spray*, AAS, 75-325 mg/dia na ausência de contra-indicações ou clopidogrel 75 mg/dia se houver contra-indicação ao AAS; β-bloqueadores na ausência de contra-indicações; agentes redutores de lipídios e dieta em pacientes com colesterol LDL > 125 mg/dL, inibidores da ECA para pacientes com ICC, FEVE < 0,40, hipertensão ou diabetes; pacientes de baixo risco tratados clinicamente e pacientes revascularizados devem retornar em 2-6 semanas; pacientes de maior risco devem retornar em 1-2 semanas, e os pacientes tratados inicialmente com uma estratégia conservadora que experimentarem uma angina instável recorrente ou sintoma classe III apesar de tratamento clínico devem submeter-se a arteriografia coronariana; pacientes com angina estável tolerável ou sem sintomas no acompanhamento devem ser tratados clinicamente.

Modificação dos fatores de risco: Instruções específicas devem ser dadas concernentes ao abandono do tabagismo, obtenção/manutenção do peso ideal, exercício diário e dieta; controle da PA com alvo de < 130/85 mmHg; controle da hiperglicemia em diabetes; inibidores da HMG-CoA redutase para o colesterol LDL > 130 mg/dL ou se o LDL > 100 mg/dL após dieta; genfibrosil ou niacina em pacientes com nível de colesterol HDL < 40 mg/dL e nível de triglicerídeo > 200 mg/dL; modelos experimentais em animais sugerem que as estatinas podem impor uma estabilidade à placa por meio da redução no conteúdo de macrófagos e de ésteres de colesterol, aumento no volume de colágeno e de células de músculo liso e inibição da agregação plaquetária (JAMA 1998;279:1643).

Deve haver um baixo limiar para a angiografia nos pacientes pós-RMV; o teste de estresse em geral deve ser realizado com imagens nos pacientes pós-RVM.

Os pacientes que usam cocaína devem receber NTG e antagonistas de cálcio orais se a elevação ou depressão do segmento ST acompanhar o desconforto torácico isquêmico, e a arteriografia coronariana deve ser imediata nos pacientes cujos segmentos ST continuam elevados após NTG e antagonistas do cálcio; trombólise (com ou sem IPC) se o trombo for detectado; considerar o uso dos antagonistas de cálcio IV para pacientes com desvio do segmento ST sugestivo de isquemia e betabloqueadores para pacientes com PA sistólica > 150 mmHg ou pulso > 100 bpm; tratamento trombolítico se os segmentos ST permanecerem elevados apesar da NTG e dos antagonistas de cálcio e se arteriografia coronariana não for possível.

Angina variante (Prinzmetal): Arteriografia coronariana em pacientes com dor torácica episódica e elevação do segmento ST que se resolve com NTG e/ou antagonistas do Ca^{++}; o tratamento com nitratos e Ca^{++} em pacientes com arteriograma coronariano normal ou que mostra apenas lesões não-obstrutivas; considerar um teste provocativo em pacientes com uma lesão não-obstrutiva na arteriografia coronariana, um quadro clínico de espasmo coronariano e elevação transitória do segmento ST.

Pacientes com síndrome X: Tranqüilização e tratamento clínico com nitratos, betabloqueadores e antagonistas do cálcio e redução dos fatores de risco; ultra-sonografia intracoronária para eliminar lesões obstrutivas não-diagnosticadas; se nenhum ECG estiver disponível durante a dor torácica e o espasmo coronariano não puder ser descartado, considerar arteriografia coronariana e teste provocativo com metilergonovina, acetilcolina ou metacolina, terapia de reposição com estrogênio nas mulheres após a menopausa, a menos que haja contra-indicação, ou imipramina para a dor continuada.

O nível de troponina T pode identificar os subgrupos de alto risco adequados para PTCA que se beneficiam do tratamento antiplaquetário com abciximab (CAPTURE) (NEJM 1999;340:1623).

Sobrevida em 10 anos e sobrevida livre de eventos, similar em pacientes com angina estável e instável com tratamento pela PTCA: nenhuma evidência de aumento da taxa de eventos cardiovasculares recorrentes no grupo instável (J Am Coll Cardiol 998;32:1603); o abciximab e a implantação do *stent* conferem benefícios clínicos a longo prazo (estudo EPISTENT) (NEJM 1999;341:319).

Em pacientes com DM e DAC oclusiva multivascular, a RVM rende melhores resultados do que a PTCA (J Am Coll Cardiol 1998;31:10).

5.4 INFARTO AGUDO DO MIOCÁRDIO

Ann IM 1999;131:47; Chest 1998;114:634S; Circ 1999;100:1016; CV Res 1999;41:323

Causa: Ruptura de placa aterosclerótica e resultante trombose intracoronária é responsável pela maioria das síndromes coronarianas agudas (angina instável, IM sem onda Q (IMNQ), IM com onda Q (IMQ)).

Epidemiologia: Os fatores de risco são os mesmos das outras formas de doença cardíaca aterosclerótica: hipertensão, diabetes melito, hiperlipidemia, uso de cigarros, aumento no nível de homocisteína.

Padrão sazonal na ocorrência dos IAMs, caracterizado por um pico marcante de casos no inverno, nadir nos meses do verão (J Am Coll Cardiol 1998;31:226).

IMs relacionados ao esforço tendem a ocorrer em pessoas habitualmente inativas com múltiplos fatores de risco cardíaco (JAMA 1999;282:1731).

O risco de IAM é elevado em 23,7 vezes em relação ao basal nos 60 minutos após o uso de cocaína (Circ 1999;999:2737).

A mortalidade em 30 dias no tratamento do IAM com trombólise foi de 12,5% para os pacientes com DMID, 9,7% para pacientes com DMNID, 6,2% para pacientes sem diabetes; a incidência de AVC, insuficiência cardíaca, choque, bloqueio AV e *flutter* atrial/FA foi maior em pacientes diabéticos; o diabetes permaneceu como um previsor independente para a mortalidade no acompanhamento em 1 ano (14,5% *vs.* 8,9%) (J Am Coll Cardiol 1997;30:171).

A atividade sexual pode desencadear IAM, mas o risco absoluto causado pela atividade sexual é uma chance em um milhão para um indivíduo saudável; o risco relativo não é aumentado em pacientes com uma história prévia de DAC; o exercício regular parece prevenir este gatilho (JAMA 1996;275: 1405).

Fisiopatologia: Os eventos cardíacos agudos não-fatais resultam predominantemente do desenvolvimento de lesões coronarianas novas significativas, não inicialmente graves o suficiente para causar isquemia (JAMA 1997;277:318) com ruptura da placa ateromatosa; o IM sem onda Q freqüentemente ocorre após uma rápida progressão das lesões ateroscleróticas no sítio recentemente minimamente lesado ou como uma oclusão transitória no local de uma estenose grave na presença de extensa circulação colateral; nas lesões IMNQ de aparência complexa, elas, na verdade, se resolvem durante o curso de 2-3 meses (Cardiovasc Res 1994;41:323); duração da oclusão > 20 minutos, resultando em vazamento do CPK do miocárdio; reperfusão geralmente ocorre em duas horas prevenindo o IMQ; em 75% dos pacientes com IMNQ, a artéria relacionada ao infarto está patente com uma extensa circulação colateral.

O IM com onda Q resulta de uma oclusão persistente, completa da artéria sem circulação colateral compensatória adequada após IM; a cicatrização da lesão relacionada ao infarto requer > 1 mês, e a placa amarela instável com trombo aderente é comum durante este período (Circ 1998;97:26).

IM agudo lentifica o fluxo globalmente; o alívio da estenose na artéria culpada pela PTCA restabelece o fluxo da artéria culpada para o nível da artéria não culpada, mas ambos eram 45% mais lentos do que o fluxo normal.

O mecanismo do IM em tabagistas mais freqüentemente é a trombose de uma lesão aterosclerótica menos crítica comparada com a dos não-tabagistas (Circ 1995;91:298).

Sintomas: Desconforto torácico irradiando-se para o braço esquerdo, pescoço, mandíbula; diaforese; dispnéia; náusea/vômito; os sintomas podem ser menores em pacientes com DM; 25-30% dos pacientes com IAM pelo ECG não podem se lembrar de nenhum sintoma óbvio (Ann IM 1995;122:96).

Sinais: Palidez; diaforese; hipotensão; estertores; arritmias ou taquicardia sinusal; galope de B_3 ou de B_4; sopro sistólico transitório.

Curso clínico: Pacientes com IAM e BRE ou BRD têm maior mortalidade em 30 dias (18% *vs.* 11%), mais choque cardiogênico (19% *vs.* 11%), bloqueio AV/assistolia (30% *vs.* 19%), maior incidência de colocação de marca-passos (18% vs. 11%) do que os controles; o bloqueio de ramo também acarreta um risco independente 53% maior para a mortalidade em 30 dias (J Am Coll Cardiol 1998;31:105); GUSTO-1: bloqueio de ramo persistente é preditivo de maior mortalidade (19,4%) do que o bloqueio transitório (5,6%) ou nenhum bloqueio de ramo (3,5%) (Circ 1996;94:2424).

Os pacientes com tratamento do IAM pela trombólise e um novo desvio do ST após as primeiras 6 horas, mas nas primeiras 24 horas, representam um grupo de alto risco, podem se beneficiar de uma intervenção mais agressiva (J Am Coll Cardiol 1998;31:783).

A isquemia refratária duplica a mortalidade nos pacientes com IAM com elevação do segmento ST e triplica o risco entre aqueles sem elevação do segmento ST (GUSTO II-b) (Circ 1998;98:1860).

A angina pós-infarto pós-trombólise aumenta enormemente o risco de reinfarto, especialmente quando acompanhada por alterações transitórias do ECG; a mortalidade está acentuadamente aumentada apenas na presença de anormalidades hemodinâmicas concomitantes (J Am Coll Cardiol 1998;31:94).

Os benefícios do tratamento trombolítico no prolongamento da sobrevida dos pacientes com IAM é sustentada em até 10 anos (GISSI-I) (Circ 1998;98:2659).

Os estudos comparando o primeiro IM com Q e os IMNQs não encontraram diferenças no curso pós-IM (J Am Coll Cardiol 1999;33:576).

Complicações:

- O infarto do VD complica até a metade dos IM da parede inferior; representa um espectro de doença desde uma leve disfunção ventricular direita assintomática até o choque cardiogênico e está associado a maior mortalidade nos idosos; os sobreviventes geralmente apresentam o restabelecimento da função normal do VD com resolução das anormalidades hemodinâmicas (Circ 1998;98:1714; NEJM 1994;330:1211).

- O choque cardiogênico ocorre em 10% dos pacientes com IAM; por causa do ao IM extenso, ruptura do septo ventricular ou ruptura do músculo papilar (Circ 1995;91:873); estratégia agressiva (angiografia precoce e revascularização quando apropriado) associada a uma redução na mortalidade em pacientes com IAM e choque cardiogênico que recebem tratamento trombolítico (GUSTO-I) (Circ 1997;96:122); 88% dos pacientes com IAM complicado por choque cardiogênico que estão vivos em 30 dias sobrevivem pelo menos 1 ano (Circ 1999;99:873).
- Ruptura cardíaca: mais freqüentemente ocorre no 2º-5º dia pós-IAM; os fatores de risco incluem primeiro IAM transmural, ausência de ICC franca, idade avançada, admissão hospitalar retardada, atividade física intra-hospitalar indevida; a recorrência da isquemia/infarto pode ser um gatilho em potencial (J Am Coll Cardiol 1998;32:135).
- A hemorragia intra-ocular após tratamento trombolítico para o IAM é extremamente incomum; a incidência de hemorragia intra-ocular em pacientes com diabetes no GUSTO-I foi de 0,05% (J Am Coll Cardiol 1997;30:1606).
- A morte cardiovascular e/ou dilatação do VE ocorrem em > 50% dos sobreviventes de IAM, com disfunção do VE; pacientes com história de IM prévio, FE baixa, ICC precoce ou idade avançada estão sob alto risco de dilatação e eventos cardiovasculares adversos (Circ 1997;96:3294).
- Pseudo-aneurismas: podem ser assintomáticos; o reparo cirúrgico é o tratamento de escolha, mas o tratamento conservador em pacientes selecionados com risco cirúrgico aumentado também é razoável (Ann IM 1998;128:299).
- A pericardite ocorre em 20% dos pacientes 1-42 dias após IAM.
- RM leve é um previsor independente de mortalidade pós-IM; pacientes com RM têm maior mortalidade cardiovascular (29% *vs.* 12%) e ICC grave (24% *vs.* 16%) (Circ 1997;96:827).

Laboratório: CK, CK-MB, troponina-I, troponina-T elevados.

Em pacientes com síndromes coronarianas agudas, os níveis de troponina I identificam pacientes com risco aumentado; cada elevação de 1 ng/mL é associada a um aumento significativo na relação de risco para morte (NEJM 1996;335:1342).

A derivação precordial do lado direito no IM da parede inferior; 1 mm de elevações do ST sugerem infarto de VD (J Am Coll Cardiol 1998;32:882; NEJM 1998;338:978).

ECG – ver capítulo 3 para os critérios diagnósticos no ECG para o IM agudo.

Radiologia: A radiografia de tórax pode mostrar ICC.

Tratamento (Orientações AHA):

Medidas gerais: Monitorização do ECG com base na localização do infarto e no ritmo; repouso no leito com cadeira higiênica à beira do leito para as primeiras 12 horas em pacientes hemodinamicamente estáveis livres de desconforto torácico do tipo isquêmico; evitar a manobra de Valsalva; atenção cuidadosa com o máximo alívio da dor; O_2 para os pacientes com congestão pulmonar franca ou $SaO_2 < 90\%$; também pode ser justificável para todos os pacientes com IM não complicado durante as primeiras 2-3 horas.

NTG IV: Pelas primeiras 24-48 horas em pacientes com IAM e ICC, infarto anterior extenso, isquemia persistente ou hipertensão; uso continuado em pacientes com angina recorrente ou congestão pulmonar persistente ou IM complicado.

AAS: 160-325 mg no dia 1 do IAM e continuados indefinidamente por dia subseqüentemente; outros agentes antiplaquetários (dipiridamol, ticlopidina, clopidogrel) podem substituí-lo se estiver presente uma verdadeira alergia ao AAS ou se o paciente não responder ao AAS; o uso do AAS está associado a uma redução absoluta do risco no IAM de 137 eventos/10.000 pessoas (JAMA 1998;280:1930).

Trombólise: Elevação do ST > 0,1 mV, duas ou mais derivações contíguas; tempo para o tratamento < 12 horas; bloqueio do ramo (obscurecendo a análise do segmento ST) e história sugestiva de IAM para pacientes com idade < 75 anos; entre pacientes com idades 76-86, a terapia trombolítica não mostrou oferecer benefícios na sobrevida em qualquer subgrupo clínico e pode ter uma significativa desvantagem na sobrevida; ver protocolos no Capítulo 18 (Circ 2000;101:2239).

Cada 30 minutos de aumento na duração dos sintomas antes da terapia trombolítica estão associados a um aumento no tamanho do infarto de 1% do miocárdio; o tamanho final do infarto em pacientes tratados 4-6 horas após início dos sintomas é indistinguível do dos pacientes que não receberam tratamento trombolítico (Circ 1996;93:48); os benefícios da sobrevida da estreptoquinase persistem por 12 anos após o IM (J Am Coll Cardiol 1999;34:62).

PTCA primária: Como alternativa ao tratamento trombolítico se realizada nas primeiras 12 horas após início dos sintomas por indivíduos habilidosos no procedimento e apoiada por equipe experiente em centros com altos volumes de procedimentos; como estratégia de reperfusão em pacientes candidatos à reperfusão mas que têm alto risco de sangramento ou contra-indicações à terapia trombolítica; pacientes em choque cardiogênico (nas primeiras 18 horas após início); tempo até terapia com PTCA direta é o determinante crítico da mortalidade (GUSTO IIB) (Circ 1999;100:14); em pacientes com

IAM, o implante de um *stent* tem benefícios clínicos além daqueles da angioplastia coronariana primária isolada (NEJM 1999;341:1949), incluindo-se menores taxas de reestenose angiográfica (J Am Coll Cardiol 2000;35:1729); os resultados da angioplastia primária são similares nos diabéticos e não-diabéticos e parecem ser mais eficazes do que a trombólise entre os diabéticos com IAM (GUSTO IIb) (J Am Coll Cardiol 2000;35:1502), mas comparado com o *stent* em pacientes não-diabéticos, o *stent* das artérias coronárias em pacientes diabéticos está associado ao reestreitamento significativamente aumentado do lúmen (J Am Coll Cardiol 2000;35:1554).

Em uma análise retrospectiva, a PTCA de resgate precocemente após falha na trombólise parece ser tão eficaz e segura quanto a PTCA primária (J Am Coll Cardiol 2000;36:51).

Controvérsias sobre a PTCA primária: O GUSTO II-B sugeriu vantagem clínica pequena a moderada a curto prazo da PTCA primária em relação ao tratamento trombolítico com t-PA (NEJM 1997;336); o PAMI-I relatou benefício inicial mantido durante um período de acompanhamento de 2 anos com melhora da sobrevida livre de infarto e taxa reduzida de reintervenção (J Am Coll Cardiol 1999;33:640); outros estudos não confirmaram benefício (Circ 1999;99:2639; NEJM 1996;335:1253); o tempo até a reperfusão foi importante para a sobrevida e recuperação da função do VE com PTCA para o IAM; após 2 horas, a recuperação de uma função ventricular esquerda é modesta e a sobrevida é relativamente independente do tempo de reperfusão (J Am Coll Cardiol 1998;31:1240; 1998;32:1312).

- Pacientes com idades ≥ 65 anos que receberam trombolíticos ou PTCA primária tiveram menor mortalidade em 1 ano comparados com aqueles que não receberam uma estratégia de reperfusão; a PTCA primária também foi associada a melhor sobrevida em 30 dias (J Am Coll Cardiol 2000;36:366).
- O uso da droga sulfoniluréia esteve associada a maior mortalidade entre os pacientes com DM submetidos a PTCA para IAM (J Am Coll Cardiol 1999;33:119).
- A trombólise ou PTCA primária nas primeiras 6 horas após IM inferior pode melhorar a sobrevida a curto prazo em pacientes com infarto do VD associado (J Am Coll Cardiol 1998;32:882).

Angiografia coronariana precoce: Pacientes com choque cardiogênico, ICC, hipotensão continuada ou episódios persistentes/recorrentes de isquemia; possivelmente para pacientes com infartos grandes ou anteriores em evolução tratados com agentes trombolíticos nos quais se acredita que a artéria não esteja pérvia e planeja-se uma PTCA coadjuvante.

RVM emergência/urgência: Para pacientes nos quais a angioplastia falhou com dor persistente ou instabilidade hemodinâmica e com anatomia coronariana adequada para cirurgia; IAM com isquemia persistente ou recorrente refratária ao tratamento médico em pacientes com anatomia coronariana adequada à cirurgia que não são candidatos a intervenções com cateter; no momento do reparo cirúrgico da CIV ou da insuficiência da válvula mitral pós-infarto; choque cardiogênico com anatomia coronariana adequada para a cirurgia.

Revascularização de emergência não reduziu significativamente a mortalidade global em 30 dias nos pacientes com choque cardiogênico, mas houve um benefício significativo na sobrevida aparente após 6 meses (NEJM 1999; 341:625).

Tratamento do desconforto torácico recorrente: AAS, para a pericardite; betabloqueadores IV e VO para o desconforto torácico do tipo isquêmico; (re)administração do tratamento trombolítico para pacientes com elevação recorrente do ST; arteriografia coronariana para a dor torácica do tipo isquêmica que recorre horas a dias após o tratamento inicial e associada a evidências objetivas de isquemia em pacientes que são candidatos à revascularização; NTG IV por 24 horas, então topicamente ou VO para o desconforto torácico do tipo isquêmico.

Monitorização por cateter-balão por flutuação no coração direito: ICC grave/progressiva ou edema pulmonar; choque cardiogênico ou hipotensão progressiva; suspeita de complicações mecânicas de infarto agudo, *i. e.,* CIV, ruptura do músculo papilar ou tamponamento cardíaco; hipotensão que não responde imediatamente à administração de líquidos em um paciente sem congestão pulmonar.

Monitorização da pressão intra-arterial: Pacientes com pressão arterial sistólica < 80 mmHg e/ou choque cardiogênico; pacientes recebendo agentes vasopressores, nitroprussiato de sódio IV ou outros vasodilatadores potentes.

Balão de contrapulsação intra-aórtico: Choque cardiogênico não rapidamente revertido com o tratamento farmacológico como uma medida estabilizadora para a angiografia e revascularização imediata; regurgitação mitral aguda ou CIV complicando IM como agente estabilizador para a angiografia e reparo/revascularização; arritmias intratáveis recorrentes intratáveis; angina pós-IM refratária como uma ponte para a angiografia e a revascularização; sinais de instabilidade hemodinâmica, péssima função do VE ou isquemia persistente em pacientes com grandes áreas de miocárdio sob risco.

Tratamento da FA: Cardioversão elétrica para pacientes com comprometimento hemodinâmico grave ou isquemia intratável; digitalização rápida para lentificar uma resposta ventricular rápida e melhorar a função do VE; betabloqueadores IV para lentificar uma resposta ventricular rápida em pacientes sem disfunção clínica do VE, doença broncospástica ou bloqueio

AV; heparinização; diltiazem ou verapamil IV para lentificar uma resposta ventricular rápida se os agentes betabloqueadores forem contra-indicados ou ineficazes.

Tratamento da taquicardia ventricular/fibrilação ventricular: FV e TV sustentada polimórfica (> 30 segundos ou causando colapso hemodinâmico) devem ser tratadas com choque elétrico não-sincronizado, energia inicial de 200 J; se não for bem sucedido, um segundo choque de 200-300 J deve ser administrado e, se necessário, um terceiro choque de 360 J; episódio de TV monomórfica sustentada associada a angina, edema pulmonar ou hipotensão (PA sistólica < 90 mmHg) deve ser tratado com choque elétrico sincronizado de 100 J de energia inicial e energias crescentes usadas se o tratamento inicial não for bem sucedido; a TV monomórfica sustentada **não** associada a angina, edema pulmonar ou hipotensão deve ser tratada com um dos seguintes regimes:

- Lidocaína: Bolo 1,0-1,5 mg/kg; bolos suplementares de 0,5-0,75 mg/kg a cada 5-10 minutos até máximo de 3 mg/kg de dose total de ataque podem ser dados conforme necessário, seguidos por infusão de 2-4 mg/min.
- Procainamida: 20-30 mg/min de infusão de ataque até 12-17 mg/kg, pode ser acompanhada por uma infusão de 1-4 mg/min.
- Amiodarona: 150 mg infundidos durante 10 minutos, seguidos por uma infusão constante de 1,0 mg/min por 6 horas e então uma infusão de manutenção de 0,5 mg/min.
- Cardioversão elétrica sincronizada começando com 50 J (anestesia breve necessária).

A infusão de drogas antiarrítmicas pode ser usada após um episódio de TV/FV, mas deve ser suspensa após 6-24 horas, e a necessidade de tratamento adicional da arritmia deve ser avaliada; os distúrbios eletrolíticos e acidobásicos devem ser corrigidos para prevenir episódios recorrentes de FV quando um episódio inicial de FV foi tratado.

Atropina: Para a bradicardia sinusal com evidências de DC baixo e hipoperfusão periférica ou ESVs freqüentes no início dos sintomas de IAM; IAM inferior com bloqueio AV do segundo grau tipo I ou do terceiro grau associado a sintomas de hipotensão, desconforto isquêmico ou arritmias ventriculares; bradicardia sustentada e hipotensão após administração de NTG; para náusea e vômitos associados à administração de morfina; assistolia ventricular; bloqueio AV do segundo e do terceiro graus de mecanismo incerto quando o marca-passo não se encontra disponível.

Colocação de *patches* transcutâneos e marca-passo transcutâneo ativo (de demanda): bradicardia sinusal (freqüência < 50 bpm) com PA sistólica < 80 mmHg não responsiva à terapia medicamentosa; bloqueio AV do segundo grau tipo

Mobitz II; bloqueio AV do terceiro grau; bloqueios de ramos bilaterais (bloqueios de ramos alternantes), ou BRD e bloqueio fascicular anterior esquerdo alternante; bloqueio fascicular posterior esquerdo, independente do momento do início; BRE, BRE e BFAE recém-adquirido ou de idade indeterminada, BRD e BFPE; BRD ou BRE e bloqueio AV do primeiro grau ou BRD recém-adquirido ou de idade indeterminada.

Marca-passo transvenoso temporário: Indicado para assistolia; bradicardia sintomática; bloqueio de ramo bilateral, de qualquer idade; bloqueio bifascicular novo ou de idade indeterminada com bloqueio AV do primeiro grau; bloqueio AV do segundo grau tipo Mobitz II; BRD e BFAE ou BFPE, novo ou indeterminado; BRD com bloqueio AV do primeiro grau; BRE, recente ou indeterminado; TV incessante (para marca-passo por *overdrive* atrial ou ventricular); pausas sinusais recorrentes (> 3 segundos), não responsivo à atropina.

Marca-passo permanente após IAM: Bloqueio AV do segundo grau persistente no sistema His-Purkinje com bloqueio de ramo bilateral ou bloqueio AV completo; bloqueio AV avançado transitório (segundo ou terceiro graus) e bloqueios de ramos associados; bloqueio AV sintomático a qualquer nível.

Cirurgia de emergência/urgente cardíaca dos defeitos cardíacos: Ruptura do músculo papilar com insuficiência mitral aguda grave; CIV pós-infarto ou ruptura da parede livre; aneurisma ventricular pós-infarto associado a taquiarritmias ventriculares intratáveis e/ou falência de bomba.

Heparina: Para pacientes submetidos a revascularização percutânea ou cirúrgica; pacientes submetidos a tratamento de reperfusão com t-PA [PTTs > 70 segundos associados a maior probabilidade de mortalidade, AVC, sangramento e reinfarto; variação do PTT de 50-70 segundos ótimo (GUSTO-I) (Circ 1996;93:870)]; o regime recomendado de heparina não-fracionada é 60 U/kg como bolo no início da infusão do t-PA com dose de manutenção inicial de ~12 U/kg/h (máximo de 4.000 U em bolo e 1.000 U/hora de infusão em pacientes que pesam > 70 kg), ajustado para manter o PTT em 1,5-2,0 vezes o controle (50-70 segundos) por 48 horas.

Para os pacientes tratados com agentes trombolíticos não-seletivos (estreptoquinase, anistreplase, uroquinase) que estão sob alto risco de embolismo sistêmico (IM grande ou anterior, FA, embolismo prévio ou trombo conhecido no VE), a heparina deve ser suspensa por 6 horas e iniciada quando o PTT retornar para < 2 vezes o controle, e então infundida para manter o PTT 1,5-2,0 vezes o controle (taxa de infusão inicial ~1.000 U/hora); após 48 horas, uma modificação para heparina SC, varfarina ou AAS apenas deve ser considerada.

A heparina isolada não está associada a uma melhora na mortalidade em 30 dias em pacientes com idades > 65 anos (J Am Coll Cardiol 1998;31:973).

A heparina de baixo peso molecular (p. ex., enoxaparina 1 mg/kg duas vezes ao dia) é recomendada para todos os pacientes não tratados com terapia trombolítica que não têm contra-indicações a heparina.

Agentes betabloqueadores: Tratamento inicial para os pacientes sem contra-indicação que podem ser tratados nas primeiras 12 horas após o início da IM, independentemente da administração de trombolítico concomitante; pacientes com dor isquêmica continuada ou recorrente; pacientes com taquiarritmias como FA com uma rápida resposta ventricular.

Inibidores da enzima conversora da angiotensina: Para os pacientes nas primeiras 24 horas de suspeita de IAM com elevação do segmento ST em duas ou mais derivações precordiais anteriores ou com ICC clínica na ausência de hipotensão (PA sistólica < 100 mmHg) ou contra-indicações conhecidas; pacientes com IM e fração de ejeção do VE < 40%; pacientes com ICC clínica com base na disfunção sistólica da bomba durante e após a convalescença de um IAM; possivelmente também de valor para todos os pacientes nas primeiras 24 horas de um IAM suspeito ou estabelecido, contanto que estejam ausentes hipotensão significativa ou outras contra-indicações claras, e aqueles com função do VE levemente prejudicado e história de IM antigo.

DOENÇA CARDÍACA ATEROSCLERÓTICA

Nos pacientes de alto risco, o tratamento com inibidores da ECA produziu reações na mortalidade global de 7-20%; o tratamento precoce com lisinopril em pacientes com DM e IAM associados a uma redução da mortalidade em 6 semanas e 6 meses (8,7% *vs.* 12,4%; 37 ± 12 vidas salvas por 1.000 tratados) (Circ 1997;96:4239; 1998;97:2192).

Bloqueadores do canal de cálcio: Verapamil ou diltiazem podem ser administrados a pacientes nos quais os betabloqueadores são ineficazes ou contra-indicados (*i. e.*, doença broncospástica) para alívio da isquemia em andamento ou controle de uma resposta ventricular rápida com FA após IAM na ausência de ICC, disfunção do VE ou bloqueio AV.

Magnésio: A correção dos déficits documentados de magnésio (e/ou potássio) especialmente em pacientes recebendo diuréticos antes do início do infarto; pacientes com episódios de TV tipo *torsade de pointes* associados a um intervalo QT prolongado devem ser tratados com 1-2 g de magnésio administrado como um bolo durante 5 minutos.

Inibidores da glicoproteína II-b/IIIa: Para os pacientes com IM sem elevação do segmento ST que têm características de alto risco e/ou isquemia refratária e nenhuma contra-indicação importante em virtude do risco hemorrágico.

Teste ergométrico: Indicado antes da alta para avaliação do prognóstico ou capacidade funcional (submáximo em 4-6 dias ou sintoma-limitado em 10-14 dias) ou precoce após a alta para avaliação prognóstica e capacidade funcional (14-21 dias); tardiamente após alta (3-6 semanas) para capacidade funcional e prognóstico se o estresse inicial foi submáximo; cintilografia nuclear de exercício ou estresse com vasodilatadores ou ecocardiografia de estresse com exercício serão indicados quando as anormalidades basais do ECG comprometerem a interpretação; a cintilografia nuclear de perfusão de estresse com o dipiridamol ou adenosina, a ecocardiografia com dobutamina antes da alta para avaliação prognóstica em pacientes julgados incapazes de se exercitar, a ecocardiografia bidimensional de exercício ou a cintilografia nuclear (antes ou logo após a alta para avaliação prognóstica) também podem ser de valor; um teste ergométrico também pode ser útil após o cateterismo para avaliação da função ou identificação da isquemia na distribuição de uma lesão coronariana de gravidade limítrofe; a maioria dos testes de exercício após um IM pode ser realizada usando-se o protocolo de Bruce 3 dias após a admissão com uma incidência muito baixa de complicações (J Am Coll Cardiol 2000;35:1212).

Angiografia coronariana e possível PTCA: Para os pacientes com episódios espontâneos de isquemia miocárdica ou episódios de isquemia miocárdica provocados por esforço mínimo durante a recuperação do infarto; antes do tratamento definitivo de uma complicação mecânica do infarto como a regurgitação mitral aguda, CIV, pseudo-aneurisma ou aneurisma de VE; em pacientes com instabilidade hemodinâmica persistente; quando se suspeita de IM ocorrido por um mecanismo que não a oclusão trombótica em uma placa aterosclerótica; para os sobreviventes de um IAM com fração de ejeção do VE ≤ 40%, ICC, revascularização prévia ou arritmias ventriculares malignas ou que têm ICC clínica durante o episódio agudo, mas que subseqüentemente demonstraram uma função de VE bem preservada.

Estudo DANAMI: Tratamento invasivo nos pacientes pós-IAM com isquemia indutível pós-trombólise reduziu a incidência de reinfarto (5,6% *vs.* 10,5%), admissões para angina instável (17,9% *vs.* 29,5%) e prevalência de angina estável (21% *vs.* 43%) (Circ 1997;96:748).

Tratamento dos lipídios: A dieta AHA passo II (< 7% de calorias totais como gordura saturada e < 200 mg/dL de colesterol) para todos os pacientes; pacientes com níveis de colesterol LDL > 125 mg/dL apesar da dieta AHA passo II devem ser colocados em terapia medicamentosa com o objetivo de reduzir o LDL para < 100 mg/dL; pacientes com níveis normais de colesterol plasmático que têm níveis de colesterol HDL < 35 mg/dL devem receber tratamento não-farmacológico (p. ex., exercício) projetado para elevá-lo; a terapia medicamentosa pode ser acrescentada à dieta em pacientes com níveis de LDL colesterol < 130 mg/dL mas > 100 mg/dL, após uma tentativa apropriada com a dieta AHA passo II, e pacientes com níveis de colesterol total normais mas colesterol HDL < 35 mg/dL apesar da dieta e outras medidas não-farmacológicas podem iniciar drogas como a niacina para elevar o nível de HDL.

Pacientes que receberam estatina demonstraram uma redução de 20-30% na mortalidade e nos grandes eventos cardiovasculares, comparados com pacientes que receberam placebo (Arch Intern Med 1999;159:1793); a pravastatina reduziu os eventos clínicos nos pacientes revascularizados pós-IM com níveis médios de colesterol (J Am Coll Cardiol 1999;34:106); em pacientes > 65 anos com IM, eventos coronarianos ocorreram em 28,1% dos pacientes em placebo e 19,7% dos recipientes de pravastatina, e morte coronariana, em 10,3% dos pacientes em placebo e 5,8% dos pacientes no grupo da pravastatina; a incidência de AVC foi de 7,3% para o grupo placebo e 4,5% para o grupo de pravastatina (estudo CARE) (Ann IM 1998; 129:681).

Os pacientes que continuam a fumar após o CABG têm maior risco de morte do que os pacientes que pararam de fumar e também se submeteram a uma repetição dos procedimentos de revascularização mais freqüentemente (J Am Coll Cardiol 2000;36:878).

Tratamento a longo prazo com betabloqueadores em sobreviventes de IAM: Todos os pacientes sem contra-indicação clara ao tratamento com betabloqueador, começando-se uns poucos dias após o evento se não foi iniciado agudamente e continuado indefinidamente; os betabloqueadores estão associados a uma menor taxa de mortalidade em 1 ano para os pacientes diabéticos idosos em uma extensão similar que para os não-diabéticos, sem um risco aumentado de readmissão para as complicações diabéticas; em pacientes > 75 anos, a taxa de mortalidade entre os recipientes de betabloqueadores foi 43% menor do que nos não-recipientes, e os recipientes de betabloqueadores foram reospitalizados 22% menos freqüentemente do que os não-recipientes (JAMA 1997;277:115).

Com o tratamento trombolítico, o atenolol melhora os prognósticos, mas a administração precoce é de valor limitado (J Am Coll Cardiol 1998;32: 634); os benefícios estendem-se a pacientes > 65 anos/mais velhos (JAMA 1998;280:623) e são aditivos com uso dos inibidores da ECA para os pacientes com FE < 40% (J Am Coll Cardiol 1997;29:229).

Anticoagulação a longo prazo após IAM: Para a prevenção secundária do IM nos pacientes pós-IM incapazes de tomarem aspirina diariamente; para pacientes pós-IM com FA paroxística ou persistente ou pacientes com trombo de VE ou com anormalidades extensas da motilidade parietal.

Reposição estrogênica: Estrogênio mais progesterona para prevenção secundária dos eventos coronarianos não devem ser dados de novo para mulheres pós-menopáusicas após IAM; mulheres após a menopausa que já estejam tomando estrogênio/progesterona no momento do IAM podem continuar esta terapia.

6 Insuficiência Cardíaca Congestiva

6.1 EDEMA AGUDO PULMONAR

Circ 1999;100:999; 1995;92:2764

Causas: IM agudo, estenose mitral, ruptura de cordoalhas, músculos papilares ou septo interventricular, miocardite, disfunção diastólica do VE, hipoalbuminemia, pneumonia infecciosa ou aspirativa; pneumonite de radiação; SARA; inalação de fosgênio, cloreto ou fumaça; choque séptico; embolia pulmonar maciça; pancreatite hemorrágica; CID; veneno de cobra.

Fisiopatologia: Desequilíbrio das forças de Starling (edema pulmonar desenvolve-se quando a PCP média excede 20-25 mmHg), pressão intersticial negativa aumentada (edema pós-tratamento de pneumotórax) ou dano da membrana alveolocapilar pulmonar primária; causas não-cardiogênicas de edema pulmonar de mecanismo incerto incluem edema pulmonar de alta altitude, edema pulmonar neurogênico, overdose de heroína, eclâmpsia; edema pulmonar pós-cardioversão.

Sinais: Dispnéia aguda grave, ânsia por ar, ansiedade, terror.

Sintomas: Tosse, escarro róseo, diaforese, palidez, cianose, taquicardia, hipertensão, estertores, roncos, sibilos.

Curso clínico: O curso pode variar dependendo da etiologia; condições potencialmente reversíveis incluem a hipertensão, isquemia, doença valvular, embolia pulmonar, uso de álcool, não-adesão à dieta ou regime medicamentoso.

Laboratório: Hemograma, eletrólitos, uréia, creatinina e enzimas cardíacas, oximetria ou gasometria arterial; ecocardiograma, cateterismo cardíaco se a DCA for clinicamente provável e se se planeja uma intervenção aguda.

Cateterismo do coração direito para o choque cardiogênico que não melhorar pela administração de líquidos IV; ICC complicada por hipotensão/choque; para o edema pulmonar com suspeita de ser de origem não-cardiogênica (ver 4.5).

Radiologia: Edema pulmonar franco; a cardiomegalia pode não estar presente na doença cardíaca aguda (p. ex., IM agudo, ou regurgitação mitral aguda).

Tratamento:

Edema agudo pulmonar: O_2 para manter a saturação > 90%; SM 2-6 mg IV a cada 5-10 min inicialmente; diuréticos de alça IV(dose inicial: furosemida 40-160 mg; bumetanida 1-2 mg; torsemida 10-20 mg IV); NTG (0,4 mg SL, 1-2 polegadas de pasta a 2% topicamente, 10-500 mcg/min IV) para angina ou para redução da pré e pós-carga, mas lembre-se que a tolerância ao nitrato desenvolve-se rapidamente com a administração contínua; dobutamina IV (0,5-20 mcg/kg/min) se DC estiver baixo; dopamina (1-3 mcg/kg/min) para melhorar/manter a perfusão renal; nitroprussiato IV (0,5-8,0 mcg/kg/min) para a hipertensão grave e ICC refratária (ajustar dose para manter PA sistólica > 100 mmHg); digoxina (0,25-1 mg IV dose de ataque) – requer > 3 horas para fazer efeito; enalaprilato 1,25 mg IV – dados em uso na ICC aguda são limitados; tratamento trombolítico ou a PTCA primária para IM agudo.

Intubação/ventilação mecânica para hipoxia grave e/ou acidose respiratória; balão de contrapulsação intra-aórtico: para ICC e choque cardiogênico que não esteja respondendo ao tratamento acima, para pacientes com IM grave ou septo interventricular roto ou para suporte antes/durante cateterismo/PTCA/RMV, ou para pacientes com ICC que aguardam transplante cardíaco.

6.2 INSUFICIÊNCIA CARDÍACA CONGESTIVA CRÔNICA

Circ 2000;101:558; 1995;92:2764; J Am Coll Cardiol 1995;26:1565; NEJM 2000;342:1120; 1999;341:1276

Causa: Ver 6.1; além disso, *falência de alto débito* pode ser observada com a anemia, fístula AV sistêmica, hipertireoidismo, doença cardíaca pelo beribéri (deficiência grave de tiamina), doença de Paget, mieloma múltiplo.

Em pacientes com doença pulmonar grave, a disfunção do VD está presente em 66%, a maioria dos quais tem doença pulmonar vascular, mas disfunção de VE (FE < 45%) esteve presente em apenas 6% (Chest 1998;113: 576).

A disfunção diastólica do VE é observada na cardiomiopatia hipertrófica/constritiva; pericardite constritiva, hipertensão; mais de 40% dos pacientes com disfunção diastólica também têm FE sistólica > 35% (J Am Coll Cardiol 1995;26:1565).

Epidemiologia: ~50% dos pacientes com ICC crônica > 70; > 50% dos casos devidos à DCA; disfunção diastólica também mais comum em idosos.

Fisiopatologia: Retenção de sal/água; constrição dos vasos de resistência periférica; aumenta a atividade simpática e as catecolaminas circulantes; redução nas reservas cardíacas de norepinefrina e receptores β-adrenérgicos miocárdicos reduzidos; ativação do sistema renina-angiotensina-aldosterona; redistribuição do débito cardíaco; na disfunção diastólica, relaxamento ventricular anormal e relações alteradas na pressão/volume ventriculares e enchimento ventricular.

Sintomas: Fadiga, ortopnéia, DPN, tosse noturna, dispnéia aos esforços.

Classificação funcional do *New York Heart:*

Classe I: Nenhuma limitação.

Classe II: Leve limitação da atividade física.

Classe III: Acentuada limitação da atividade física.

Classe IV: Incapaz de executar qualquer atividade física sem desconforto.

Os sintomas de esforço correlacionam-se com a capacidade máxima de exercício, mas freqüentemente subestima a incapacidade funcional (J Am Coll Cardiol 1999;33:1943).

Sinais: Ganho de peso, diminuição da capacidade de exercício; DVJ (> 4 cm acima do ângulo esternal a 45°, estertores, asma cardíaca; refluxo hepatojugular (compressão gradual e contínua do quadrante superior direito por 1 minuto), hepatoesplenomegalia; cardiomegalia, taquicardia, B_1 e B_2 suaves, galope de B_3, sopro de RM ou de IT, arritmias; edema, ascite, derrames pleurais; B_4 na disfunção diastólica.

Curso clínico:

Estudo de Framingham: Pelo período de 1948-1988, a sobrevida média após o diagnóstico foi de 3,2 anos para homens e 5,4 anos para mulheres (Circ 1993;88:107); mortalidade anual média 5-10% para classe I-II, 20% para classe II, e > 50% para classe IV; estudo SOLVD: mortalidade em 3 anos 25% para pacientes com FE 30-35%, 50% para pacientes com FE < 20% (NEJM 1992;327:685; 1991;325:293).

Pacientes com miocardiopatia periparto têm melhor prognóstico do que aqueles com outras formas de cardiomiopatia, enquanto pacientes com cardiomiopatia devida a doenças miocárdicas infiltrativas, infecção HIV ou terapia pela doxorrubicina têm um prognóstico especialmente ruim (NEJM 2000;342:1077).

A morte súbita cardíaca (MSC) pode ocorrer em até 40% dos pacientes; o uso da digoxina e dos diuréticos não diminui a incidência de MSC; os betabloqueadores e a amiodarona diminuíram o risco em alguns, mas não em todos os estudos (J Am Coll Cardiol 1997;30:1589).

Complicações:

- Incidência de embolismo pulmonar e sistêmico na ICC crônica 2-5%; estudo retrospectivo caso-controle demonstrou que os pacientes com cardiomiopatia isquêmica e diâmetro diastólico do VE > 60 mm têm maior risco de trombos de VE; os eventos embólicos periféricos estão relacionados a uma péssima sobrevida a longo prazo nestes pacientes (Chest 2000;117:314).
- Uso dos DAINS em pacientes idosos tomando diuréticos associados à duplicação do risco de hospitalização para a ICC (Arch IM 1998;158: 1108).
- A TV não-sustentada freqüentemente é observada em pacientes com ICC, mas não é preditor independente de mortalidade por todas as causas ou de morte súbita; a supressão das arritmias não melhora a sobrevida (J Am Coll Cardiol 1998;32:942).
- A doença pancreaticobiliar ocorre 17,4 vezes mais freqüentemente em pacientes que receberam transplantes do que na população geral (Ann IM 1996;124:980).
- A anemia é comum na ICC; a correção da anemia está associada à melhora na função cardíaca, na classe funcional, na função renal e na necessidade de diuréticos, e nas hospitalizações (J Am Coll Cardiol 2000;35:1737).

Laboratório: Hemograma (anemia); uréia/creatinina (pielonefrite, síndrome nefrótica); eletrólitos, uréia, creatinina, glicose, fósforo, magnésio, cálcio, albumina; TSH (hipo ou hipertireoidismo).

ECG: Para avaliar possível IM, isquemia, FA, HVE (disfunção diastólica).

Ecocardiograma: Para avaliar possível IM, miocardiopatia, doença valvular, derrame/tamponamento pericárdico; a avaliação com Doppler pode demonstrar disfunção diastólica.

Teste ergométrico: Para os pacientes com elevada probabilidade de DAC ou IM prévio.

Cateterismo cardíaco: Para os pacientes com angina ou grandes áreas de miocárdio isquêmico ou hibernante.

Radiologia:

Radiografia de tórax: Cardiomegalia; redistribuição vascular pulmonar; linhas B de Kerley; edema pulmonar; derrame pleural.

Tratamento:

- Disfunção sistólica: Restrição de Na^+ (2 g/dia).
- Exercício moderado a longo prazo produz melhora na capacidade funcional/qualidade de vida (Circ 1999;99:1173).
- Inibidores da ECA, a menos que sejam contra-indicados (hipotensão sintomática, hiperpotassemia, intolerância conhecida) para todos os pacientes sintomáticos e para os pacientes classe I com FEVE significativamente reduzida a doses usadas nos estudos clínicos e continuados indefinidamente; dose reduzida e monitorização cuidadosa necessária para os pacientes com creatinina sérica > 3 mg/dL; em pacientes com idade > 85 anos, os inibidores da ECA ainda demonstram benefícios, mas a digoxina pode ter efeitos prejudiciais (Arch Intern Med 2000;160:53); pacientes tratados com lisinopril em altas doses tiveram 24% menos hospitalizações por ICC do que aqueles tratados com 2,5-5 mg por dia, mas também foram observadas mais freqüentemente tonteiras e insuficiência renal (Circ 1999;100:2312).
- Entre os 464 pacientes com DCA e ICC, a mortalidade em 5 anos foi de 24% para os pacientes em uso de inibidores da ECA mais AAS e 34% para os pacientes em uso de inibidores da ECA sem AAS (J Am Coll Cardiol 1999;33:1920).
- Diuréticos para os pacientes sintomáticos com sobrecarga de volume (em conjunção com o inibidor da ECA); geralmente necessário indefinidamente; a espironolactona acrescentada ao tratamento-padrão reduz a morbidade e o risco de morte entre os pacientes com ICC grave (NEJM 1999;341:709).
- Hidralazina e nitratos dados para pacientes que não podem tomar ou não respondem aos inibidores da ECA; podem ser acrescentados aos inibidores da ECA e aos diuréticos se os pacientes permanecerem sintomáticos.
- Digoxina em pacientes com ICC e disfunção sistólica do VE não controlada pelos inibidores da ECA e diuréticos e em pacientes com FA e resposta ventricular rápida; anticoagulação se houver FA; história prévia de embolismo sistêmico ou pulmonar, trombo intracardíaco ou FE baixa e dilatação de câmaras; a digoxina reduz a taxa de hospitalizações, mas não reduz a mortalidade global (NEJM 1997;336:525).
- O carvedilol pode retardar a progressão da insuficiência cardíaca (Circ 1996;94:2689); e pode parcialmente reverter a disfunção sistólica e o remodelamento ventricular em pacientes com cardiomiopatia dilatada ou isquêmica idiopática (Circ 1996;94:2285; NEJM, 1996;334:1349; 1996;335:490); o metoprolol também pode ser valioso na dose inicial de 6,25 mg; os pacientes precisam de monitorização estrita; a ICC pode piorar inicialmente, e o benefício aparece ao longo de 2-3 meses; em uma metanálise dos estudos em 3.023 pacientes, relatou-se que os betabloqueadores aumentavam a FE em 29% e reduzi-

am o risco combinado de morte ou de hospitalização para ICC em 37%; o efeito sobre a classe funcional do NYHA foi de significância limítrofe (Circ 1998;98:1184); o carvedilol reduz a pressão arterial mais do que o metoprolol em pacientes com ICC; o carvedilol pode prevenir a tolerância ao nitrato em pacientes com ICC durante o tratamento contínuo com NTG (J Am Coll Cardiol 1998;32:1194); pacientes com sintomas classe IV apresentam maior probabilidade de desenvolverem eventos adversos durante o início e o ajuste das doses do carvedilol, quando comparados com pacientes menos sintomáticos, mas apresentam maior probabilidade de mostrarem melhora sintomática a longo prazo (J Am Coll Cardiol 1999;33:924).

- Infusão de dobutamina em baixa dose para os pacientes com miocárdio atordoado/hibernante que foi revascularizado (J Am Coll Cardiol 1999;33:572); também pode fornecer alívio dos sintomas (mas também pequeno aumento no risco de morte) para a ICC refratária (NEJM 1998;339:1848); pode ser administrado como tratamento ambulatorial.
- Amrinona (0,5-0,75 mg/kg em bolo, 2-20 mcg/kg/min de infusão) e milrinona (50 mcg/kg em bolo, 0,25-1 mcg/kg/min de infusão) aprovado para suporte a curto prazo na ICC grave; 10% dos pacientes em uso de amrinona desenvolvem trombocitopenia.
- Bloqueadores do canal do Ca^{++} não apresentam benefício comprovado e podem ser prejudiciais (amlodipina e felodipina podem ser exceções).

Estudo PROMISE: Ocorrência de TV não-sustentada assintomática no ECG ambulatorial não prevê especificamente morte súbita em pacientes com ICC moderada/grave ou identifica candidatos para antiarrítmicos ou tratamento com CDI(A) (Circ 2000;101:40); em um estudo duplo-cego, a FE aumentou em 8% dos pacientes que iniciaram amiodarona (Circ 1996;93:2128); a amiodarona suprimiu arritmias ventriculares, mas não reduziu a incidência de morte súbita ou prolongou a sobrevida em pacientes com ICC (NEJM 1995;333:77); reduz *clearance* de digoxina, varfarina.

Estudo SOLVD: AAS ou dipiridamol melhorou a sobrevida e reduziu a morbidade em pacientes com ICC; varfarina associada a uma significante redução de risco de mortalidade de todas as causas e de admissão por ICC (J Am Coll Cardiol 1998;31:749).

RVM em pacientes com ICC e má função do VE indicada para lesão do tronco da coronária esquerda ou lesão equivalente de tronco, estenose proximal da DAE com doença de 2-3 vasos, ou miocárdio viável não-contrátil significante revascularizável (hibernante) (J Am Coll Cardiol 1999;34:1262).

Redução cirúrgica do VE da miocardiopatia dilatada; pouco se sabe a respeito da sobrevida a longo prazo ou desempenho do VE (J Am Coll Cardiol 1998;32:1809).

Transplante cardíaco: Para pacientes com ICC grave, isquemia refratária; contra-indicações incluem a idade avançada, diabetes grave com dano de órgão-alvo, doença ulcerosa péptica ativa, infecção ativa, doença vascular ou cerebrovascular periférica, hipertensão pulmonar, doença pulmonar, renal ou hepática irreversível.

Para a disfunção diastólica, o objetivo é a redução na pressão de enchimento ventricular do VE enquanto se mantém o DC: diuréticos; nitratos, anticoagulantes e controle da freqüência na FA; bloqueadores do canal do Ca^{++}, betabloqueadores e inibidores da ECA também podem ser benéficos; evitar uso de inotrópicos positivos se a função sistólica for normal.

7 Arritmias

7.1 ARRITMIAS SUPRAVENTRICULARES

Chest 1998;114:S579; Circ 1996;93:1262; J Am Coll Cardiol 2000;35:1687; NEJM 1995;332:162

Causa: Mecanismos incluem automaticidade aumentada do foco atrial ectópico (ESAs); arritmias reentrantes envolvendo vias acessórias entre os átrios e os ventrículos (35-40%) dentro do nódulo AV (60-65%) ou dentro do nódulo SA para a TSV ou no AD para o *flutter* atrial e circuitos macrorreentrantes dentro dos átrios; a FA também pode ser devida a focos únicos, de descarga rápida, mas, neste caso, a eliminação do foco pela ablação por radiofreqüência também elimina a arritmia (Circ 1997;95:562).

Taquicardia atrial multifocal tipicamente observada nos pacientes idosos com doenças graves, mais comumente DPOC; o mecanismo pode ser um atraso após a despolarização levando a uma atividade engatilhada (Chest 1998;113:203).

Epidemiologia: Prevalência da TSVP = 225/1.000 pessoas; incidência é de 35/100.000 pessoas-anos; outras DCV presentes em 90% dos homens e 48% das mulheres; 90% dos pacientes têm taquicardia AV ou reentrante nodal AV (J Am Coll Cardiol 1998;31:150).

Em pacientes > 65 anos, a incidência global de FA é de 192/1.000 pessoas-anos (homens de 65-74 anos, 176, mulheres, 101; homens de 75-84 anos, 427, mulheres, 216); uso de diuréticos, história de doença cardíaca valvular, DAC, idade avançada, maiores níveis de PA sistólica, de glicose e tamanho do AE, todos associados a um risco aumentado de FA (Circ 1997;96: 2455).

As arritmias SV ocorrem em 76% dos pacientes submetidos à cirurgia cardíaca; os correlatos incluem sexo masculino, idade > 70 anos, doença valvular significativa, história de asma, ICC, ESAs no ECG pré-operatório de cirurgia abdominal, vascular e intratorácica (Ann IM 1998;129:279); mais de 33% dos pacientes desenvolverão FA por RVM; os previsores incluem a idade > 70 anos, sexo masculino, hipertensão, necessidade de BCPA, pneumonia pós-operatória, ventilação mecânica por > 24 horas, história de FA ou ICC (Circ 1996; 94:390; JAMA 1996;276:300); o marca-passo atrial pós-operatório em conjunção com o β-bloqueio reduz a incidência de FA após a cirurgia cardiovascular (J Am Coll Cardiol 2000;35:1411).

Mais de 25% dos pacientes com ablação de *flutter* atrial desenvolvem FA ao longo de 2 anos; o risco é de 10% para pacientes sem história de FA ou de FE < 50%, 20% com qualquer um destes, 74% com ambos (Circ 1998; 98:315).

Fisiopatologia:

- **TSVP:** Em 90% dos pacientes com taquicardia reentrante nodal: condução anterógrada ao longo da via nodal atrioventricular lenta e condução retrógrada ao longo da via rápida; na maioria dos pacientes, o *input* atrionodal posterior para o nódulo AV serve como o ramo anterógrado do circuito de reentrada, e os *inputs* atrionodais anteriores servem como o ramo retrógrado (NEJM 1995;332:162; 1999;340:534).
- ***Flutter* atrial:** Devido à macrorreentrada envolvendo uma ativação reentrante contra o sentido dos ponteiros do relógio do AD; o elemento crítico do circuito reentrante é o istmo entre a VCI e o anel da válvula tricúspide.
- **Fibrilação atrial:** Pacientes com IAM com tendência a FA; previsores são DAC com três vasos, idade avançada, níveis-pico de CK mais elevados; classe Killip pior (IV *vs.* I) e freqüência cardíaca aumentada; taxa de mortalidade não ajustada maior em 30 dias (14,3% *vs.* 6,2%) e em 1 ano (21,5% *vs.* 8,6%) em pacientes com FA (GUSTO-I; J Am Coll Cardiol 1997;30:406).

Após a cardioversão da FA crônica para ritmo sinusal normal há um aumento gradual de 56% no DC nas 4 semanas seguintes, por causa do retorno e aumento da força da atividade mecânica do AE; o DC diminui transitoriamente após cardioversão da FA em > 1/3 dos pacientes; a redução pode durar uma semana (Arch Intern Med 1997;157:1070).

Sintomas: Batimento cardíaco irregular, taquicardia.

Sinais: Palpitações; podem estar associadas a tonteiras, dispnéia, náusea; pacientes tratados com ablação por radiofreqüência relatam melhoria nos sintomas (Circ 1996;94:1585).

Curso clínico: No *Framingham Heart Study* a FA associou-se a um risco de mortalidade 15 a 19 vezes maior após ajustes para condições cardiovasculares preexistentes (Circ 1998;98:946).

Em pacientes com ICC e FA, a amiodarona produziu conversão para ritmo sinusal normal em 31% e reduziu a incidência de FA recorrente; pacientes que converteram para o ritmo sinusal normal tiveram menor taxa de mortalidade do que aqueles que não o fizeram (Circ 1998;98:257).

Complicações: 15% dos pacientes que se apresentam com FA terão trombos atriais identificados pelo ETE; pacientes com FA terão uma taxa anual de AVC de 45%, 14% para os pacientes anticoagulados; o risco de AVC nos pacientes com FA é 15% para as idades 50-59, 23,5% para idades 80-89 anos (Framingham); pacientes com AIT prévia, AVC ou embolismo sistêmico e idade > 75 anos hipertensão, função do VE ruim, prótese valvular cardíaca (válvula mecânica ou biológica) ou doença valvular reumática mitral têm um risco aumentado; diabetes, DAC, idades 65-75 anos tireotoxicose também podem aumentar o risco (Chest 1998;114:S579).

Para os pacientes com FA clinicamente estimada como tendo durado < 48 horas, a probabilidade de um tromboembolismo relacionado à cardioversão < 1%; ~67% podem converter espontaneamente (Ann IM 1997;126:615).

Nos pacientes com FA por < 2 semanas antes da cardioversão, a função mecânica normal atrial retorna em 24 horas antes da cardioversão; os átrios normais com FA presente 2-6 semanas precisam até 1 semana, e aqueles com FA > 6 semanas precisam até 3 semanas para uma recuperação completa da função atrial mecânica (Circ 1998;98:479); globalmente, a função atrial mecânica efetiva recuperou-se em 68% dos pacientes por volta do 3° dia e em 76% por volta do 7° dia após a cardioversão; a cardioversão elétrica produz maior grau/duração mais longa de disfunção atrial mecânica do que aqueles que convertem farmacologicamente ou espontaneamente (J Am Coll Cardiol 1997;30:481).

Os pacientes com *flutter* atrial também estão sob risco de tromboembolismo pós-cardioversão (J Am Coll Cardiol 1997;29:582); em uma das séries, ETE mostrou trombo no AE em 11% dos pacientes com *flutter* atrial por 4 ± 9 semanas (Circ 1997;95:962).

Laboratório: Função tireoidiana, eletrólitos.

ECG: Ver Quadro 7-1 e também o Capítulo 3 para os critérios diagnósticos no ECG.

Síndrome de WPW: Despolarização ventricular através do nódulo AV e vias acessórias, com taquiarritmias reentrantes e característicos intervalo PR curto e onda delta.

Características do ETE independentemente associados a risco tromboembólico aumentado na FA incluem trombos na auriculeta do AE, contraste de eco denso espontâneo, velocidades-pico de fluxo na auriculeta do AE < 220 cm/s, placa aórtica complexa; pacientes com história de hipertensão têm uma incidência aumentada de trombos na auriculeta atrial na ETE; a presença de uma placa aórtica complexa também distingue os pacientes com FA sob alto risco daqueles com risco moderado de tromboembolismo (Ann IM 1998;128:639; J Am Coll Cardiol 1998;31:1622).

Quadro 7-1. Diagnóstico Diferencial no ECG da TSV (NEJM 1995;332:162)

Taquicardia	*Prevalência*	*Apresentação Habitual*	*Características Eletrocardiográficas*
Atrioventricular nodal reentrante			
Comum	Comum	Paroxística	Ondas P ocultas, pseudo-R em V_1, pseudo-S em II ou III
Incomum	Incomum	Paroxística	Ondas P invertidas, RP > PR
Supraventricular mediada por uma via acessória			
Reentrante atrioventricular ortodrômica	Comum	Paroxística	Ondas P invertidas,[a] RP < PR, QRS alternante
Fibrilação atrial (Wolff-Parkinson-White)	Comum	Paroxística	Irregularmente irregular, configuração do QRS variável
Reentrante atrioventricular antidrômica	Rara	Paroxística	Ondas P invertidas, QRS amplo e bizarro
Recíproca juncional permanente	Rara	Incessante	Ondas P invertidas,[a] RP > PR
Reentrante no nódulo sinusal	Incomum	Paroxística	Ondas P apiculadas, RP > PR
Atrial unifocal			
Reentrante	Incomum	Paroxística	Ondas P apiculadas, bifásicas ou invertidas; RP > PR
Automática	Rara	Incessante	Ondas P apiculadas, bifásicas ou invertidas; RP > PR; freqüência atrial variável
Atrial multifocal	Comum	Incessante	Ondas P variáveis, freqüência variável, intervalos PR variáveis

[a]As derivações do eletrocardiograma que mostram as ondas P invertidas estão relacionadas ao sítio de ativação atrial mais precoce durante a taquicardia.

Tratamento: TSVP: > 90% das taquicardias devidas a AV ou reentrada nodal AV são interrompidas por uma dose de 12 mg de adenosina; a adenosina também freqüentemente interrompe a taquicardia reentrante no nódulo sinusal, interrompe a taquicardia atrial unifocal ocasionalmente (NEJM 1995;332:162).

Episódios isolados de taquicardia bem tolerada podem ser tratados conservadoramente (observação sem drogas ou terapia ablativa); a ablação com radio-freqüência é o tratamento de primeira linha nos pacientes sintomáticos, tem uma taxa de sucesso de 85-100%; prevalência de complicações: morte, 0,08%; tamponamento cardíaco, 0,5%; bloqueio AV, 0,5% (NEJM 1999;340:534).

Tratamento medicamentoso para a TSV recorrente é resumido no Quadro 7-2.

TSV recorrente sintomática que é reprodutivelmente interrompida pelo marca-passo após drogas e ablação por cateter falharem em controlar a arritmia ou produzirem efeitos colaterais intoleráveis e TSV ou *flutter* atrial recorrente que é reprodutivelmente interrompido por marca-passo como uma alternativa ao tratamento medicamentoso ou ablação são indicações para marca-passos permanentes que automaticamente detectam e começam o passo para interromper as taquicardias (Circ 1998;97:1325); novos DCI detectam TSV/FA; a discriminação da TSV da FA permite uma terapia bem-sucedida com marca-passo para uma significativa fração de TSVs (Circ 2000;101:878).

MAT: Metoprolol, Mg^{++} e verapamil avaliados em poucos estudos de tratamento (Chest 1998;113:203).

Flutter atrial: a ibutilida é eficaz para interromper o *flutter* atrial; a monitorização estrita é requerida durante a administração devido à possibilidade de *torsade de pointes* (Circ 1998;97:493).

A taxa de sucesso com a ablação por radiofreqüência foi > 90%; a taxa de recorrência < 10% (J Am Coll Cardiol 2000;35:1898).

Fibrilação atrial:

- Conversão espontânea ao ritmo sinusal normal ocorreu em 68% dos pacientes com FA < 72 horas de duração; entre os pacientes com conversão espontânea, 66% tinham FA < 24 horas de duração, 17% tinham FA por 24-48 horas e 17% tinham FA > 48 horas (J Am Coll Cardiol 1998;31:588).
- Taxa de controle agudo: Verapamil IV, diltiazem ou betabloqueadores; os betabloqueadores são especialmente eficazes na tireotoxicose e tônus simpático aumentado; para tratamento a longo prazo; verapamil, diltiazem e betabloqueadores são mais eficazes do que a digoxina, mas a digoxina permanece a terapia de primeira linha em pacientes com ICC secundária à função sistólica do VE prejudicada; a digoxina mais atenolol produziu a taxa mais eficaz de controle durante a atividade diária e exercício programado (J Am Coll Cardiol 1999;33:304).

Quadro 7-2. Tratamento Medicamentoso da TSV (NEJM 1995;332:162)

Taquicardia	*Primeira Escolha*	*Segunda Escolha*	*Terceira Escolha*
Atrioventricular nodal reentrante e atrioventricular reentrante (trato de *bypass* oculto)	Bloqueadores do canal de cálcio, betabloqueadores, digoxina	Flecainida, propafenona[a,b] Quinidina, procainamida, disopiramida[b,c]	Amiodarona
Síndrome de Wolff-Parkinson-White	Flecainida, propafenona[a] Quinidina, procainamida, disopiramida[c]	Bloqueadores do canal de cálcio, betabloqueadores[b]	Amiodarona, sotalol
Reentrante no nódulo sinusal	Bloqueadores do canal de cálcio, betabloqueadores, digoxina	Flecainida, propafenona[a,b] Quinidina, procainamida, disopiramida[b,c]	—
Atrial unifocal			
Reentrante	Flecainida, propafenona[a] Quinidina, procainamida, disopiramida[c]	Amiodarona, sotalol	—
Automática	Bloqueadores do canal de cálcio, betabloqueadores, digoxina	Flecainida, moricizina[b]	Amiodarona
Atrial multifocal	Magnésio e suplementos de potássio	Metoprolol, verapamil[b]	—

[a]Para pacientes sem nenhuma patologia cardíaca associada.
[b]Para ser usada em combinação com uma droga de primeira escolha.
[c]Para pacientes com doença cardíaca associada.

- Procainamida IV é o tratamento de escolha para os pacientes com síndrome de WPW que têm uma resposta ventricular de pré-excitação durante a FA se estável; os pacientes instáveis precisam de cardioversão imediata (Circ 1996;93:1262).
- A quinidina não é eficaz nos pacientes com FA permanente; na FAP, a quinidina é mais eficaz do que o placebo e tão eficaz quanto a maioria das drogas para manter o ritmo sinusal normal por 6-12 meses; não há nenhum estudo controlado de eficácia da quinidina comparado com amiodarona em baixas doses (< 200 mg/dia) ou sobre a eficácia a longo prazo da quinidina como profilaxia contra a FA (NEJM 1998;338:35).
- A incidência de FA é induzida por 12 mg de adenosina IV 12%; contra-indicações relativas se a síndrome de WPW for uma possibilidade (Ann IM 1997;127:417).
- A propafenona ou a amiodarona convertem a FA em 40-50% dos pacientes; o diâmetro do AE e a duração da arritmia são previsores independentes da conversão (J Am Coll Cardiol 1999;33:966).
- A ibutilida (1 mg IV durante 10 minutos) pode produzir conversão para ritmo sinusal normal da FA e pode aumentar as taxas de sucesso com a cardioversão CD (NEJM 1999;340:1849).
- A pró-arritmia (bradiarritmias e taquiarritmias ventriculares, especialmente *torsade de pointes*) é o fator de risco mais importante associado ao tratamento antiarrítmico medicamentoso; a pró-arritmia freqüentemente ocorre durante o início da terapia medicamentosa, mas é rara em pacientes sem nenhuma patologia cardíaca e com um intervalo QT basal normal; a maior incidência dá-se em pacientes com ICC.
- A digoxina reduz a freqüência dos episódios de FA sintomáticos, mas o efeito é pequeno e pode ser devido a uma redução na freqüência ventricular ou irregularidade, em vez de uma ação antiarrítmica (Circ 1999;99:2765).
- Considerações de escolha de drogas para a FA são resumidas nas Figuras 7-1 e 7-2; ver também 18-4.
- A cardioversão restabelece o ritmo sinusal normal em > 80% dos pacientes; na FA de início recente, o tratamento farmacológico tem uma taxa de sucesso de 40-90%; o ritmo sinusal normal em 1 ano é mantido em 30% dos pacientes sem tratamento antiarrítmico, mas em 50% dos pacientes com tratamento; o tratamento a longo prazo é justificado apenas se as recorrências ou a instabilidade clínica inicial forem observadas (Ann IM 1996;125:311).
- O tratamento da FA com ablação por radiofreqüência e marca-passo melhora os sintomas apesar de o desempenho cardíaco poder não se modificar (Circ 1997;96:2617; 1998;98:953); uma metanálise de 21 estudos com 1.181 pacientes relatou que a ablação e o marca-passo melhoraram o prognóstico clínico para os pacientes com FA clinicamente refratária (Circ 2000;101:1138).

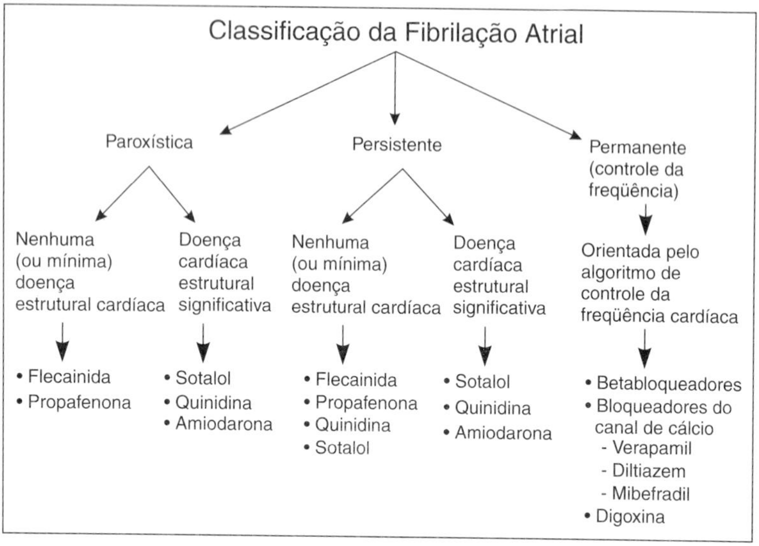

Algoritmo de controle do ritmo:

	Primeira escolha	***Segunda escolha***
Nenhuma doença cardíaca estrutural	Diltiazem, milbefradil ou verapamil	Betabloqueadores
DAC com FE > = 40%	Betabloqueadores	Diltiazem, milbefradil ou verapamil
FEVE < 40% com ICC clínica	Digoxina	Mibefradil

Alvo: FC em repouso < 80/min, freqüência cardíaca máxima durante o exercício de 80% do previsto para a idade (220-idade) (Am J Cardiol 1998;81:30C)

Figura 7-1. Escolha de medicamentos para a prevenção da FA-1. (Reimpresso com permissão do American College of Cardiology, J Am Coll Cardiol 1998;81:23.)

- A cardioversão interna com baixa energia pode converter a FA ao ritmo sinusal normal; indicações para os desfibriladores atriais implantáveis incluem FA sintomática recorrente, FA refratária a drogas em pacientes que precisam de cardioversão a cada 1-2 meses (Circ 1998;98:1594).

Prevenção dos eventos tromboembólicos:

- Pacientes com FA de duração desconhecida ou prolongada precisam de anticoagulação por 3-4 semanas antes da cardioversão eletiva (INR alvo 2,5; variação 2,0-3,0) com a continuação da anticoagulação por um mínimo de 4 semanas após cardioversão bem-sucedida.

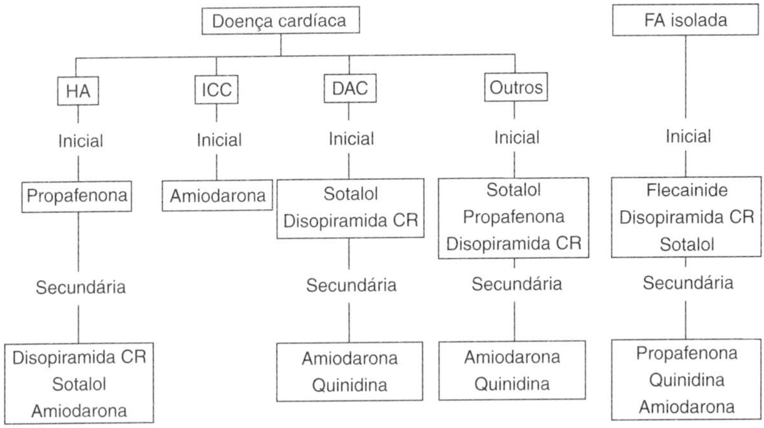

Levando em conta as considerações apresentadas neste artigo, oferecemos este algoritmo de Prystowsky e Katz[17] como uma aplicação prática dos princípios e das abordagens da terapia medicamentosa antiarrítmica da fibrilação atrial. Apesar de ter sido discutida neste texto, a droga moricizina não foi incluída neste algoritmo devido à ausência de uma experiência suficiente publicada até o momento. Para esta droga e para outras, tanto antigas quanto novas, à medida que novos dados clínicos tornarem-se disponíveis, anteciparemos a necessidade de uma reavaliação periódica deste algoritmo, assim como, das nossas recomendações. Ver texto para discussão adicional. FA = fibrilação atrial; DAC = doença arterial coronariana; ICC = insuficiência cardíaca congestiva; HA = pressão arterial elevada (hipertensão).

Figura 7-2. Escolha de drogas para a prevenção da FA-2. (Reimpresso com permissão do American College of Cardiology, J Am Coll Cardiol 1998;81:30.)

- Pacientes com FA e nenhuma doença cardiovascular que estejam com < 65 anos estão sob baixo risco de AVC; tratamento com AAS (Chest 1998;114: S579).
- Em pacientes com FA não-reumática, 89% dos trombos identificados no estudo inicial com ETE resolveram-se após 4 semanas de varfarina; nenhum novo trombo foi identificado no estudo de acompanhamento e nenhum paciente teve um evento tromboembólico clínico entre os estudos (Circ 1995; 92:160).
- Estudo SPAF: Entre os pacientes com FA que receberam AAS, aqueles com FA intermitente tinham taxas de AVC similares aos pacientes com FA sustentada (J Am Coll Cardiol 2000;35:183).
- Pacientes idosos com propensão a quedas não representam um fator importante na decisão de tratamento com varfarina (Arch Intern Med 1999; 159:677); a intensidade do tratamento anticoagulante e o desvio na INR, mas não a idade, são previsores de risco de sangramento em pacientes com menos de 80 anos (Ann IM 1996;124:970).
- AAS mostrou pouco efeito na prevenção do AVC em pacientes com FA (Arch Intern Med 1997;157:1237).

7.2 ARRITMIAS VENTRICULARES

Circ 1998;97:1325; NEJM 1994;331:785

Causa: DCA; cardiomiopatia hipertrófica, restritiva, dilatada; doença cardíaca valvular; CIV corrigida, tetralogia de Fallot, displasia de VD; origem anômala da DAE.

Síndrome do QT longo: TV polimórfica associada ao uso de antiarrítmicos classe IA ou classe III, antidepressivos tricíclicos, fenotiazinas, lítio, eritromicina, pentamidina, anti-histamínicos de ação longa, cocaína, hipopotassemia, hipocalcemia, hipomagnesemia.

Epidemiologia: Em pacientes com IAM que estão recebendo terapia trombolítica, 10,2% têm TV sustentada, FV ou ambos; idade mais avançada, hipertensão sistêmica, IM prévio, classe Killip, infarto anterior e FE deprimida foram associados a um risco maior de TV e FV sustentadas (Circ 1998;98:2567).

Fisiopatologia: Cardiomiopatia arritmogênica do ventrículo direito (CAVD): evidências histológicas de inflamação com displasia isolada do VD, doença de Naxos, cardiomiopatia veneziana, síndrome da elevação do segmento ST precordial não-coronariana, taquicardia do trato de saída do VD e anomalia de Uhl (Circ 1998;97:1532).

Síndrome do QT longo: autossômica dominante; autossômica recessiva com perda congênita da audição; esporádica (NEJM 1997;336:1562).

Sintomas: Palpitações; tonteiras; síncope; morte súbita.

Sinais: ESVs produzem batimentos irregulares com pausa compensatória; TV rápida, ligeiramente irregular.

Curso clínico: Entre os pacientes com IAM que sobrevivem à hospitalização, nenhuma diferença significativa foi encontrada na mortalidade em 30 dias entre TV/FV e nos grupos sem nenhuma TV/FV, mas após 1 ano, a taxa de mortalidade foi significativamente maior nos grupos de TV e TV/FV (Circ 1998;98:2567).

Dos 421 pacientes com CDI(A), 54% tiveram TV/FV significativa, 15% tiveram síncope; uma vez que a TV/FV tenha ocorrido, 76%, 68% e 62% dos pacientes permaneceram livres dos sintomas de síncope durante os 12, 24 e 36 meses seguintes, e 68%, 64% e 56% permaneceram livres de síncope futura; se a FEVE > 40%, a TV rápida não foi induzida e os pacientes não tinham nenhuma FA crônica, 96%, 92% e 92% dos pacientes permaneceram livres de síncope após 12, 24 e 36 meses (J Am Coll Cardiol 1998;31:608).

A morte súbita em pacientes com CDI(A) é associada a eventos de TV/FV em 2/3 dos pacientes; a morte ocorreu apesar da terapia bem-sucedida com o dispositivo; a causa sugerida é disfunção mecânica cardíaca aguda (J Am Coll Cardiol 1999;33:24).

Os pacientes com DAC, disfunção de VE e TV assintomática, não-sustentada, nos quais as taquiarritmias ventriculares sustentadas não podem ser induzidas, têm menor risco de morte súbita/parada cardíaca e menor mortalidade global do que os pacientes com taquiarritmias sustentadas indutíveis (estudo MUST) (NEJM 2000;342:1937).

Complicações: Morte súbita.

Laboratório: ECG (ver Capítulo 3 para os critérios diagnósticos); monitorização ambulatorial; ecocardiograma (para cardiomiopatia, doença valvular); teste ergométrico se se suspeita clinicamente de DAC; eletrólitos, Mg^{++} e Ca^{++} séricos.

Papel do ECG de alta resolução ainda está sob avaliação.

Radiologia: Radiografia de tórax pode revelar uma cardiomegalia em pacientes com cardiomiopatia.

Tratamento:

ESVs: ESVs ou TV não sustentado em pacientes sem doença cardíaca orgânica têm prognóstico benigno e geralmente não têm nenhum tratamento NEJM 1985;312:193).

Tratamento das ESVs pós-IAM com antiarrítmicos não proporciona nenhum benefício e pode aumentar a mortalidade (NEJM 1992;327:227); os betabloqueadores são seguros (Eur Heart J 1993;14 suppl F:18).

Ritmo idioventricular acelerado (RIVA) ocorre em 10-20% dos pacientes com IAM; tratamento apenas se houver comprometimento hemodinâmico.

TV/FV: Para pacientes com parada cardíaca por FV ou TV, não secundária a causas reversíveis ou transitórias, TV sustentada espontânea, síncope clinicamente relevante de causa indeterminada, TV sustentada ou FV induzidas pelo estudo eletrofisiológico hemodinamicamente significante quando o tratamento é ineficaz, não tolerada ou não preferida; TV não-sustentada com doença coronariana, IM prévio, disfunção de VE e FV indutível ou TV sustentada no estudo eletrofisiológico que não é suprimível por uma droga antiarrítmica classe I; também pode ser considerada para pacientes com parada cardíaca presumivelmente devida a FV quando o teste eletrofisiológico não é possível devido a outras patologias clínicas, sintomas graves atribuíveis a taquiarritmias ventriculares sustentadas, enquanto se aguarda transplante cardíaco, condições familiares/hereditárias (síndrome do QT longo, cardiomiopatia hipertrófica) com alto risco de taquiarritmias ventriculares ameaçadoras à vida; TV não-sustentada em pacientes com DAC,

IM prévio, disfunção de VE e TV ou FV indutível sustentada no estudo eletrofisiológico, síncope recorrente de etiologia indeterminada na presença de disfunção ventricular e arritmias ventriculares indutíveis no estudo eletrofisiológico quando outras causas de síncope foram excluídas (Circ 1998;97:1325).

A amiodarona reduz a mortalidade total em 10-19% em pacientes sob risco de morte súbita cardíaca, também reduziu o risco em pacientes após IM com ICC ou arritmia clinicamente evidente (Circ 1997;96:2823); o risco de morte cardíaca e morte arrítmica ou parada cardíaca ressuscitada é menor para os pacientes que recebem betabloqueadores e amiodarona do que para aqueles sem betabloqueadores, com ou sem amiodarona (Circ 1999;99:2268); em contraste, o uso dos betabloqueadores associado à melhora da sobrevida em pacientes com FV/TV sintomática, mas efeito protetor, não foi proeminente se o paciente já estava recebendo amiodarona ou tinha um desfibrilador (J Am Coll Cardiol 1999;34:325).

A amiodarona IV é um tratamento efetivo para a TV/FV; as taxas de supressão são de 63-91% nos estudos não-controlados; a hipotensão é o efeito colateral mais freqüente (J Am Coll Cardiol 1997;29:1190); nenhum aumento na mortalidade na dose de 1.000 mg/24 horas (Circ 1995;92:3154).

Entre os sobreviventes de FV ou TV sustentada que causa sintomas graves, a sobrevida global é maior com o CDI(A) do que com as drogas antiarrítmicas classe III: estimativas não-ajustadas: 89,3% *vs.* 82,3% em 1 ano, 81,6% *vs.* 74,7% em 2 anos; 75,4% *vs.* 64,1% em 3 anos (NEJM 1997;337:1576); em pacientes com IM prévio, FE $\leq$ 0,35, TV não-sustentada e TV indutível, não-supressível, CDI(A) melhorou a sobrevida, comparado com a amiodarona, betabloqueadores ou outro tratamento antiarrítmico (NEJM 1996;335:1933); o tratamento orientado pela eletrofisiologia com CDI(A) mas sem drogas antiarrítmicas reduziu o risco de morte súbita em pacientes de alto risco com DAC (NEJM 1999;341:1882); o CDI(A) é mais eficaz do que a terapia medicamentosa em reduzir a morte cardíaca arrítmica, mas a taxa de morte cardíaca não-arrítmica está inalterada e a morte arrítmica aparente pode constituir 38% de todas as mortes cardíacas apesar do tratamento com CDI(A) (estudo AVID) (J Am Coll Cardiol 1999;34:1552); no estudo canadense, os pacientes sob maior risco de morte se beneficiaram mais do tratamento com CDI(A) (Circ 2000;101:1660).

Nos pacientes de alto risco com cardiomiopatia hipertrófica, o CDI(A) foi eficaz em interromper eficazmente a TV/FV (NEJM 2000;342:365).

É seguro para o paciente com DCI caminhar através de um sistema de vigilância com aparelhagem elétrica, mas manter-se muito tempo no sistema de vigilância pode resultar em choque DCI (Circ 1999;100:387).

Quando há apenas um sítio de origem de TV, a ablação por radiofreqüência freqüentemente é curativa; a taxa de sucesso a longo prazo é de 85%-100% (NEJM 1999;340:534).

A participação regular em atividades de intensidade moderada está associada a um risco reduzido de parada cardíaca sem pulso (Arch Intern Med 1999;159:686).

7.3 BRADICARDIA E BLOQUEIO AV

Circ 1998;97:1325; NEJM 2000;342:703; 1996;334:90

Causa: Ver Quadro 7-3.

Epidemiologia: Abordagens genéticas definiram as bases moleculares para a síndrome do QT longo, displasia arritmogênica do ventrículo direito, FV idiopática e síndrome de Brugada, FA, bloqueio atrioventricular progressivo familiar e síndrome de WPW familiar (Circ 1999;99:518; NEJM 1998;339:960).

Fisiopatologia: Doença de Lyme pode ser uma causa de distúrbios da condução.

Sintomas: Tonteiras; síncope.

Sinais: Doença do nódulo sinusal; bradicardia sinusal, pausa ou parada sinusal ou bloqueio de saída do nódulo SA; FA com resposta ventricular inexplicavelmente lenta.

Bloqueio AV do primeiro grau: PR > 0,20 s; bloqueio do segundo grau: nem todas as ondas P são seguidas por complexos QRS; bloqueio do terceiro grau: nenhuma relação entre as ondas P e os complexos QRS.

Curso clínico: Freqüentemente intermitente e imprevisível.

Complicações: Síncope.

Laboratório: Ver Capítulo 3 para os critérios ECG diagnósticos; a monitorização Holter é menos eficaz do que o monitor de eventos *(loop)* na documentação de arritmias (Ann IM 1998;128:890).

Tratamento: ***Indicações para marca-passo permanente*** incluem bloqueio AV do terceiro grau a qualquer nível anatômico associado a bradicardia com sintomas presumivelmente devidos ao bloqueio AV, arritmias/outras condições clínicas que precisam de drogas que resultam em bradicardia sintomática, períodos documentados de assistolia > 30 segundos ou qualquer ritmo de escape <40 bpm em pacientes despertos e sem sintomas, pacientes após ablação com cateter da junção AV ou com bloqueio pós-operatório AV que não se espera que se resolva, pacientes com doenças neuromusculares (distrofia muscular miotôni-

Quadro 7-3. Causas de Bradicardia (NEJM, 2000;342:703)

Causas intrínsecas
- Degeneração idiopática (envelhecimento)
- Infarto[a] ou isquemia
- Doenças infiltrativas
  - Sarcoidose
  - Amiloidose
  - Hemocromatose
- Doenças vasculares do colágeno
  - Lúpus eritematoso sistêmico
  - Artrite reumatóide
  - Esclerodermia
- Distrofia muscular miotônica
- Trauma cirúrgico
  - Troca valvular
  - Correção de doença cardíaca congênita
  - Transplante cardíaco
- Doenças familiares
- Doenças infecciosas[a]
  - Doença de Chagas
  - Endocardite

Causas extrínsecas
- Síndromes autonomicamente mediadas
  - Síncope neurocardíaca
  - Hipersensibilidade do seio carotídeo
  - Distúrbios situacionais
    - Tosse
    - Micção
    - Defecação
    - Vômitos
- Drogas
  - Betabloqueadores
  - Bloqueadores do canal do Ca^{++}
  - Clonidina
  - Digoxina
  - Agentes antiarrítmicos
- Hipotireoidismo
- Hipotermia
- Distúrbios neurológicos
- Desequilíbrios eletrolíticos
  - Hipopotassemia
  - Hiperpotassemia

[a]Esta patologia causa apenas distúrbios da condução AV.

ca, síndrome de Kearns-Sayre, distrofia de Erb, atrofia do músculo peroneal) com bloqueio AV; bloqueio do segundo grau independente do tipo ou sítio do bloqueio com bradicardia sintomática associada; bloqueio AV do segundo grau tipo II assintomático; bloqueio AV do segundo grau tipo I assintomático a níveis intra ou infra-His encontrados incidentalmente no estudo eletrofisiológico para outras indicações; bloqueio AV do primeiro grau com sintomas sugestivos de síndrome do marca-passo e alívio documentado dos sintomas com marca-passo AV temporário; também pode ser indicado em pacientes com acentuado bloqueio AV do primeiro grau (> 0,30 segundos) em pacientes com disfunção do VE e sintomas de ICC nos quais um intervalo AV mais curto resulta em melhora hemodinâmica.

Os pacientes com bloqueio bifascicular e trifascicular crônicos e bloqueio AV de terceiro grau intermitente, ou bloqueio AV do segundo grau tipo II com síncope não comprovada como sendo devida a bloqueio AV quando outras causas prováveis foram excluídas (especificamente TV), ou que tenham como achado incidental no estudo eletrofisiológico um intervalo HV acentuadamente prolongado ou bloqueio infra-His induzido pelo marca-passo que não seja fisiológico.

Os pacientes com IAM que têm bloqueio AV do segundo grau persistente no sistema His-Purkinje.com bloqueio bilateral dos ramos ou bloqueio AV do terceiro grau dentro ou abaixo do sistema His-Purkinje, bloqueio AV infranodal do segundo ou terceiro graus infranodais e bloqueio de ramo associado (estudo eletrofisiológico pode ser necessário), ou bloqueio AV do segundo e do terceiro grau persistente e sintomático.

Disfunção do nódulo sinusal: Pacientes com bradicardia sintomática documentada, incluindo pausas sinusais freqüentes que produzem sintomas ou incompetência cronotrópica sintomática, disfunção do nódulo sinusal que ocorre espontaneamente ou como resultado de um tratamento medicamentoso necessário com freqüência cardíaca < 40 bpm quando não foi documentada uma nítida associação entre os sintomas significantes consistentes com bradicardia e a presença atual de bradicardia, ou pacientes minimamente sintomáticos com freqüência cardíaca crônica < 30 bpm enquanto despertos.

Para a prevenção da taquicardia: Em pacientes com TV sustentada, dependente de pausa, com ou sem QT prolongado, nos quais a eficácia do marca-passo é meticulosamente documentada, ou em pacientes de alto risco com síndrome do QT longo congênita; também podem ser considerados os pacientes com TSV reentrante AV ou nodal AV reentrante não responsiva ao tratamento médico ou ablativo e para a prevenção da FA sintomática, refratária a drogas e recorrente.

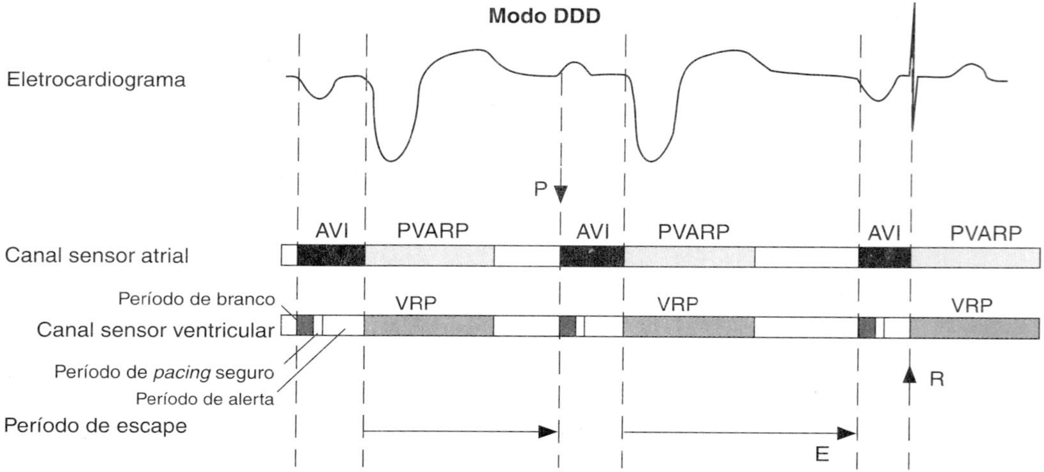

O painel superior mostra ciclos temporais e períodos refratários para um marca-passo dupla-câmara no modo DDD. Após um estímulo atrial (o primeiro batimento), o *timer* do intervalo AV começa (AVI). O canal sensor atrial é refratário durante todo o AVI (áreas hachuradas). No canal sensor ventricular, o AVI geralmente é dividido no período de branco, no período de *pacing* seguro e no período de alerta. Durante o período de branco (projetado para prevenir o canal ventricular de perceber o débito de *pacing* atrial) o canal ventricular é refratário. Durante o período de *pacing* seguro (projetado para prevenir uma inibição inapropriada do débito ventricular e resultante assistolia ventricular), qualquer atividade percebida durante o período de *pacing* de segurança é interpretado como ruído e dispara um débito ventricular ao final do período. Nesta figura, nenhuma atividade é percebida durante o período sensor de segurança, de modo que o período de alerta começa. Qualquer atividade sentida durante este período inibe o débito ventricular. Se o AVI termina e o canal ventricular não sentiu nenhuma atividade, um débito ventricular é liberado (o primeiro QRS marcado). Após um evento, (percebido ou marcado), no canal ventricular, o período refratário atrial pós-ventricular (PVARP), o período refratário ventricular (VRP), e o *timer* de velocidade de escape começam. No segundo batimento, uma onda P espontânea é percebida (flecha P) e o AVI começa novamente. Este AVI termina sem nenhuma atividade percebida no canal ventricular, de modo que um estímulo ventricular é liberado, começando o PVARP, o VRP, e o *timer* da velocidade de escape. No terceiro batimento, o *timer* da velocidade de escape expira (E) sem sentir qualquer atividade atrial, de modo que é liberado um estímulo de *pacing* atrial. O *timer* AVI é interrompido por um complexo QRS espontâneo (flecha R) causado pelas ondas P marcadas e conduzidas. Quando a onda R é percebida, o PVARP, o VRP e o *timer* de escape de velocidade começam novamente.

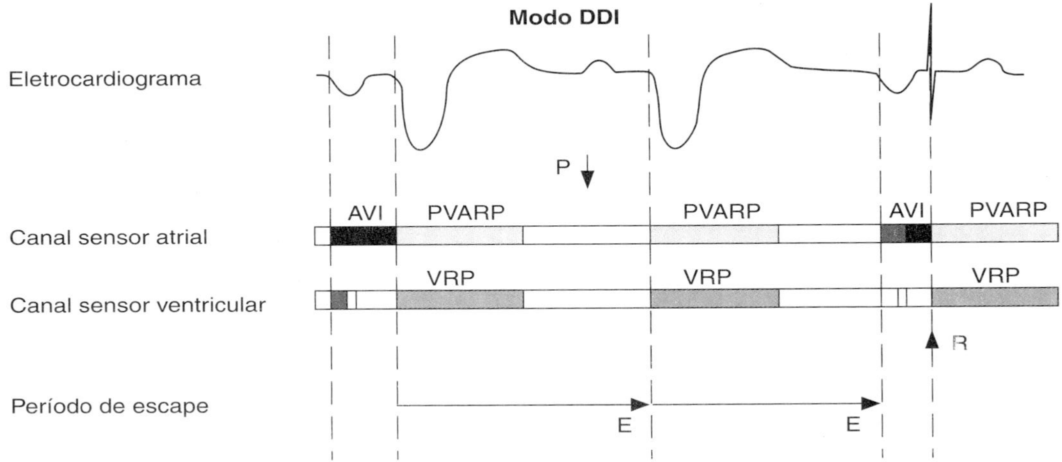

O painel inferior mostra ciclos temporais e períodos refratários para um marca-passo de dupla-câmara no modo DDI. Apenas após um estímulo atrial é que o *timer* AVI começa. Após o primeiro complexo QRS marcado, percebe-se a atividade atrial (flecha P); já que neste modo a única resposta a um segundo evento é a inibição, o *timer* AVI não começa, e um estímulo ventricular é liberado apenas quando o intervalo de escape expira (E). Após o segundo complexo QRS marcado, nenhuma atividade atrial é percebida, de modo que quando as diferenças entre o intervalo de escape e o intervalo AV são atingidas (E"), libera-se um estímulo atrial. No entanto, neste caso, a ativação ventricular intrínseca é percebida antes da expiração do AVI (flecha R), e o canal ventricular é inibido de liberar um débito ventricular. No entanto, o PVARP e o VRP iniciam-se. Embora o modo DDI previna um acompanhamento indesejável da atividade atrial, ele pode estar associado a um bom ritmo de contrações atriais e ventriculares. (De Am J Cardiol 1998;81:23. Reproduzido com permissão.)

Figura 7-3. Função do Marca-passo e o ECG.

Quadro 7-4. Características Programáveis dos Marca-passos (NEJM 1996;334:90)

Característica	*Medidas e Opções*	*Descrição*
Modo de marca-passo	AOO, AAI, VOO, VVI, AAIR e VVIR (marca-passo de uma única câmara); DOO, DDI, DDD, VDD, DDIR e DDDR, (marca-passo de dupla-câmara)	Fornece uma descrição abreviada de que câmara ou câmaras um marca-passo estimula (primeira letra) e percebe (segunda letra), qual é a resposta a um batimento percebido (terceira letra) e se o marca-passo tem um sensor adaptador à freqüência que é ativado (quarta letra)
Débito	Voltagem, corrente e duração do pulso	Indica a quantidade de energia gerada pelo marca-passo quando ele libera um estímulo. A energia total liberada é definida pela equação $E = I \times V \times (PW)$, onde V é a voltagem, I é a corrente, e PW é a largura do pulso ou duração do estímulo. V e I são relacionadas pela lei de Ohm ($IR = V$), onde R é a resistência
Sensibilidade	Atrial, ventricular ou ambos	Indica a amplitude do sinal intracardíaco que será percebido como uma atividade atrial ou ventricular
Freqüência	Limite inferior da velocidade, limite da freqüência (alguns marca-passos de dupla-câmara apenas) e limites inferiores e superiores baseados em sensores (marca-passos freqüência-adaptativos)	Especifica as medidas programáveis da freqüência cardíaca mínima tolerável antes do marca-passo começar (limite inferior da freqüência); para os marca-passos de dupla-câmara que estão programados para sentir a atividade atrial intrínseca, a freqüência máxima na qual o marca-passo acompanha a atividade atrial em uma relação 1:1 (limite superior de freqüência)
Período refratário	Marca-passos de única câmara: período refratário atrial (marca-passos atriais) e período refratário ventricular (marca-passos ventriculares); marca-passos de dupla-câmara: períodos refratários atriais (intervalo atrioventricular e o período refratário atrial pós-ventricular [PVARP]) e períodos refratários (períodos de branco e período refratário ventricular)	Refere-se a períodos durante os quais o gerador de pulso não responderá aos sinais elétricos. Nos marca-passos dupla-câmara, o período refratário atrial compõe o intervalo atrioventricular programável e o PVARP, e o canal ventricular não responde durante o período de branco, um curto período logo após a liberação de um estímulo atrial, e durante um período refratário ventricular mais longo que começa após um batimento ventricular sentido ou marcado
Adaptação da freqüência	Modos *on-off*, limiar e inclinação	As características de adaptação da freqüência podem ser ligados ou desligados. O limiar é o nível de atividade requerido para engajar o sensor, e a inclinação é a velocidade na modificação da freqüência do marca-passo causada pela atividade

Marca-passo permanente na síndrome da hipersensibilidade do seio carotídeo e síncope neuralmente mediada; para pacientes com síncope recorrente quando a pressão mínima do seio carotídeo induz assistolia ventricular > 3 segundos de duração na ausência de qualquer medicação que deprima o nódulo sinusal ou a condução AV, ou pacientes com síncope recorrente sem eventos nitidamente provocativos e com uma resposta cardioinibitória hipersensível, síncope de origem inexplicada quando grandes anomalias da função do nódulo sinusal ou da condução AV são descobertas ou provocadas nos estudos eletrofisiológicos e síncope neuralmente mediada com bradicardia significativa reproduzida pelo teste de inclinação com a cabeça para cima com ou sem isoproterenol ou outras manobras provocativas.

Crianças e adolescentes: para pacientes com bloqueio AV avançado do segundo e do terceiro graus associados com bradicardia sintomática, ICC, ou DC baixo, disfunção do nódulo sinusal com correlação dos sintomas durante uma bradicardia inapropriada para a idade, bloqueio AV avançado do segundo e do terceiro graus no pós-operatório que não se espera que se resolva ou persista pelo menos 7 dias após a cirurgia cardíaca, bloqueio AV do terceiro grau congênito com um ritmo de escape do QRS amplo ou disfunção ventricular, ou bloqueio AV do terceiro grau congênito em bebês com freqüência ventricular < 50-55 bpm ou com doença cardíaca congênita e uma freqüência ventricular < 70 bpm, TV sustentada pausa-dependente, com ou sem QT prolongado, no qual a eficácia do marca-passo é meticulosamente documentada, síndrome de bradicardia-taquicardia com a necessidade de tratamento antiarrítmico a longo prazo além do digital, bloqueio AV do terceiro grau congênito além do primeiro ano de vida com uma freqüência cardíaca média < 50 bpm ou pausas abruptas na freqüência ventricular que são duas a três vezes a duração do ciclo básico, síndrome do QT longo com bloqueio AV 2:1 ou do terceiro grau, bradicardia sinusal assintomática na criança com doença cardíaca complexa com freqüência cardíaca em repouso < 35 bpm ou pausas na freqüência ventricular > 3 segundos.

As metanálises sugerem que a profilaxia sistêmica com antibióticos reduz a incidência de complicações infecciosas após o implante de um marca-passo permanente (Circ 1998;97:1796).

Estudos observacionais sugerem que o marca-passo de dupla-câmara reduz o risco de FA, AVC e morte, comparado com o marca-passo ventricular; no entanto, alguns poucos estudos estão livres de influências confusas (Circ 1996;94:578).

As características programáveis dos marca-passos são apresentadas na Figura 7-3 e Quadro 7-4.

8 Doença Cardíaca Valvular

8.1 DOENÇA VALVULAR AÓRTICA

J Am Coll Cardiol 1998;32:1486

Causa:

EA: Congênita – unicúspide (estenose grave na infância), bicúspide (EA na idade adulta; IA desenvolve-se na endocardite infecciosa) ou tricúspide com fusão comissural; reumática; degenerativa.

IA: Febre reumática; endocardite infecciosa; doenças da raiz aórtica; CIV; AR; LES; espondilite anquilosante; doença de Takayasu; doença de Whipple; doença de Crohn.

Epidemiologia: A febre reumática e a EA estão diminuindo em freqüência nos países industrializados; a doença degenerativa é a causa mais comum e mais freqüente de troca valvular aórtica (TVA).

Na EA, a redução na área valvular aórtica/ano é maior naqueles com graus mais leves de estenose e é acelerada em presença do tabagismo, hipercolesterolemia e níveis de creatinina e de Ca^{++} séricos elevados. (Circ 2000;101:2497).

Fisiopatologia:

EA: Progressão gradual com o desenvolvimento de HVE concêntrica progressiva; os sarcômeros replicam em paralelo, e a espessura parietal/relação do raio da cavidade aumenta; desenvolve-se obstrução crítica a uma área/índice valvular de 0,8/0,5 e o gradiente transvalvular $\geq$ 50 mmHg; o DC então é normal em repouso, mas cai com o exercício.

IA: Sobrecarga de volume; os sarcômeros alongam-se e replicam-se em séries, as câmaras dilatam-se, mas a espessura parietal/raio da cavidade está inalterada; na IA crônica, a pré-carga aumentada produz compensação hemodinâmica (lei de Frank-Starling), e a FE e o DC permanecem normais até o final da doença; com a IA aguda (endocardite, trauma, dissecção aórtica), a ICC desenvolve-se rapidamente.

Na espondilite anquilosante, o desenvolvimento de IA não está relacionado a outras características clínicas e pode resolver-se e progredir com o passar do tempo (J Am Coll Cardiol 1998;32:1397).

Sintomas:

EA: Angina (2/3 dos pacientes com EA crítica; a metade destes tem também uma DAC significativa) (Am Heart J 1980;100:441); síncope; dispnéia; ortopnéia/DPN; capacidade de exercício diminuída.

IA: Dispnéia aos esforços; ortopnéia/DPN; palpitações; a síncope é rara.

Sinais:

EA: Pulsus parvus et tardus; onda A venosa jugular proeminente; impulso apical sustentado; A_2 diminuída (na EA adquirida); B_4; sopro sistólico rude de pico tardio na borda esternal direita superior e no ápice, que pode irradiar-se para as carótidas – a estenose mais grave produz sopros mais longos, mas o sopro pode diminuir com a falência do VE; o sopro aumenta com o acocoramento e nitrito de amilo; diminui com a posição em pé, exercício moderado, manobra de Valsalva (durante o esforço); é mais audível após uma extra-sístole e variável na FA; o sopro da IA também pode estar presente (ver também Capítulo 2, Quadros 2-4 a 2-6).

IA: Pulso colapsante (em martelo d'água, Corrigan); pulsações capilares nos lábios ou pontas dos dedos (sinal de Quincke); pulsos femorais em canhão (sons de tiros de pistola, sinal de Traube); pressão de pulso alargada; impulso apical lateralmente deslocado ou difuso; frêmito diastólico; A_2 diminuída; galope de B_3; sopro diastólico soprante na borda esternal esquerda, terceiro-quarto espaço intercostal; sopro mesossistólico curto na base; ruflar diastólico no ápice (sopro de Austin Flint); o sopro da IA aumenta quando o paciente se senta com o tórax inclinado para frente e se acocora; diminui com o nitrito de amilo, manobra de Valsalva (esforço).

Curso clínico:

EA: A isquemia miocárdica pode ocorrer sem DAC na EA grave; é devida a uma HVE inadequada com estresses parietais sistólico e diastólico elevados e reserva de fluxo coronariano reduzidos (Circ 1997;95:82); a sobrevida global com o tratamento médico após o diagnóstico é de 40%-65% em 5 anos, 20% em 10 anos (Am J Cardiol 1975;35:221); os pacientes assintomáticos evoluem bem (Cardiol Rev 1993;1:334; J Am Coll Cardiol 1990;15:1012), mas o tempo médio até a morte é de 2 anos desde o início da ICC, 3 anos após o início da síncope e 5 anos desde o início da angina (Br Heart J 1973;35:41; Circ 1968;37 Suppl V:61).

IA: Pacientes assintomáticos com função sistólica normal do VE têm uma mortalidade < 0,2%/ano, mas, uma vez que os pacientes desenvolvam disfunção do VE, 25%/ano desenvolvem sintomas; a taxa de mortalidade dos pacientes sintomáticos > 10%/ano; preditores de sobrevida incluem idade, classe funcional, condições co-mórbidas, FA e diâmetro sistólico final do VE; a FE é um previsor independente da sobrevida global; a cirurgia para os sintomas classe II reduz a taxa de mortalidade cardíaca (Circ 1999;99:1851; J Am Coll Cardiol 1997;30:746).

Fen/Phen: Relatos iniciais indicam que 8% dos pacientes que tomaram fenfluramina e fentermina (fen/phen) tiveram IA moderada/grave; a prevalência da regurgitação valvular foi 1-2 ordens de magnitude menor no estudo com base nos registros clínicos, e a incidência de doença valvular franca após < 3 meses foi < 1 caso/1.000 pacientes/ano após 4 anos de acompanhamento (NEJM 1998;339:765); em 1.163 pacientes que tomaram fen/phen, apresentou-se IA leve ou mais intensa em 8,8% dos pacientes tratados e 3,6% dos controles e RM moderada ou mais intensa em 2,6% dos pacientes tratados e 1,5% dos controles, sugerindo que a anormalidade predominante é uma IA leve não acompanhada por sintomas cardiovasculares (Circ 2000;101:2071); a melhora espontânea da IA foi documentada nos ecocardiogramas de acompanhamento (Mayo Clin Proc 1999;74:1191; Circ 1999;100:2161).

Complicações: Endocardite infecciosa; eventos embólicos e angiodisplasia com sangramento GI na EA calcificada.

Laboratório:

ECG: AAE; HVE pode se desenvolver; ECG recomendado a cada 2 anos em adolescentes/adultos jovens com EA; a cada 1 ano se a velocidade pico de Doppler > 3 m/s pois a correlação entre os achados do ECG e a gravidade da EA é melhor na EA congênita do que na adquirida.

Ecocardiograma:

EA: Em todos os pacientes para avaliação inicial da HVE, função sistólica do VE, gravidade da EA, morfologia da válvula, presença e gravidade de outra doença valvular; a cada 2 anos em adolescentes/adultos jovens com EA; a cada 1 ano se a velocidade-pico no Doppler > 3 m/s; a velocidade Doppler > 4 m/s indica > 95% probabilidade de a EA ser grave, e o paciente precisará de TVA.

Se o paciente tem sintomas vagos, ecocardiograma Doppler; se o pico da velocidade > 3 m/s, teste ergométrico (ver a seguir).

Se o paciente é assintomático, repetir teste anualmente, recomendar repetição com sintomas para velocidade Doppler < 3 m/s, cada 6 meses se a velocidade 3-4 m/s (paciente pouco provavelmente será assintomático se a velocidade Doppler > 4 m/s) (Circ 1997;95:2241).

IA: Em todos os pacientes, para confirmar a presença e a gravidade da IA aguda ou crônica, avaliar a etiologia da regurgitação, a morfologia da válvula e o tamanho e a morfologia da raiz da aorta, HVE, função sistólica do VE; se a FE for anormal ou a dimensão diastólica final do VE 60-70 mm ou a dimensão sistólica final > 55 mm, o paciente precisará de TVA; se a dimensão diastólica final do VE > 75 mm ou dimensão sistólica final 45-50 mm, eco a cada 3 meses se instável; todos os demais: eco a cada 12 meses.

Fen/Phen: Os pacientes devem ser examinados clinicamente; ecocardiografia para os pacientes com sopro cardíaco ou evidências de doença valvular ou que receberam drogas por > 3 meses.

Teste ergométrico: na **EA:** contra-indicado em pacientes com EA grave; para pacientes com sintomas vagos e velocidade-pico no Doppler ecocardiograma 3-4 m/s, considerar TVA se o paciente desenvolver sintomas, TV, hipotensão durante/após teste ergométrico; de outra maneira, acompanhar clinicamente.

Na **IA:** Avaliar a capacidade funcional e respostas sintomáticas, especialmente em atletas, pacientes com possível disfunção do VE; pacientes com FE normal e dimensão diastólica final do VE de 70-75 mm ou dimensão sistólica final de 50-55 mm ao ecocardiograma necessitarão de troca valvular aórtica se houver sintomas ou queda da FE durante o exercício (verificado pelo ecocardiograma ou cintilografia).

O teste de esforço deve ser considerado para adolescentes ou adultos jovens com EA se a velocidade de fluxo for > 3 m/s e que planejem participar em competições atléticas ou se os achados ao exame físico forem discordantes com os do eco-Doppler.

Ver também as recomendações para **acompanhamento** na Seção 8.4.

Radiologia:

Radiografia de tórax: Cardiomegalia na IA; ausência de cálcio (fluoroscopia) em adultos descarta a EA grave.

Ventriculograma radionuclídeo: Para a avaliação do volume e da função do VE em pacientes com ecocardiogramas subótimos ou em pacientes assintomáticos com evidências ecocardiográficas de disfunção significativa/progressiva do VE, mas quadro clínico discordante.

Cateterismo cardíaco: Na **EA** se outros achados indicarem doença grave precisando TVA, se os testes não-invasivos forem inconclusivos ou o quadro clínico e os resultados do teste forem inconsistentes, ou se a angiografia for requerida para avaliar uma possível DAC concomitante.

Na **IA** para os pacientes sob risco de DAC ou se os testes não-invasivos forem inconclusivos ou discordantes com os achados clínicos concernentes à gravidade da IA, ao grau de disfunção de VE e à necessidade de cirurgia (J Am Coll Cardiol 1998;32:1486).

Tratamento:

EA: Pacientes sintomáticos (ICC, síncope, dor torácica): área valvular < 0,8 cm^2 requer a troca valvular aórtica; área 0,8-1,0 cm^2 é uma "área cinzenta"; se a área > 1 cm^2, procure outras causas de sintomas; os pacientes com EA moderada/grave marcados para RVM ou cirurgia da aorta de outras válvulas também devem receber TVA; ver também teste ergométrico (anteriormente).

Pacientes com EA e disfunção do VE (FE < 35%): mortalidade cirúrgica 9%; 58% vivos em 7 anos; daqueles que sobrevivem, 80% tiveram melhora sintomática e 76% melhoraram FE (Circ 1997;95:2395); devem ser considerados para TVA independentemente dos sintomas.

A valvotomia por balão é reservada para os pacientes com EA grave que precisam de cirurgia não-cardíaca de urgência ou para aqueles doentes demais ou instáveis para se submeterem a uma TVA imediatamente, mas que têm a probabilidade de serem candidatos para TVA no futuro, e para adolescentes/adultos jovens com DC normal e gradiente-pico no cateterismo > 60 mmHg **OU** gradiente pico ≥ 50 mmHg **E** se o paciente é sintomático (angina, síncope, dispnéia aos esforços), tem alterações do ECG de início recente (depressão do ST, inversões da onda T em repouso ou durante o exercício) ou deseja jogar em esportes competitivos ou ficar grávida.

Parece ser relativamente seguro retardar a cirurgia até que os sintomas se desenvolvam em pacientes assintomáticos com EA, mas a presença de calcificação valvular moderada/grave mais um aumento rápido na velocidade em jato aórtico identifica pacientes com um prognóstico muito ruim que devem ser considerados para a troca valvular precoce independentemente dos sintomas (NEJM 2000;343:611).

IA:

Fen/Phen: Os pacientes devem receber profilaxia para EI se eles tiverem um sopro cardíaco, IA "silenciosa" moderada ou grave na ecocardiografia Doppler ou IA leve associada e lesões valvulares estruturais (NEJM 1998;339:ed).

Tratamento com vasodilatadores: Para pacientes com IA e ICC antes da cirurgia; para pacientes com IA grave que estejam assintomáticos e/ou têm disfunção do VE e para os quais a cirurgia não é uma opção; para pacientes com disfunção persistente do VE após TVA (inibidores da ECA); também para pacientes assintomáticos com IA grave e dilatação do VE com função sistólica normal do VE ou que têm algum grau de IA e hipertensão.

TVA: Na IA crônica grave, para os pacientes com sintomas classe funcional III e IV e função sistólica preservada do VE; geralmente para os pacientes com sintomas classe II e função sistólica do VE preservada e, definitivamente, se estiver presente uma dilatação progressiva do VE; para pacientes com declínio na FE, capacidade de exercício diminuída ou angina; para pacientes com disfunção de VE leve/moderada; para pacientes submetidos a RVM, cirurgia aórtica ou de outra válvula; e pacientes assintomáticos com dimensão diastólica final do VE > 75 mm ou dimensão sistólica final do VE > 55 mm, ou para pacientes cuja FE cai durante o exercício.

Em adolescentes/adultos jovens: TVA definitivamente recomendada para pacientes sintomáticos ou em pacientes assintomáticos com VE com FE < 0,50 em estudos seriados 1-3 meses de intervalo ou com aumento progressivo do VE; presença de EA moderada ou aparecimento de depressões do ST ou inversões da onda T no ECG também podem ser indicações para a TVA.

Pacientes com IA grave devida à doença da raiz da aorta podem precisar de reparo cirúrgico/enxerto da aorta (J Cardiovasc Surg 1994;9 Suppl:182)

Ver também recomendações para **tratamento antitrombótico** para as próteses valvulares na Seção 8.4.

8.2 DOENÇA VALVULAR MITRAL

Ann IM 1989;111:305; J Am Coll Cardiol 1998;32:1486

Causa:

EM: Febre reumática (síndrome de Lutembacher: EM com CIA); congênita, muito incomum, observada na infância.

RM: Febre reumática, endocardite infecciosa, prolapso da válvula mitral, calcificação do anel mitral, doenças do colágeno (LES, esclerodermia), síndrome de Marfan, síndrome de Ehlers-Danlos, amiloidose, sarcoidose, mixoma do AE, trauma, isquemia, anomalias congênitas.

Prolapso da mitral: Mais freqüentemente ocorre como condição primária; também observada na doença colagenótica vascular, síndrome de Marfan, doença de von Willebrand, distrofia miotônica.

Epidemiologia: Reumática: 2/3 dos pacientes são mulheres; 25% dos pacientes com febre reumática desenvolvem EM pura; outros 40% têm EM e RM (Eur Heart J 1991;12 Suppl B:77).

Em uma amostra baseada na comunidade, a prevalência de prolapso da válvula mitral (PVM) foi de 2,4% (incidência previamente relatada de 3-5%) (NEJM 1999;341:1); as mulheres superaram os homens em 2:1.

Fisiopatologia:

EM: O orifício normal da mitral é de 5-6 cm^2; o orifício é reduzido na EM por causa da fusão das comissuras, espessamento das cúspides e/ou das cordoalhas; o gradiente desenvolve-se quando a área da válvula se reduz para 2 cm^2; a pressão do AE é ≥ 25 mmHg quando as válvulas são $\leq 1{,}0$ cm^2 (EM crítica).

RM: Os distúrbios dos folhetos da mitral, das cordoalhas ou dos músculos papilares (acima) produzem vazamentos; a impedância ao esvaziamento do VE na sístole é reduzida e a FE permanece normal/aumentada até que se desenvolva falência de bomba do VE.

Prolapso da mitral: A proliferação mixomatosa dos folhetos da mitral e das cordoalhas causam abaulamento dos folhetos da mitral.

Sintomas: Dispnéia de esforço; ortopnéia, palpitações; os sintomas geralmente são menores na RM crônica do que na EM, mas são agudos e graves na RM aguda; 15% dos pacientes com EM têm dor torácica semelhante à angina (Prog Cardiovasc Dis 1973;15:491).

As freqüências da dor torácica e da dispnéia são similares entre os indivíduos com e sem prolapso (NEJM 1999;341:1).

Sinais:

EM: Onda A jugular proeminente; levantamento do VD (se o VD estiver aumentado); B_1 e P_2 aumentados; estalido de abertura; ruflar diastólico no ápice – sopro mais longo = mais grave a EM (ver também Capítulo 2, Quadros 2-4 a 2-6).

RM: B_1 normal ou diminuída; B_2 amplamente desdobrada; P_2 aumentada na hipertensão pulmonar; galope de B_3; sopro tardio/holossistólico irradiando-se para a axila que varia muito pouco com a duração do ciclo ou a inspiração.

Prolapso da mitral: Clique mesossistólico, sopro sistólico tardio que diminui com o acocoramento, aumenta com nitrito de amilo e manobra de Valsalva (esforço).

A hemoptise é mais comum na EM do que na RM.

Curso clínico:

EM: Sintomas manifestam-se 15-20 anos após o episódio de febre reumática e progride ao longo de 3-4 anos (Am J Cardiol 1975;35:221).

Sobrevida relatada em 7 anos para os pacientes tratados com comissurotomia por balão foi de 83%; 1, 3, 5 e 7 anos de sobrevida livre de eventos (sobrevida sem TVM ou repetição da CMB) foi de 80%, 77%, 65% e 65%; pacientes com AVM de 1,5 cm^2 poderiam ser subdivididos em subgrupos de alto e baixo risco com base na pressão capilar pulmonar média (PCP) > 18 mmHg e índice cardíaco < 2,5 $L/min^{-1}/m^{-2}$ (Circ 1997;95:382; 1999;99:1580).

RM: O dano contrátil ao VE é reversível em muitos pacientes com RM de longo prazo, e a cirurgia pode preservar a contratilidade do VE (Circ 1995;92:811).

Se se desenvolver ICC após a correção cirúrgica da RM, a sobrevida é ruim (44% em 5 anos) (Circ 1995;92:2496).

Prolapso da mitral: 15% dos pacientes desenvolvem RM progressivamente pior ao longo dos próximos 10-15 anos; homens > 50 anos estão sob o maior risco (Circ 1998;78:10).

Complicações: Endocardite infecciosa; ruptura da cordoalha e folheto flácido na RM; eventos embólicos também são relatados com o prolapso mitral.

Laboratório:

ECG: AAE, FA grosseira, BRD incompleto na EM; apenas 15% dos pacientes com RM mostram AAE.

Ecocardiograma:

EM: Para todos os pacientes para confirmação diagnóstica, determinar o gradiente médio, a área valvular mitral, a pressão da AP, as dimensões do VD, avaliar a válvula (ver adiante), identificar outras lesões valvulares, ou para pacientes com piora dos sintomas.

Escore ecocardiográfico da morfologia mitral: Rigidez do folheto, espessamento do folheto, calcificação valvular e doença subvalvular são cada um deles graduados como 1+ a 4+; escores menores correlacionam-se com uma área valvular pós-valvulotomia por balão de 1,5 cm^2, sem aumento de 2 graus na gravidade da regurgitação mitral e sem *shunt* esquerda-direita de 1,5:1 através do septo interatrial, e a taxa de complicações é baixa e se o escore > 8 (Circ 1998;97:223).

RM: Em todos os pacientes para avaliação inicial da RM e da função do VE e para identificar a causa; subseqüentemente para a medida periódica da função e das dimensões do VE em pacientes assintomáticos com RM grave, para sintomas em mutação e após reparo/troca valvular.

Prolapso mitral: Em todos os pacientes para demonstrar-se o abaulamento sistólico dos folhetos e para avaliação da gravidade da RM; repetir estudo para a mudança de sintomas e/ou para acompanhar o grau de prolapso e RM e dimensões das câmaras; para suspeita de endocardite infecciosa.

ETE: Para pacientes com doença valvular mitral e ecocardiograma transtorácico inadequado ou suspeita de trombo ou endocardite do AE; também usado intra-operatoriamente.

Radiologia:

EM: Aumento do AE, VD, AD, artérias pulmonares; edema pulmonar

RM: Aumento do VE, AE; ICC.

Cateterismo cardíaco:

EM: Indicado para avaliar a gravidade da RM em candidatos para a valvotomia por balão se os dados clínicos e ecocardiográficos forem discordantes; para medir as pressões diastólicas da AP, AE, VE se os dados clínicos e eco/Doppler forem discordantes com a gravidade da EM pela ecocardiografia 2D e Doppler; ou para calibrar a resposta hemodinâmica das pressões da AP e do AE durante o exercício se os sintomas clínicos e hemodinâmica em repouso forem discordantes.

RM: Para os pacientes com angina, IM prévio ou suspeita de isquemia, para pacientes com fatores de risco para DAC que estão marcados para cirurgia valvular mitral ou para pacientes com estudos não-invasivos inconclusivos/discrepantes.

Tratamento:

EM: Profilaxia contra a endocardite infecciosa; anticoagulação para os pacientes com FA ou eventos embólicos.

Valvuloplastia por balão: Para os pacientes com sintomas classe II-IV E área valvular ≤ 1,5 cm^2 ou área valvular > 1,5 cm^2 e hipertensão pulmonar (pressão sistólica da AP 50 mmHg em repouso ou 60 mmHg com o exercício) E RM leve ou ausente, nenhum trombo de AE e morfologia da válvula razoável, OU para os pacientes assintomáticos com as mesmas características e hipertensão pulmonar ou FA.

Troca valvular mitral: Para pacientes com sintomas classe III-IV e área valvular ≤ 1,5 cm^2 OU pacientes com sintomas classe I-II, área valvular ≤ 1,5 cm^2 e pressão sistólica da AP > 60-80 mmHg que não sejam candidatos para valvotomia por balão.

RM: Profilaxia da endocardite: tratamento clínico da hipertensão e da ICC qualidade de vida (qv).

Acompanhamento a cada 3-6 meses e eco anual se a classe funcional do paciente for I e FE > 60%.

Cirurgia da valvular mitral: Para o reparo da válvula mitral na RM aguda sintomática, para os sintomas classe II-IV e para os pacientes assintomáticos se a RM for grave (reparo da válvula mitral ou folheto flácido melhoram a taxa de sobrevida a longo prazo e diminuem a mortalidade e a morbidade cardíacas), se o ventrículo crescer com o exercício, se houver uma dilatação progressiva sistólica final do VE (diâmetro sistólico final > 40-45 mm), se a função sistólica do VE for anormal (FE < 60%; encurtamento fracional < 30-32%) ou se o paciente desenvolver FA ou hipertensão pulmonar (pressão sistólica da AP 50 mmHg em repouso ou 60 mmHg com o exercício); exceção é o paciente com sintomas classe funcional III-IV e FE < 30% para o qual nenhuma melhora ou deterioração resulta da cirurgia (Circ 1997;95:548; 1997;96:1819; 1999;99:338; J Am Coll Cardiol 1998;32:1486)

O reparo da válvula mitral *vs.* troca: Sobrevida global em 10 anos 68% *vs.* 52%, mortalidade cirúrgica global 2,6% *vs.* 10,3% (em pacientes com < 75 foi 1,3% *vs.* 5,7%); a sobrevida tardia em 10 anos foi de 69% *vs.* 58%, e FE foi maior após reparo valvular (Circ 1995;91:1022).

PVM: Profilaxia para a endocardite para os pacientes com clique mesossistólico e sopro telessistólico ou com clique e evidências ecocardiográficas de PVM com RM; AAS para a AIT, AVC quando anticoagulantes contra-indicados ou pacientes < 65 anos com FA; varfarina para pacientes com AVC, AIT apesar do tratamento com AAS, ou com FA e idade > 65 anos.

8.3 FEBRE REUMÁTICA

Circ 1999;100:1576; JAMA 1992;268:2069; Pediatrics 1995;96:758

Causa: Processo inflamatório envolvendo coração, articulações, SNC, após uma infecção estreptocócica do grupo A.

Epidemiologia: Incidência atual < 2 casos/100.000 população nos EUA; risco de desenvolvimento da febre reumática após faringite estreptocócica sem tratamento é 3%; 33% dos pacientes com febre reumática aguda têm faringite leve/assintomática; mais de 50% dos pacientes com episódio prévio de febre reumática terão recorrência após faringite estreptocócica sem tratamento.

Fisiopatologia: Reação inflamatória exsudativa e proliferativa com degeneração fibrinóide do colágeno.

Sintomas: Artralgia, dor de garganta antecedente.

Sinais: Principais: cardite, poliartrite, coréia, eritema marginatum, nódulos subcutâneos; secundários: febre, faringite.

Complicações: A doença cardíaca reumática valvular; mais de 1/3 dos pacientes com doença valvular não podem fornecer história de febre reumática prévia.

Laboratório: VHS elevada, proteína C-reativa (critério secundário); também leucocitose.

ECG: Intervalo PR prolongado (critério diagnóstico secundário); também taquicardia sinusal, bloqueio AV, anormalidades ST-T.

Ecocardiograma: Disfunção do VE; regurgitação mitral ou aórtica; derrame pericárdico.

Radiologia:

Radiografia de tórax: Edema pulmonar.

Tratamento: Prevenção da febre reumática.

Primário: Penicilina G benzatina 600.000 unidades IM (1,2 milhões de U IM para pacientes > 60 lib (30 kg) OU penicilina G, 250 mg VO três vezes ao dia × 10 dias para crianças, 500 mg VO duas a três vezes ao dia × 10 dias para adultos; para indivíduos alérgicos à penicilina: estolato de eritromicina, 20-40 mg/kg/dia VO duas a quatro vezes ao dia (máximo 1 g por dia) ×

DOENÇA CARDÍACA VALVULAR

10 dias OU etilsuccinato de eritromicina 40 mg/kg/dia VO duas a quatro vezes por dia (máximo 1 g por dia) × 10 dias OU azitromicina 500 mg VO no 1° dia e 250 mg VO por dia × 4 dias subseqüentemente.

Secundário: Penicilina benzatina G 1,2 milhões de unidades IM a cada 4 semanas (a cada 3 semanas para paciente de alto risco) OU penicilina G, 250 mg VO duas vezes ao dia OU sulfadiazina 0,5 mg VO por dia (1 g VO por dia para pacientes > 30 kg); para indivíduos alérgicos à penicilina: eritromicina 250 mg VO duas vezes ao dia.

Duração: 10 anos desde o último episódio de FR ou até a idade adulta se o paciente não tiver nenhuma doença valvular; 10 anos ou pelo menos até a idade de 40 anos com doença valvular (Pediatrics 1995;96:758).

Febre reumática aguda: Repouso no leito; AAS por 1-3 meses; prednisona 1-2 mg/kg para pacientes que não respondem a AAS; diuréticos para a ICC; não há evidência de que o tratamento antiinflamatório reduza a incidência de doença valvular subseqüente.

DOENÇA CARDÍACA VALVULAR

8.4 PRÓTESES VALVULARES CARDÍACAS

J Am Coll Cardiol 1998;32:1486

Sintomas: Dispnéia progressiva pode ser sintoma de trombose da válvula.

Sinais: Sons valvulares abafados ou sopro novo sugerem possível trombose valvular.

Curso clínico: Em pacientes > 75 anos de idade, a mortalidade hospitalar em 30 dias relatada foi de 7,5% (11/147); sobrevida em 55 meses foi de 71%, e 81% dos pacientes estavam em classe funcional I/II (Chest 1997;112:885).

Complicações: Trombose; deiscência; regurgitações paravalvulares mínimas não são raras e não precisam de tratamento se pequenas e se a endocardite infecciosa não for suspeitada.

Os pacientes com trombose de prótese valvular do lado esquerdo têm 12% de risco de embolismo cerebral.

Laboratório: ECG, bioquímica, hemograma, recomendado 3-4 semanas pós-operatório; considerar ecocardiograma anualmente.

Um aumento acentuado no gradiente valvular pelo exame Doppler sugere possível trombose valvular; ETE pode demonstrar movimento anormal do folheto e/ou tamanho, formato, mobilidade do trombo.

Radiologia: Radiografia de tórax recomendada 3-4 semanas pós-operatório.

Tratamento: **Tratamento antitrombótico.**

Varfarina por 3 meses após todos os tipos de cirurgia de troca de válvula — INR 2,5-3,5

Terapia contínua posteriormente:

Varfarina para todas as válvulas mecânicas	INR 2,5-3,5
Varfarina para a TVM bioprotética com fatores de risco	INR 2,5-3,5
Varfarina para a TVA bioprotética com fatores de risco	INR 2,0-3,0
AAS para TVM bioprotética sem fatores de risco	80-100 mg/dia
AAS para TVA bioprotética sem fatores de risco	80-100 mg/dia

Acréscimo de AAS à varfarina ou varfarina com INR 3,5-4,5 pode também ser usado em pacientes de alto risco com válvulas mecânicas.

Fatores de risco: FA, disfunção do VE, tromboembolismo prévio:

Se INR 2-3	Aumentar varfarina para INR de 2,5-3,5
Se INR 2,5-3,5	Aumentar varfarina para INR de 3,5-4,5
Não em uso de AAS	Acrescentar AAS 80-100 mg/dia
Apenas aspirina	AAS 325 mg por dia e/ou varfarina para INR 2-3
Varfarina + AAS 80-100 mg/dia	INR 3,5-4,5 e/ou AAS 325 mg/dia

Tratamento antitrombótico em pacientes que precisam de cirurgia não-cardíaca/procedimentos dentários

Se o procedimento tiver **baixo risco** de sangramento, continuar a terapia; se o paciente tem **alto risco** de trombose (especialmente com válvula mitral mecânica), interromper varfarina 72 horas antes do procedimento, iniciar heparina quando INR < 2,0, começar heparina 6 horas antes do procedimento, reiniciar após procedimento e continuar até INR > 2,0; **de outro modo**, interromper AAS 1 semana antes do procedimento e coumadin 72 horas antes do procedimento, reiniciar após procedimento.

Trombose da prótese valvular (TPV): Trombólise para os candidatos cirúrgicos de alto risco com TPV do lado esquerdo do coração que estejam em classe funcional III ou IV; contra-indicações absolutas à trombólise: sangramento interno ativo; história de AVC hemorrágico, trauma craniano recente ou neoplasma, PA > 200/120 mmHg, retinopatia diabética hemorrágica; contra-indicações relativas incluem sangramento GI ou punção de vaso não-compressível nos últimos 10 dias, grande cirurgia ou trauma nas últimas 2 semanas, AVC não-hemorrágico nos últimos 2 meses, endocardite infecciosa, hipertensão descontrolada, grande trombo na prótese ou no AE ou conhecida diátese hemorrágica; tratamento: estreptoquinase 250.000 unidades como bolo IV durante 30 minutos, seguida por 100.000 U/hora IV; avaliar com estudos Doppler seriados (ou ETE para o trombo não-obstrutivo); tratamento por 72 horas (24 horas se não for observada nenhuma melhora), seguida por heparina e então varfarina + AAS.

Cirurgia recomendada para pacientes que não respondem ou que têm trombos móveis; para pacientes com TPV não-obstrutivo e sintomas classe I ou II, o tratamento é heparina por 48 horas, seguido por heparina SC MAIS varfarina (INR 2,5-3,5) por 1-3 meses (J Am Coll Cardiol 1997;30:1521).

8.5 ENDOCARDITE INFECCIOSA

Circ 1997;96:358; Circ 1998;98:2936

Causa: Infecção da superfície endotelial das válvulas cardíacas, cordoalhas tendinosas ou superfícies murais; *S. aureus* é o agente mais comum na endocardite infecciosa (EI) aguda; os estreptococos, enterococos, estafilococos coagulase-negativos, grupo HACEK são os principais grupos de agentes na IE subaguda.

Epidemiologia: Incidência de 2-4 casos/100.000 na população; mais comum em homens; 55-75% dos pacientes com endocardite das válvulas nativas têm condições cardíacas predisponentes (JAMA 1985;254:1199); 65-75% dos usuários de drogas IV que desenvolvem EI têm envolvimento de válvulas do lado direito.

Fisiopatologia: A *vegetação* é composta de bactérias, plaquetas, fibrinas; lesão causada pela destruição do tecido cardíaco e das estruturas, embolização pulmonar e sistêmica dos fragmentos da vegetação, bacteriemia continuada e deposição de complexos imunes; grandes vegetações também podem causar obstrução valvular.

Sintomas: Geralmente inespecíficos: febre, calafrios, perda de peso, anorexia, mal-estar, cefaléia, artralgia; pacientes com EI aguda geralmente aparecem tóxicos e agudamente enfermos; as lesões das válvulas do lado direito do coração podem produzir dispnéia aguda, dor torácica pleurítica.

Sinais: Critérios de Duke para o diagnóstico de endocardite infecciosa.

EI definitiva: Dois critérios principais ou um critério principal e três secundários ou cinco critérios secundários (listados a seguir).

Não EI: Diagnóstico alternativo encontrado, resolução da doença com 4 dias de terapia antibiótica ou nenhuma evidência de EI encontrada na cirurgia ou na autópsia.

EI possível: Qualquer outra coisa.

Critérios principais: Duas hemoculturas separadas positivas para *Streptococcus viridans*, *Streptococcus bovis* ou grupo HACEK, *S. aureus* adquirido na comunidade ou enterococos, na ausência de um foco primário, hemoculturas persistentemente positivas (duas culturas positivas colhidas > 12 horas de intervalo ou a maioria de quatro culturas separadas); ecocardiograma positivo (vegetação, abscesso, deiscência nova parcial da válvula protética) ou uma nova regurgitação valvular.

Critérios secundários: Patologia cardíaca predisponente ou uso de droga IV; temperatura ≥ 38°C; grande êmbolo arterial, infartos pulmonares sépticos, aneurisma micótico, hemorragia intracraniana, hemorragias conjuntivais ou lesões de Janeway; glomerulonefrite; nódulos de Osler, manchas de Roth ou fator reumatóide; hemoculturas positivas que não satisfazem os critérios principais (citados anteriormente) ou evidências sorológicas de infecção ativa com um organismo compatível com EI; achados ecocardiográficos compatíveis com EI, mas que não satisfazem critérios major (acima).

EI do coração direito: Tosse, hemoptise ou início abrupto.

Curso clínico: A ICC pode resultar da destruição valvular; 10-40% dos pacientes com EI apresentarão evidências clínicas de embolização por vegetações; a bacteriemia pode causar disseminação para o SNC, baço, rins, ossos (especialmente vértebras), pericárdio; 2-10% dos pacientes desenvolverão aneurismas micóticos, a metade dos quais envolverão artérias intracerebrais; 3-5% desenvolvem abscesso esplênico; < 15% desenvolvem glomerulonefrite por imunocomplexos.

Complicações: Pacientes com válvulas cardíacas protéticas, EI por *S. aureus,* fungos, história prévia de endocardite, doença cardíaca congênita cianótica, sintomas prolongados ou má resposta ao tratamento encontram-se sob alto risco de complicações pela EI.

Laboratório:

Na admissão: Hemograma, EAS, TP, creatinina sérica, testes de função hepática, 3 hemoculturas; se as culturas forem negativas em 96 horas, VHS, repetir culturas (pelo menos 2 em 2 dias), obter os títulos imunes circulantes.

Ecocardiograma: A sensibilidade do ecocardiograma transtorácico (ETT) na detecção da vegetação é de apenas 45%-75%; a sensibilidade do ETE; 90-94%; portanto, vale a pena realizar o ETT se as hemoculturas forem positivas em 24-48 horas; de outro modo, o ETE é o eco de escolha e também é necessário se se suspeita de EI de prótese valvular; o ecocardiograma e o estudo Doppler também podem avaliar o grau de disfunção valvular e extensão da infecção.

A cirurgia pode estar indicada se o ecocardiograma demonstrar persistência ou progressão da vegetação com o tratamento, grande vegetação no folheto anterior da mitral, IA ou RM agudas com ICC ou ICC não responsiva a tratamento, perfuração, ruptura ou deiscência, abscesso, fístula ou extensão da infecção ou novos distúrbios da condução.

Critérios patológicos considerados diagnósticos de endocardite infecciosa definitiva: microrganismos demonstrados pela cultura ou histologia em uma vegetação, vegetação que embolizou ou em um abscesso intracardíaco, ou espécimes de lesões patológicas: vegetação ou abscesso intracardíaco presentes, confirmados pela histologia mostrando endocardite ativa.

Radiologia: Estudos radiológicos e outros estudos geralmente realizados pelo departamento de Radiologia; vegetações do lado direito podem resultar em infiltrados nodulares na radiografia de tórax em virtude dos infartos pulmonares sépticos.

TC, IRM, mapeamento fígado/baço ou ultra-sonografia ou angiografia cerebral podem ser necessários para a avaliação das complicações extracardíacas.

Tratamento: Prevenção da endocardite bacteriana

Seleção de pacientes: A profilaxia é recomendada para pacientes com próteses valvulares, história de endocardite, doença cardíaca congênita (EXCETO CIA *secundum* reparada ou isolada, CIV ou PCA reparados, ou PVM sem RM), doença valvular adquirida, PVM com RM, e miocardiopatia hipertrófica; a profilaxia NÃO é necessária para pacientes com RVM prévia, febre reumática sem disfunção valvular, marca-passo permanente, CDI(A), ou pacientes com sopros funcionais.

Procedimentos que requerem profilaxia para endocardite: Ver Quadros 8-1 e 8-2

Dentário: Extrações, procedimentos periodontais, implantes dentários, canal de raiz, colocação subgengival de faixas antibióticas, colocação inicial de aparelhos ortodônticos, limpeza (se se antecipa sangramento), MAS NÃO trabalho de dentista de restauração, injeções anestésicas locais, tratamento intracanal endodôntico, colocação de obturações, remoção de suturas ou colocação de dispositivos ortodônticos removíveis.

Trato respiratório: Amigdalectomia, adenoidectomia, cirurgia da mucosa respiratória, broncoscopia rígida, MAS NÃO intubação endotraqueal, broncoscopia flexível, inserção de tubo de timpanostomia.

Trato GI: (Recomendado para os pacientes de alto risco, opcional para os pacientes de médio risco): esclerose das varizes esofagianas; dilatação esofagiana, colangiografia retrógrada endoscópica com obstrução biliar, cirurgia do trato biliar ou cirurgia envolvendo a mucosa intestinal, MAS NÃO endoscopia ou ETE.

GU: Cirurgia da próstata, cistoscopia, dilatação uretral, MAS NÃO histerectomia vaginal, ou parto, cesariana, aborto terapêutico, procedimentos de esterilização, inserção/remoção de DIU, dilatação + curetagem ou cateterismo uretral na ausência de infecção.

Quadro 8-1. Regimes Profiláticos para Procedimentos Dentários, Orais, do Trato Respiratório ou Esofagianos

Situação	*Agente*	*Regime*
Profilaxia geral-padrão	Amoxicilina	Adultos: 2,0 g VO 1 hora antes do procedimento
Incapaz de tomar medicação VO	Ampicilina	Adultos: 2,0 g IM ou IV 30 minutos antes do procedimento
Alergia à penicilina	Clindamicina ou	Adultos: 600 mg VO 1 hora antes do procedimento
	Cefalexina[a] ou	Adultos: 2,0 g VO 1 hora antes do procedimento
	Cefadroxil[a] ou	Adultos: 500 mg VO 1 hora antes do procedimento
	Azitromicina ou Claritromicina	Adultos: 600 mg nos 30 minutos precedentes ao procedimento
Alergia à penicilina e incapaz de tomar medicações orais	Clindamicina ou Cefazolina[a]	Adultos: 1,0 g IM ou IV nos 30 minutos precedentes ao procedimento

[a]As cefalosporinas não devem ser usadas em indivíduos com reação de hipersensibilidade do tipo imediato (urticária, angioedema ou anafilaxia) às penicilinas.
(Circ 1997;96:358. Reimpresso com permissão.)

Quadro 8-2. Regimes Profiláticos para os Procedimentos Genitourinários/Gastrointestinais (Excluindo Esofagianos)

Situação	*Agentes*	*Regime*
Pacientes de alto risco	Ampicilina mais gentamicina	Adultos: ampicilina 2,0 g IM ou IV mais gentamicina 1,5 mg/kg (não exceder 120 mg) nos 30 minutos precedentes ao início do procedimento; 6 horas depois, ampicilina 1 g IM/IV ou amoxicilina 1 g VO
Pacientes de alto risco alérgicos à ampicilina/amoxicilina	Vancomicina mais gentamicina	Adultos: vancomicina 1,0 g IV durante 1-2 horas mais gentamicina 1,5 mg/kg IV/IM (não exceder 120 mg); completar injeção/infusão nos 30 minutos que precedem o procedimento
Pacientes de risco moderado	Amoxicilina ou ampicilina	Adultos: amoxicilina 2,0 g VO 1 hora antes do procedimento ou ampicilina 2,0 g IM/IV nos 30 minutos que precedem o procedimento
Pacientes de risco moderado alérgicos à ampicilina ou amoxicilina	Vancomicina	Adultos: vancomicina 1,0 g IV durante 1-2 h, completar infusão em 30 minutos após iniciar o procedimento

(Circ 1997;96:358. Reimpresso com permissão.)

Quadro 8-3. Tratamento da Endocardite Infecciosa

Microrganismo	*Antibiótico*	*Dosagem*	*Duração*
Estafilococos	Nafcilina ou oxacilina	2 g IV a cada 4 horas	4-6 semanas
Suscetível à meticilina	mais		
Válvula nativa	Gentamicina (o acréscimo é opcional)	1 mg/kg IV/IM a cada 8 horas	3-5 dias
Pacientes alérgicos a não β-lactâmicos	ou Vancomicina	15 mg/kg/24 horas IV duas vezes ao dia; máx. 2 g/24 horas	4-6 semanas
Estafilococos	Cefazolina ou outra cefalosporina de primeira geração	2 g IV a cada 8 horas ou dosagem equivalente	4-6 semanas
Suscetível à meticilina			
Válvula nativa	mais		
Pacientes **alérgicos** a β-lactâmicos	Gentamicina (o acréscimo é opcional)	1 mg/kg IV/IM a cada 8 horas	3-5 dias
	ou Vancomicina	15 mg/kg/24 horas IV duas vezes ao dia; máx. 2 g/24 horas	4-6 semanas
Estafilococos	Vancomicina	15 mg/kg/24 horas IV duas vezes ao dia; máx. 2 g/24 horas	4-6 semanas
Meticilina-resistentes			
Válvula nativa			
Estafilococos	Nafcilina ou oxacilina	2 g IV a cada 4 horas	≥ 6 semanas
Meticilina-suscetível			
Prótese valvular	Pode-se acrescentar rifampicina	300 mg VO a cada 8 horas	≥ 6 semanas
Pacientes alérgicos a não β-lactâmicos	Pode-se acrescentar gentamicina	1 mg/kg IV/IM a cada 8 horas	2 semanas

Estafilococos Meticilina-susceptível	Cefazolina ou outra cefalosporina de primeira geração	2 g IV a cada 8 horas ou dosagem equivalente	≥ 6 semanas
Prótese valvular	Pode-se acrescentar rifampicina	300 mg VO a cada 8 horas	≥ 6 semanas
Pacientes **alérgicos** a não β-lactâmicos	Pode-se acrescentar gentamicina	1 mg/kg IV/IM a cada 8 horas	2 semanas
Estafilococos	Vancomicina	15 mg/kg/24 horas IV duas vezes ao dia; máx. 2 g/24 horas	≥ 6 semanas
Meticilina-resistentes	Pode-se acrescentar rifampicina	300 mg VO a cada 8 horas	≥ 6 semanas
Prótese valvular	Pode-se acrescentar gentamicina	1 mg/kg IV/IM a cada 8 horas	2 semanas
Grupo HACEK (*Haemophilus, Actinobacillus*, cardiobacterium, *Eikenella, Kingella)*	Ceftriaxona ou outra cefalosporina de terceira geração	2 g IM/IV por dia ou dose equivalente	4 semanas
	ou Ampicilina	12 g/24 h IV em infusão contínua ou em 6 doses divididas	4 semanas
	mais Gentamicina (o acréscimo é adicional)	1 mg/kg IV/IM a cada 8 horas	4 semanas
Endocardite por fungos	Anfotericina B	1 mg/kg/dia IV; dose máxima 2-2,5 g/dia	6-8 semanas
	Pode-se acrescentar flucitosina	150 mg/kg/dia VO em quatro doses divididas	6-8 semanas
Endocardite cultura-negativa	Vancomicina	15 mg/kg/24 horas IV duas vezes ao dia; máx. 2 g/24 horas	6 semanas
	mais Gentamicina	1 mg/kg IV/IM a cada 8 horas	6 semanas

A profilaxia NÃO é necessária para o cateterismo cardíaco, PTCA, implante de marca-passo, CDIAs), *stents* coronários; incisão/biópsia de pele cirurgicamente esfregada ou circuncisão.

TRATAMENTO DA ENDOCARDITE INFECCIOSA

Tratamento clínico: Ver Quadro 8-3.

Em pacientes com endocardite infecciosa pelo *S. aureus* envolvendo as válvulas aórtica ou mitral, o tratamento anticoagulante é associado à morte devida a danos neurológicos; a anticoagulação deve ser suspensa assim que clinicamente o diagnóstico for feito até que a fase séptica da doença se resolva (Arch Inter Med 1999;159:473).

Cirurgia para endocardite: Válvula nativa: cirurgia requerida para a IA aguda com ICC ou taquicardia e fechamento mitral precoce ou RM com ICC, endocardite fúngica, abscesso do anel mitral ou do seio de Valsalva, infecção persistente ou embolismo recorrente após tratamento antibiótico, endocardite por Gram-negativos e, possivelmente, para vegetações grandes e móveis.

Próteses valvulares: A cirurgia é indicada para a endocardite 2 meses após troca valvular, ICC com disfunção valvular, endocardite fúngica, endocardite estafilocócica não responsiva a tratamento, abscesso, fístula, com o desenvolvimento de distúrbios da condução, endocardite por Gram-negativos, infecção persistente, embolismo recorrente e, possivelmente, para vegetação em prótese.

9 Cardiomiopatias

9.1 CARDIOMIOPATIA DILATADA

NEJM 1994;331:1564

Causa: A cardiomiopatia dilatada é caracterizada pela dilatação e pela contração prejudicada do VE ou de ambos os ventrículos; pode ser idiopática, familial/genética, viral, imune, alcoólica e tóxica.

- Cardiomiopatia isquêmica: Miocardiopatia dilatada com função do VE prejudicada não explicável pela extensão da DAC ou dos danos isquêmicos; miocardiopatia valvular: disfunção do VE desproporcional a condições de carga anormais.
- Cardiomiopatia inflamatória: miocardite com disfunção cardíaca; as formas idiopáticas, auto-imunes e infecciosas conhecidas incluem a doença de Chagas, o HIV, o enterovírus, o adenovírus e o citomegalovírus.
- Cardiomiopatia metabólica associada a tireotoxicose, hipotireoidismo, insuficiência cortical adrenal, feocromocitoma, acromegalia, diabetes melito; hemocromatose; doença do armazenamento do glicogênio, síndrome de Hurler, síndrome de Refsum, doença de Niemann-Pick, doença de Hand-Schüller-Christian, doença de Fabry-Anderson, doença de Morquio-Ulrich; distúrbios do metabolismo do potássio, deficiência de magnésio, kwashiorkor, anemia, beribéri, deficiência de selênio; febre familiar do Mediterrâneo.
- Cardiomiopatia tóxica pode ser produzida pela adriamicina, fenotiazinas, reserpina, cloroquina, ciclofosfamida; cobalto, chumbo, lítio, mercúrio, CO; ETOH, cocaína; veneno de cobra.
- Miocardiopatia periparto: Síndrome heterogênea manifestando-se nas últimas 6 semanas da gestação ou 3 meses subseqüentes; mais comum em mulheres com multiparidade ou pré-eclâmpsia.

Epidemiologia: A incidência anual é de 5-8 casos/100.000 casos da população; negros e homens têm um aumento de 2,5 vezes no risco; associada a hipertensão, uso de agonistas β-adrenérgicos, consumo de álcool; geralmente se apresenta entre os 20 e 50 anos; 75-85% dos pacientes apresentam-se com ICC, e 90% destes já estão em classe funcional NYHA III ou IV.

20% dos pacientes têm um parente em primeiro grau com FE diminuída, cardiomegalia; a herança geralmente é autossômica dominante, apesar de que também foram relatadas heranças autossômicas recessivas, ligadas ao X recessivas e herança mitocondrial (NEJM 1992;326:77)

Fisiopatologia: O aumento das quatro câmaras cardíacas com dilatação freqüentemente é desproporcional à hipertrofia; histologia na cardiomiopatia dilatada geralmente é inespecífica e mostra fibrose intersticial e perivascular.

Sintomas: Fatiga, capacidade diminuída de exercício e dispnéia de esforço (86% dos pacientes), ortopnéia, DPN, palpitações (30%), edema periférico (29%); cardiomegalia assintomática detectada em 4-13%; distensão abdominal, dor no quadrante superior direito, náusea, anorexia (com ICC do coração direito); dor torácica aos esforços como sintoma inicial em 8-20% dos pacientes e está presente em ~35% dos pacientes globalmente.

Sinais: DVJ com onda V proeminente, descensão Y brusca; impulso apical difuso, deslocado lateralmente, B_4 (em pacientes com ritmo sinusal normal); B_3; sopros sistólicos (regurgitações AV); síncope, galope de B_3, ICC do coração direito prevêem péssimo prognóstico.

Curso clínico: A apresentação geralmente é com ICC, freqüentemente progressiva; ICC é causa de morte em ~75% dos pacientes; arritmia, tromboembolismo e morte súbita podem ocorrer em qualquer estágio; as taxas relatadas de mortalidade são 25-30% em 1 ano, 35-62% em 5 anos.

Marcadores de pior prognóstico incluem sexo masculino, idade superior a 55 anos no momento do diagnóstico, sinais de insuficiência cardíaca classe IV, síncope ou história de TV, parada cardíaca, FE < 20%, IVD, hipertensão pulmonar.

Complicações: A FA é observada em < 25% dos casos; embolismo sistêmico e pulmonar clinicamente aparente como manifestações iniciais em 1,5-4% dos casos; incidência global 1-12%; pacientes com disfunção ventricular VE grave; pacientes com FA, história de tromboembolismo ou evidências ecocardiográficas de trombos encontram-se sob maior risco.

Laboratório: Hemograma, uréia/creatinina, Ca^{++}, albumina, nível de TSH indicado.

ECG: Bloqueio AV do primeiro ou do segundo graus, BRE, BFAE, atrasos de condução intraventriculares ocorrem em > 80% dos casos; BRD é raro; BRE previsor de mau prognóstico.

Ecocardiograma: Dilatação das quatro câmaras; hipocinesia global do VE.

Teste de esforço: Para pacientes com dor torácica, IM prévio ou elevada probabilidade de DAC oculta.

CARDIOMIOPATIAS

Radiologia: Radiografia de tórax: Cardiomegalia; redistribuição venosa pulmonar; edema pulmonar.

Tratamento: O tratamento é o da ICC (ver Capítulo 6); terapia vasodilatadora é o tratamento inicial padrão (ou hidralazina/dinitrato de isossorbida) mais diuréticos.

- Digitálicos eficazes no controle sintomático em pacientes em ritmo sinusal normal; benefícios a longo prazo incluem melhora da FE e da capacidade de exercício.
- Betabloqueadores (carvedilol ou metoprolol) também podem ser benéficos.
- Anticoagulação com varfarina para pacientes com trombos murais, história de fenômenos embólicos; também freqüentemente recomendados para pacientes com FE < 0,30, apesar de não haver evidências de eficácia para os estudos clínicos controlados.
- As drogas antiarrítimicas não mostraram diminuir a mortalidade; o CDI(A) pode ser benéfico em pacientes com TV sintomática, síncope cardíaca.
- Taxa de sobrevida pós-transplante cardíaco: 79% em 1 ano, 74% em 5 anos, 72% em 10 anos; capacidade máxima de captação de O_2 < 12 mL/kg/min caracteriza os pacientes que apresentam maior probabilidade de melhor sobrevida após transplante cardíaco.
- Cardiomiopatia induzida pela doxorrubicina: a cardiotoxicidade pode ser reduzida limitando-se a concentração plasmática-pico e a dose cumulativa global; a ecocardiografia é recomendada antes de todo o curso adicional até uma dose total de 300 mg/m^2; a angiografia radionuclídea deve também ser realizada se o paciente estiver recebendo > 400 mg/m^2 em um curso; o eco deve ser repetido 3, 6 e 12 meses após completar-se o tratamento e a cada 2 anos subseqüentemente, e a angiografia radionuclídea deve ser realizada após 12 meses e então a cada 5 anos (NEJM 1998;339:900).

9.2 CARDIOMIOPATIA HIPERTRÓFICA

J Am Coll Cardiol 1999;33:1071

Causa: Cardiomiopatia hipertrófica caracterizada por hipertrofia do VE e/ou VD, geralmente assimétrica e envolvendo o septo interventricular, com volume de VE normal/diminuído e gradiente sistólico; mutações nos genes das proteínas contráteis sarcoméricas causam a doença.

Epidemiologia: A cardiomiopatia hipertrófica identificada em 0,29% dos ecocardiogramas em um estudo comunitário (J Am Coll Cardiol 1999;33:1590).

Doença familiar com herança autossômica dominante predomina; o cromossoma 14 é o local comum da anormalidade (JAMA 1999;281:1746); o padrão hereditário é identificável em ~50% dos pacientes ou história familiar.

Fisiopatologia: Alterações morfológicas: hipertrofia do miócito e desarranjo das áreas circunjacentes de aumento do tecido conjuntivo frouxo; padrão e extensão da HVE varia amplamente entre os pacientes; 25% dos pacientes japoneses têm hipertrofia apical.

A hipertrofia septal e a motilidade do folheto anterior da mitral produzem obstrução dinâmica do fluxo de saída com gradiente; tanto o relaxamento diastólico quanto a distensibilidade são anormais.

Cardiomiopatia hipertensiva: Uma entidade em separado nos pacientes hipertensos com hipertrofia do VE e características de cardiomiopatia dilatada ou restritiva com ICC; mais prevalente em idosos.

Sintomas: Fadiga, dispnéia, palpitações, angina (25% dos pacientes), síncope, mas a maioria dos pacientes pode ser assintomático.

Sinais: Levantamento sistólico; galope de B_4; sopro sistólico rude em crescendo-decrescendo na borda esternal esquerda que aumenta com a manobra de Valsalva (fase de esforço), em pé, com o exercício, com NTG ou nitrito de amilo e diminui com o acocoramento, elevação passiva das pernas, *handgrip* isomérico, betabloqueadores.

Curso clínico: A mortalidade anual relatada é de 1-3%, mas a mortalidade cardíaca e a incidência de morte súbita para os pacientes adultos assintomáticos com CMH é muito baixa (J Am Coll Cardiol 1999;33:206); em populações regionalmente selecionadas, a CMH não aumentou significativamente o risco de morte prematura ou afeta adversamente a expectativa de vida (JAMA 1999;281:650).

A magnitude da hipertrofia é diretamente relacionada com o risco de morte súbita; o risco cumulativo 20 anos após a avaliação inicial ~0% para os pacientes com espessura parietal ≤ 19 mm, ~40% para espessuras parietais ≥ 30 mm (NEJM 2000;342:1778).

Complicações: Arritmias e morte prematura/súbita; hiper-representada nos estudos populacionais (ver acima); pacientes de alto risco são aqueles com história familiar de cardiomiopatia hipertrófica e/ou morte súbita e idade < 30 anos no momento do diagnóstico inicial (Lancet 1997;350:127; Br Heart J 1994;72:S13).

Diagnóstico diferencial: EA valvular: ver Capítulo 2, Quadros 2-4 e 2-7.

Laboratório:

ECG: HVE, anormalidades da onda T, ondas Q (20-50% dos pacientes), não diagnóstica de IM (J Am Coll Cardiol 1990;16:375); arritmias SV ocorrem em 25%-50% dos pacientes; FA em 10% dos pacientes freqüentemente produz deterioração clínica devida à perda do clique atrial (J Am Coll Cardiol 1990;15:1279); 25% dos pacientes têm TV não-sustentada; 15% dos pacientes são relatados como tendo ECGs normais.

Teste ergométrico: A resposta hipotensiva da PA durante o exercício observado em ~20% dos pacientes com CMH está associada a prognóstico a longo prazo adverso em pacientes com < 50 anos; resposta de PA normal identifica um subgrupo de pacientes de baixo risco (J Am Coll Cardiol 1999; 33:2044); a resposta anormal da PA induzida pelo exercício é relacionada à isquemia subendocárdica durante o exercício (J Am Coll Cardiol 1998; 32:938); testes de exercício metabólicos facilitam a diferenciação entre a HVE fisiológica e a CMH (J Am Coll Cardiol 2000;36:864).

Ecocardiograma: VE normal/pequeno com hipertrofia septal assimétrica; trato de saída estreitado com gradiente, movimento anterior sistólico (MAS) da válvula mitral; disfunção diastólica.

Radiologia: Radiografia de tórax: leve cardiomegalia, aumento do AE.

Tratamento: Muitos pacientes obtêm uma expectativa de vida normal sem sintomas importantes mesmo na presença de obstrução subaórtica substancial em repouso com medicação e não precisam de intervenção agressiva.

- O exercício vigoroso e os esportes competitivos devem ser evitados e são proibidos em pacientes com hipertrofia acentuada, gradiente em repouso ou história familiar de morte súbita.
- Os betabloqueadores melhoram a angina, a dispnéia, a pré-síncope e o abrupto aumento no gradiente do trato de saída do VE relacionado ao exercício; o verapamil também pode ser usado.
- A digoxina deve ser **evitada** por causa dos seus efeitos inotrópicos positivos; os diuréticos devem ser usados cautelosamente (Am J Cardiol 1994;73: 312).
- A disopiramida pode melhorar os sintomas (Am J Cardiol 1994;74:405); os inotrópicos negativos eliminam a obstrução pela redução na aceleração da ejeção do VE, reduzindo a força hidrodinâmica sobre o folheto mitral, retardando o contato mitral-septo e reduzindo o gradiente pressórico (Circ 1998;97:41).
- A miotomia-miomectomia septal ventricular é reservada para o tratamento de pacientes com gradiente acentuado do trato de saída (> 50 mmHg) e sintomas de classes funcionais III ou IV NYHA da ICC refratários à terapia clínica (tipicamente < 10% dos pacientes); na série da Mayo, 89% dos sobreviventes eram classes I/II; 47% acreditavam ter 100% de melhora em 1 ano; 67% dos pacientes com dispnéia, 90% dos com angina, 86% com quase-síncope e 100% com síncope relataram melhoras, e a sobrevida em 5 anos foi de 92%.

- Globalmente, ~70% dos pacientes relatam melhora sintomática para ≥ 5 anos após a cirurgia; o gradiente de efluxo basal foi abolido/reduzido enormemente em > 90% dos pacientes; ainda não se sabe se a cirurgia prolonga a sobrevida ou reduz o risco de morte cardíaca súbita.
- Alternativas à cirurgia sob investigação: marca-passos dupla-câmara (Circ 1999;99:2927), infusão de etanol dentro de um grande ramo perfurante septal da artéria coronária DAE (Thorac Cardiovasc Surg 1999;47:94; J Am Coll Cardiol 2000;36:852).
- TV/FV parecem ser o principal mecanismo de morte súbita em pacientes com CMH; a colocação do CDI(A) pode ser indicada em pacientes de alto risco (NEJM 2000;342:365).

9.3 CARDIOMIOPATIA RESTRITIVA

Circ 2000;101:2490; NEJM 1997;336:267

Causa: A cardiomiopatia restritiva é caracterizada pelo enchimento restritivo e volume diastólico reduzido do VE e/ou VD; função sistólica e a espessura parietal geralmente são normais; pode ser idiopática, associada a cardiomiopatia familial, esclerodermia, pseudoxantoma elástico, cardiomiopatia diabética, amiloidose infiltrativa, sarcoidose, doença de Gaucher, doença de Hurler, hemocromatose, doença de Fabry, doença do armazenamento do glicogênio, fibrose endomiocárdica, síndrome hiperosinofílica, doença cardíaca por carcinóide, cânceres metastáticos, radiação, serotonina, metissergida, ergotamina, bussulfan.

Epidemiologia: Nos EUA, ~85% dos pacientes têm amiloidose sistêmica primária (cadeias leves monoclonais); o coração raramente é envolvido na amiloidose secundária, que é observada na artrite reumatóide, doença inflamatória intestinal crônica (principalmente a doença de Crohn), tuberculose, lepra; a cardiomiopatia restritiva afeta predominantemente pacientes idosos.

Fisiopatologia: Padrão hemodinâmico característico: declínio profundo, rápido e precoce da pressão ventricular no início da diástole com elevação rápida e platô (sinal da raiz quadrada); a pressão do VE excede a pressão do VD em > 5 mmHg; pressão arterial sistólica > 50 mmHg.

Sintomas: Amiloidose: fraqueza, fadiga, tonteiras, alterações na voz.

Sinais: Perda de peso, edema e outros sinais de falência do coração direito, parestesias, síncope, dispnéia, púrpura, sangramento, hepatomegalia sem esplenomegalia (25% dos pacientes), macroglossia (10% dos pacientes), hipotensão ortostática.

Curso clínico: Prognóstico variável, mas o curso habitual é de progressão sintomática; com amilóide, 25% dos pacientes desenvolvem ICC; 50% das mortes são devidas a ICC ou arritmias; < 10% dos pacientes estão vivos após início dos sintomas.

Os pacientes que se apresentam com congestão sistêmica e pulmonar e FA têm péssimo prognóstico, particularmente homens > 70 anos de idade com diâmetro do AE > 60 mm (Circ 2000;101:2490).

Na sarcoidose, dados de autópsia indicam envolvimento cardíaco em 20-30% dos casos, mas apenas ~5% dos pacientes têm sintomas *antemortem.*

Complicações: Deposição de amilóide: distúrbios da condução (parada sinusal, bloqueio de saída SA, bloqueio AV, atrasos de condução ventricular), ESVs; a taquicardia SV pode causar ICC e hipotensão em virtude da disfunção diastólica e cardiomiopatia restritiva.

Os sintomas ortostáticos e a angina também ocorrem (NEJM 1997;336); a síndrome nefrótica, insuficiência renal, síndrome do túnel do carpo, neuropatia periférica sensoriomotora também podem ocorrer.

Diagnóstico diferencial: Ver Quadro 9-1.

Laboratório: 90% dos pacientes com amiloidose por imunoglobulina têm proteína imunoglobulina monoclonal no soro ou na urina; o padrão eletroforético da proteína sérica é anormal em ~50% dos pacientes; a hipogamaglobulinemia está presente em ~20% dos pacientes; plasmocitose está presente na medula óssea > 50% dos pacientes; a proteína M no soro ou na urina ou células plasmáticas monoclonais na medula óssea são encontradas em 98% dos pacientes; a biópsia da gordura abdominal ou da medula óssea é positiva em 90% dos pacientes; a anemia é infreqüente a menos que haja mieloma múltiplo, insuficiência renal ou sangramento GI; trombocitose em 10% dos pacientes; função renal reduzida em 50% dos pacientes.

Hemocromatose: Nível sérico de Fe elevado, capacidade de ligação do Fe normal/baixa, ferritina sérica e nível de saturação da transferrina elevadas.

ECG: Na amiloidose cardíaca, pode demonstrar padrão de "pseudo-infarto" (desvio do eixo elétrico para a esquerda, pouca progressão da onda R, ondas Q em V_1, V_2); baixas voltagens; fibrilação atrial; arritmias ventriculares complexas; distúrbios de condução AV; doença do nódulo sinusal.

Ecocardiograma: Aumento na espessura das paredes ventriculares esquerda e direita, textura miocárdica anormal (pontilhado granular), espessamento valvular e insuficiência, aumento atrial e derrame pericárdico; relaxamento

Quadro 9-1. Diagnóstico Diferencial da Cardiomiopatia Restritiva e Pericardite Constritiva[a] (NEJM 1997;336:267)

Tipo de Avaliação	*Cardiomiopatia Restritiva*	*Pericardite Constritiva*
Exame físico	Pode estar presente o sinal de Kussmaul O impulso apical pode ser proeminente B_3 pode estar presente, raramente B_4 Os sopros regurgitantes são comuns	Sinal de Kussmaul geralmente presente O impulso apical geralmente é impalpável O *knock* pericárdico pode estar presente Os sopros regurgitantes são incomuns
Eletrocardiografia	Baixa voltagem (especialmente na amiloidose), desvio do eixo para a esquerda, fibrilação atrial, distúrbios da condução são comuns	Baixa voltagem (< 50%)
Ecocardiografia	Aumento da espessura parietal (especialmente septo interatrial espessado na amiloidose) Válvulas cardíacas espessadas (amiloidose) Textura pontilhada granular (amilóide)	Espessura parietal normal Espessamento pericárdico pode ser visualizado Um enchimento diastólico precoce e proeminente com deslocamento abrupto do septo interventricular
Estudos Doppler	Velocidades VD e VE diminuídas com a inspiração Ampliação inspiratória da reversão do fluxo diastólico hepaticovenoso São comuns as regurgitações mitrais e tricúspides	Aumento da velocidade sistólica do VD e diminuição da velocidade sistólica do VE com a inspiração Ampliação expiratória da reversão do fluxo diastólico hepaticovenoso
Cateterismo cardíaco	PDFVE freqüentemente > 5 mmHg maior do que a PDFVD, mas podem ser idênticas	PDFVD e PDFVE geralmente iguais Pressão sistólica do VD < 50 mmHg PDFVD > um terço da pressão sistólica do VD
Biópsia endomiocárdica	Pode revelar a causa específica da cardiomiopatia restritiva	Pode ser normal ou mostrar hipertrofia inespecífica dos miócitos ou fibrose miocárdica
TC/IRM	O pericárdio geralmente é normal	Pericárdio pode ser espessado

[a]VE, ventrículo esquerdo; VD, ventrículo direito; PDFVE, pressão diastólica final do ventrículo esquerdo; PDFVD, pressão diastólica final do ventrículo direito; TC, tomografia computadorizada; IRM, imagem por ressonância magnética.

anormal, hemodinâmica restritiva na doença avançada; trombos murais e regurgitação da válvula AV na síndrome hipereosinofílica.

Biópsia: Na suspeita de amiloidose, o aspirado de gordura abdominal provavelmente é o procedimento mais útil para estabelecer o diagnóstico.

O Quadro 9-1 resume os achados laboratoriais na cardiomiopatia restritiva e pericardite constritiva.

Radiologia: A radiografia de tórax pode mostrar adenopatia hilar na sarcoidose; TC, IRM ajudam a distinguir a pericardite constritiva da cardiomiopatia restritiva.

Tratamento: Em geral não está disponível nenhum tratamento específico para a cardiomiopatia restritiva; portanto, o tratamento primário é o uso de diuréticos para alívio dos sintomas de congestão.

- A síndrome hipereosinofílica (endocardite de Löffler) pode responder bem a esteróides, hidroxiuréia (Blood 1994;83:2759).
- Em pacientes com hemocromatose, a flebotomia ou a terapia de quelação com desferrioxamina são mais úteis se começadas antes da ocorrência da lesão do órgão-alvo.
- As arritmias e a síncope são comuns em pacientes com envolvimento cardíaco na sarcoidose; as arritmias freqüentemente não são controladas com drogas, mas o marca-passo pode fornecer alívio sintomático; o benefício com os esteróides é menos certo (Chest 1994;106:988).
- O transplante hepático pode ser benéfico na amiloidose familial; ele deve ser realizado antes da ocorrência da amiloidose cardíaca; se a ICC estiver presente, o transplante cardíaco precisa ser realizado antes do transplante hepático (Circ 1995;91:1269).

10 Miocardite, Doença Pericárdica e Tumores Cardíacos

10.1 PERICARDITE AGUDA

Causa: Múltiplas; a idiopática é a mais comum em adultos jovens, mas as causas incluem:

- Infecção: Vírus Coxsackie A ou B, echovírus, adenovírus, vírus da caxumba, mononucleose infecciosa, vírus da varicela, da hepatite B, HIV; tuberculose; pneumococos, estafilococos, estreptococos, septicemia por Gram-negativos, *Neisseria meningitidis, Neisseria gonorrhoeae;* histoplasmose, coccidioidomicose, *Candida*, blastomicose; toxoplasmose, amebíase, *Mycoplasma, Nocardia*, actinomicose, echinococose, doença de Lyme.
- IM agudo.
- Uremia.
- Lesão por radiação.
- Distúrbios auto-imunes: Lúpus eritematoso sistêmico, artrite reumatóide, esclerodermia, doença mista do tecido conjuntivo, granulomatose de Wegener, poliarterite nodosa, febre reumática aguda.
- Distúrbios inflamatórios: Sarcoidose, amiloidose, doença inflamatória intestinal, doença de Whipple, arterite temporal, doença de Behçet.
- Drogas: Hidralazina, procainamida, fenitoína, isoniazida, fenilbutazona, dantrolene, doxorrubicina, metissergida, penicilina.
- Trauma.
- Síndrome de Dressler; síndrome pós-pericardiotomia.
- Aneurisma aórtico dissecante.
- Hipotireoidismo.

Epidemiologia: A pericardite purulenta é mais freqüentemente observada como complicação da infecção pulmonar com estafilococos, pneumococos, estreptococos; pode ser também uma complicação ameaçadora à vida da endocardite infecciosa.

- A histoplasmose é a causa mais comum de pericardite por fungos; a pericardite por coccidioidomicose observada no Sudoeste e no Vale de San Joaquin.
- Apesar de ~60% dos pacientes em diálise desenvolverem derrame pericárdico, a pericardite clínica é observada em < 20% dos pacientes de diálise.
- O câncer de mama e do pulmão, leucemia, linfoma de Hodgkin e não-Hodgkin são responsáveis por ~80% das pericardites malignas; a malignidade ovariana e GI, o mieloma múltiplo e o melanoma também estão associados à pericardite.
- 12-48% dos pacientes com lúpus eritematoso sistêmico desenvolvem pericardite (Mayo Clin Proc 1999;74:275), mas freqüentemente não é clinicamente aparente e o tamponamento ocorre em < 10% dos pacientes; ~25% dos pacientes com artrite reumatóide desenvolvem pericardite.
- 2-25% dos pacientes com síndrome semelhante ao lúpus pela hidralazina ou procainamida relatados como tendo desenvolvido pericardite.
- 10-40% dos pacientes de cirurgia cardíaca desenvolvem síndrome pós-pericardiotomia 1-8 semanas após o procedimento.
- Mais de 1/3 dos pacientes com mixedema desenvolvem derrame pericárdico.

Fisiopatologia: A inflamação pode envolver a camada superficial do miocárdio; os depósitos de fibrina são particularmente densos na pericardite tuberculosa e praticamente todos os pacientes não-tratados subseqüentemente desenvolvem pericardite constritiva; derrames pericárdicos muito grandes podem se desenvolver rapidamente na pericardite por histoplasmose; os tumores pericárdicos primários são raros e são mais freqüentemente mesoteliomas.

Sintomas: A dor torácica pode ser pleurítica, pode melhorar com a posição sentada e piora quando se deita em posição supina; dispnéia.

A pericardite bacteriana apresenta-se como uma doença aguda com febre, calafrios, sudorese noturna, dispnéia.

Sinais: Atrito pericárdico pode ser evanescente; mais bem audível na BEE com o paciente inclinando o tórax para a frente.

Curso clínico: A pericardite idiopática geralmente é autolimitada; a dor melhorou com o tratamento em ~1 semana, e os achados no ECG resolveram-se em 2-4 semanas; < 20% dos pacientes apresentarão recorrência em 6 meses.

Complicações: Derrame pericárdico grande; pericardite constritiva; mais de 15% dos pacientes com pericardite aguda desenvolverão tamponamento cardíaco (Am J Cardiol 1985;56:623).

Laboratório:

ECG: Taquicardia sinusal; elevação do ST (concavidade para cima) em múltiplas derivações, seguida em horas/dias pela resolução da elevação do ST, achatamento da onda T seguido pela inversão da onda T.

Ecocardiograma: Pode demonstrar derrame pericárdico, mas muitos pacientes com pericardite aguda não apresentarão derrame significativo.

Laboratório: VHS elevada; leucocitose; elevação discreta do CK-MB; PPD cutâneo positivo; uréia, creatinina apropriados para todos os pacientes; dependendo do diagnóstico diferencial, AAN, fator reumatóide, TSH, teste para HIV, hemoculturas, anticorpos heterófilos também podem ser indicados.

Análise do líquido pericárdico: Contagem celular, glicose, proteína, LDH, cultura bacteriana e citologia; o exsudato é caracterizado pela gravidade específica de > 1,015, proteína total no líquido > 3,0 g/dL, relação de proteína no líquido/soro > 0,5, relação LDH no líquido > 0,6, relação de glicose no líquido/soro < 1,0; estudo citológico possui uma sensibilidade de 92% e especificidade de 100%; derrames malignos (Chest 1997;111:1213); diagnóstico pela citologia celular em 85% dos pacientes com pericardite maligna.

Radiologia: A radiografia de tórax pode ser normal ou mostrar um coração globular; 25% dos pacientes terão derrame pericárdico.

Tratamento: AAS, DAINS, indometacina para o controle da dor; se nenhuma resposta, esteróides (p. ex., prednisona 60-80 mg/dia).

- Observação estrita para sinais de tamponamento em desenvolvimento e restrição de atividade.

- A varfarina deve ser evitada; se a anticoagulação for mandatória, trocar para heparina IV.

- A pericardiocentese diagnóstica é reservada para pacientes com suspeita de pericardite purulenta, malignidade.

- A colchicina pode ser um coadjuvante útil na prevenção da pericardite idiopática recorrente (Circ 1998;97:2183).

- O derrame pericárdico idiopático crônico grande geralmente é bem tolerado por longos períodos, mas o tamponamento pode se desenvolver inesperadamente; a pericardiectomia deve ser considerada sempre que um grande derrame recorrer após a pericardiocentese (NEJM 1999;341:2054).

10.2 PERICARDITE CONSTRITIVA

Causa: A deposição de fibrina durante a pericardite aguda leva a fusão e espessamento do pericárdio visceral e parietal, resultando em restrição crônica do enchimento diastólico do coração.

Epidemiologia: A TB anteriormente era a causa mais comum, mas agora é responsável por < 15% dos casos no Ocidente; a maior parte dos casos são de origem desconhecida; radiação mediastinal, pericardite pós-cirúrgica, insuficiência renal crônica, doença do colágeno, malignidade metastática também causam a constrição (Am Heart J 1987;113:354).

Fisiopatologia: O pericárdio intensamente fibrosado e calcificado produz elevação e equilíbrio das pressões diastólicas em todas as 4 câmaras cardíacas; o enchimento diastólico precoce dos ventrículos é relativamente não-prejudicado, mas o enchimento detém-se abruptamente pelo resto da diástole devido à restrição do pericárdio.

Sintomas: Dispepsia, anorexia; dispnéia, ortopnéia; fadiga, perda de peso, enfraquecimento muscular; dor torácica.

Sinais: O pulso jugular elevado com o sinal de Kussmaul (aumento inspiratório na pressão venosa jugular sistólica – pode ser difícil de ser avaliado à beira do leito); *knock* pericárdico diastólico (geralmente mais precoce e de tonalidade mais alta do que o galope de B_3); pulsos arteriais normais/diminuídos; pulso paradoxal é incomum; derrame pleural; hepatomegalia, edema, ascite.

Curso clínico: Sem tratamento, o curso clínico é de uma piora progressiva no espessamento pericárdico e na disfunção diastólica com piora do edema, ascite, fraqueza e caquexia cardíaca.

Diagnóstico diferencial: Miocardiopatia restritiva – ver Quadro 9-1.

Laboratório:

ECG: Baixas voltagens do QRS, anormalidades inespecíficas da onda T, anormalidade do AE; a FA ocorre em < 50% dos pacientes.

Ecocardiograma: Pericárdio denso e imóvel, abaulamento septal diastólico precoce em paciente sem BRE, marca-passos, veias hepáticas dilatadas, VCI dilatada com perda da variação respiratória em diâmetro; o Doppler mostra variação de padrão de fluxo venoso hepático e da tricúspide com o ciclo respiratório (J Am Soc Echocardiogr 1997;10:246)

Cateterismo cardíaco: Mostra uma depressão e platô diastólico ventricular precoce e ajuda a diferenciar a pericardite constritiva da cardiomiopatia restritiva.

As enzimas cardíacas, a bilirrubina sérica e a albumina sérica podem ser anormais por causa do ingurgitamento passivo crônico do fígado, rins, trato GI.

Radiologia:

Radiografia do tórax: A silhueta cardíaca pode ser normal ou alargada; o pericárdio calcificado apresenta-se em ~50% dos casos, e o derrame pleural, em ~60%.

TC e IRM podem detectar o espessamento pericárdico.

Tratamento: O tratamento é a completa ressecção cirúrgica do pericárdio; a mortalidade cirúrgica é de 6-25%; 90% dos sobreviventes da cirurgia relatam melhora nos sintomas e 50% têm alívio completo; a sobrevida em 5 anos é de 74-87% (Eur J Cardiothorac Surg 1994;8:487); os pacientes com debilidade grave, insuficiência renal, calcificação extensa do pericárdio ou radiação prévia apresentam piores prognósticos; pacientes com pericardite tuberculosa precisam de terapia medicamentosa; pacientes com doença leve beneficiam-se de administração de diuréticos e evitação dos betabloqueadores e bloqueadores do canal de Ca^{++} lentificadores (Am J Cardiol 1993;72:615).

10.3 TAMPONAMENTO CARDÍACO

J Am Coll Cardiol 1991;17:59

Causas: Qualquer forma de pericardite que possa causar acúmulo rápido de líquido pericárdico.

Epidemiologia: Em duas séries hospitalares, 32-58% dos casos de tamponamento observados em pacientes com malignidade, 14% em pacientes com pericardite idiopática, 9-14% com uremia, 9% com IM agudo e anticoagulação, 7,5% em pacientes com perfuração cardíaca, 5-7,5% com pericardite purulenta, 1-5% com tuberculose, 4% com radiação pelos raios X; 4% com mixedema, 4% com aneurisma aórtico dissecante (Circ 1981;64:633; J Am Coll Cardiol 1991;17:59).

Fisiopatologia: O espaço pericárdico normalmente contém 15-50 cm^3 de líquido; pode acomodar > 1 L se o líquido se acumular lentamente, mas o acúmulo rápido de 200 cm^3 pode aumentar a pressão intrapericárdica, causando a equalização das pressões de enchimento intracardíacas; quando a pressão ≥ pressão atrial, o enchimento diastólico decai e o volume de ejeção e o DC declinam; a liberação do peptídeo natriurético atrial é reflexamente inibido, diminuindo a excreção do Na^+ urinário.

Sintomas: Dispnéia; os pacientes também podem relatar dor torácica, fraqueza, fadiga, anorexia.

Sinais: DVJ (100% dos pacientes), taquipnéia (80%), taquicardia (77%), hipotensão (64%), abafamento das bulhas cardíacas (34%), atrito pericárdico (29%), declínio rápido na PA (25%) (Circ 1981;64:633).

Pulso paradoxal: > 15 mmHg de redução na PA sistólica durante a inspiração; pode ser difícil de se detectar na FA e hipotensão; ausente em pacientes com CIA, regurgitação aórtica grave ou hipertensão pulmonar.

Curso clínico: Fatal sem tratamento.

Complicações: Risco de complicação ameaçadora à vida pela pericardiocentese < 5%.

Laboratório:

ECG: Pode mostrar elevações de ST da pericardite, voltagens de QRS diminuídas, achatamento inespecífico da onda T, alternância elétrica (variação regular na amplitude da onda R) devida ao balanço do coração.

Ecocardiograma: Mostra o derrame pericárdico, trombos, faixas de fibrina ou tumor no espaço pericárdico, localização da distribuição do líquido e loculação; colapso do AD ou do VD na diástole são marcadores de pressões intrapericárdicas elevadas e fisiologia de tamponamento.

Radiologia: Radiografia de tórax normal ou silhueta cardíaca alargada.

Tratamento: Os pacientes com achados ecocardiográficos anormais e nenhuma DVJ, taquicardia ou pulso paradoxal requerem monitorização cuidadosa e observação; aqueles com hipotensão e/ou suspeita de perfuração/ruptura cardíaca precisam de pericardiocentese imediata ou cirurgia.

- Os betabloqueadores, os bloqueadores do canal de Ca^{++} lentificadores são contra-indicados na suspeita de tamponamento, pois a taquicardia reflexa é um importante mecanismo compensatório em face do DC em queda.
- A pericardiocentese com drenagem pelo cateter deve ser orientada pelo ecocardiograma (Mayo Clinic Proc 1998;73:647); e o cateterismo do coração direito, para documentar a elevação das pressões do coração direito e a sua melhora com a drenagem; a pericardiocentese com drenagem por cateter prolongada é segura e eficaz para pacientes com derrame pericárdico maligno (Mayo Clin Proc 2000;75:248).
- A pericardiocentese freqüentemente é complicada ou é ineficaz em pacientes com derrames < 200 mL, hemopericárdio traumático, derrame pericárdico puramente posterior ou loculado, ou em pacientes com fibrina/coágulo no espaço pericárdico.
- A pericardiectomia pode ser necessária para o derrame pericárdico recorrente e tamponamento ou para pacientes com suspeita de pericardite purulenta ou tuberculosa.

10.4 MIOCARDITE

NEJM 2000;343:1388, 1994;330:1129

Causa: Inflamação produzida pelo agente infeccioso (ver Quadro 10-1), ou através da infecção direta, efeito de toxina miocárdica ou lesão mediada imunologicamente do miocárdio; as formas idiopática, familiar e pós-parto também foram identificadas; miocardite acompanha rejeição de aloenxerto cardíaco; doença do colágeno, sarcoidose e alergia medicamentosa podem ser associadas à miocardite de células gigantes.

Epidemiologia: Na América do Norte, os vírus são os agentes causais mais prováveis; na América do Sul, a doença de Chagas é comum.

Em um estudo de 952 pacientes positivos para o HIV assintomáticos acompanhados por 60 meses, a taxa média de incidência anual de cardiomiopatia dilatada (diagnosticada pelo ecocardiograma) foi de 15,9 casos/1.000 pacientes; 83% destes pacientes tinham diagnóstico histológico de miocardite (NEJM 1998;339:1093).

Fisiopatologia: A contratilidade miocárdica é prejudicada pela lesão mediada por células ou liberação local de citocinas; o envolvimento miocárdico tipicamente é espalhado com distribuição ao acaso das lesões.

A miocardite por células gigantes é rara, uma doença rapidamente fatal de causa desconhecida que afeta adultos jovens/de meia idade.

Sintomas: Muitos pacientes podem ser assintomáticos; os pacientes sintomáticos podem notar fadiga, dispnéia, palpitações, desconforto torácico ou sinais de ICC franca.

Sinais: Taquicardia, galope de B_3; sopro sistólico apical.

Curso clínico: A sobrevida em um grupo de pacientes com um diagnóstico histopatológico de miocardite e FEVE < 0,45 foi de 20% em 1 ano e 56% em 4,3 anos (NEJM 1995;333:269).

Miocardite fulminante *vs.* não-fulminante: 93% de pacientes com miocardite fulminante estavam vivos sem terem recebido transplante cardíaco 11 anos após a biópsia e comparados com 45% daqueles com miocardite aguda (NEJM 2000;342:690); pacientes com miocardite fulminante ficam mais enfermos, mas têm um prognóstico a longo prazo melhor se eles sobreviverem ao episódio agudo.

Complicações: Os pacientes com miocardite sintomática ou assintomática desenvolverão cardiomiopatia dilatada após um longo período de latência.

Laboratório:

ECG: Anormalidades do ST-T, arritmias ventriculares, anormalidades de condução AV e IV.

Ecocardiograma: Disfunção do VE regional ou global, trombos de VE, função diastólica do VE prejudicada; pacientes com miocardite fulminante têm

Quadro 10-1. Agentes Infecciosos Associados à Miocardite

Tipo	*Exemplo*
Bacteriano	Estreptococos
	Estafilococos
	Pneumococos
	Meningococos
	Hemófilos
	Gonococos
	Brucelose
	Difteria
	Salmonella
	Tuberculose
	Tularemia
Espiroquetas	Sífilis
	Leptospirose (doença de Weil)
	Doença de Lyme
Fúngica	Aspergilose
	Actinomicose
	Blastomicose
	Candidíase
	Coccidioidomicose
	Criptococose
	Histoplasmose
Parasitária	Esquistossomose
	Toxoplasmose
	Triquiose
	Tripanossomíase (doença de Chagas)
Riquetsiais	Febre maculosa das Montanhas Rochosas
	Febre Q
	Tifo
Virais	Coxsackievírus
	Citomegalovírus
	Vírus da encefalomiocardite
	Hepatite
	HIV
	Mononucleose infecciosa
	Influenza
	Caxumba
	Pneumonia pelo *Mycoplasma*
	Poliomielite
	Psitacose
	Vírus sincicial respiratório
	Raiva
	Rubéola
	Sarampo
	Varicela
	Febre amarela

dimensões diastólicas do VE quase normais, mas uma espessura septal aumentada no ecocardiograma, enquanto aqueles com miocardite aguda têm dimensões diastólicas aumentadas e espessura normal do septo; com 6 meses, apenas os pacientes com miocardite fulminante melhoraram o encurtamento fracional (J Am Coll Cardiol 2000;36:227).

Radiologia: A radiografia de tórax pode mostrar um coração normal ou alargado; um edema pulmonar franco é observado em casos fulminantes.

Tratamento: Limitações à atividade física recomendada

- ICC tratada com tratamento de rotina; pacientes com miocardite pode ter uma sensibil:dade aumentada ao digital.
- O bloqueio atrioventricular e arritmias podem ser transitórios, mas podem ser a causa da morte súbita.
- O tratamento da miocardite com ciclosporina ou azatioprina não melhorou a função do VE ou a sobrevida; a função ventricular melhorou independentemente do fato de os pacientes receberem terapia imunossupressiva (NEJM 1995;333:269).
- Em um grupo de pacientes com miocardite por células gigantes, a sobrevida mediana foi 5,5 meses deste o início dos sintomas; pacientes tratados com corticosteróides e ciclosporina, azatioprina ou ambos sobreviveram por uma média de 12,3 meses; 34 pacientes submeteram-se a transplante cardíaco; 9 (26%) tinham infiltrados de células gigantes no coração transplantado (NEJM 1997;336:1860).

10.5 TUMORES CARDÍACOS

NEJM 1995;333:1610

Causa: Os mixomas originam-se nas células mesenquimais subendocárdicas primitivas e são supostamente uma neoplasia benigna; os fibroelastomas podem desenvolver-se secundariamente ao trauma endocárdico (Am Heart J 1975; 89:4); 25% dos tumores cardíacos são malignos.

Epidemiologia: A incidência dos tumores cardíacos encontrados na autópsia 0,0017-0,28% (Am J Cardiol 1996;77:107); os mixomas são particularmente freqüentes entre a terceira e a sexta décadas; os mixomas compõem 30-50% dos tumores benignos em adultos, lipomas ~20%, o fibroelastoma papilar ~15%; os angiossarcomas são responsáveis por ~33% dos tumores malignos em adultos, o rabdomiossarcoma, 21%; mesotelioma, 16%; o fibrossarcoma, 11%.

~10% dos pacientes com mixoma têm padrão autossômico dominante de mixomas familiares; os angiossarcomas são duas vezes mais comuns em homens do que em mulheres.

Fisiopatologia: 6-8% dos mixomas nos ventrículos, 75% no AE, 15-20% no AD; a maioria surge do septo intra-atrial na borda da *fossa ovalis*.

Os sintomas constitucionais provavelmente são devidos à produção tumoral da interleucina-6 (J Thorac Cardiovasc Surg 1992;103:599).

Sintomas: Dispnéia aos esforços (> 75% dos pacientes), febre (~50%), DPN (~25%), perda de peso (~25%), tonteira/síncope (~20%), hemoptise (~15%), morte súbita (~15%); caquexia, mal-estar; sintomas podem ocorrer com alteração da posição corporal.

Sinais: Sopro mitral (~75% dos pacientes), hipertensão pulmonar (~70%), ICC do lado direito (~70%), *plop* tumoral (som diastólico precoce que pode ser confundido com galope de B_3) (~33%), FA (~15%), fenômeno de Raynaud (< 5%) (Cardiovasc Rev Rep 1983;9:1195); B_1 amplamente desdobrada devido ao fechamento tardio da válvula mitral, galope de B_4.

Basicamente, o mixoma atrial esquerdo pode simular a doença valvular reumática, a hipertensão pulmonar ou o DPOC, a endocardite, miocardite, vasculite ou AVC; o mixoma atrial direito pode ser confundido com achados da anomalia de Ebstein, CIA, embolismo pulmonar, pericardite, doença cardíaca por carcinóide ou cardiomiopatia.

Curso clínico: Os mixomas recorrem em 1-5% dos pacientes (Thorac Cardiovasc Surg 1989;37:226); a expectativa de vida após a descoberta de um tumor cardíaco maligno tipicamente é de 1-24 meses; 75% dos pacientes com sarcomas cardíacos malignos têm doença metastática no momento da morte.

Complicações: O embolismo ocorre em 30%-40% dos pacientes com mixoma; o envolvimento das artérias cerebrais e retinianas ocorre na maioria dos casos.

Laboratório: 33% dos pacientes com mixoma terão anemia ou VHS elevada; 10% terão hipergamaglobulinemia.

As arritmias no ECG são comuns; os angiomas e os mesoteliomas são associados ao desenvolvimento de bloqueio atrioventricular.

A ecocardiografia e ETE são métodos primários para o diagnóstico dos tumores cardíacos.

Radiologia: IRM fornece as melhores imagens da anatomia do tumor cardíaco.

A arteriografia coronariana em pacientes > 40 anos é recomendada para descartar DAC concomitante.

Tratamento: A excisão cirúrgica é o tratamento de escolha para os tumores benignos; o principal risco cirúrgico é a embolização.

A cirurgia geralmente é ineficaz para os tumores malignos; a ressecção parcial, a quimioterapia e a radiação podem fornecer paliação.

11 Hipertensão

11.1 HIPERTENSÃO SISTÊMICA EM ADULTOS

Circ 2000;101:329,446; Mayo Clinic Proc 2000;75:278

Causa: 15-18% dos adultos nos EUA são hipertensos; a hipertensão essencial representa 90-94% de todos os casos observados; outras causas incluem doença renal crônica (nefrite crônica, doença renal policística, nefropatia diabética, hidronefrose), doença renovascular, coarctação da aorta, síndrome de Cushing, aldosteronismo primário, feocromocitoma, acromegalia, hipertireoidismo, hiperparatireoidismo, síndrome carcinóide, pressão intracraniana aumentada de qualquer causa, porfiria aguda, síndrome de Guillain-Barré, uso dos contraceptivos orais, DAINS, ETOH, cocaína, PCP.

Epidemiologia: A hipertensão é relatada como sendo 2-3 vezes mais comum em mulheres que tomam contraceptivos orais, especialmente obesas e mulheres mais velhas; a reposição estrogênica pós-menopausa não está associada a um aumento significativo na PA.

Entre os americanos ≥ 60 anos, a PA elevada é encontrada em 60% dos hispânicos não-brancos, 71% dos afro-americanos não-hispânicos e 61% dos americanos mexicanos.

A hipertensão é associada à obesidade, apnéia do sono, inatividade física, tabagismo, ETOH (> 88,72 ml/dia), policitemia, hiperuricemia.

A respiração por distúrbios do sono pode ser um fator de risco para a hipertensão na população geral (NEJM 2000;342:1378).

Fisiopatologia: Mecanismos da hipertensão essencial são desconhecidas.

Sintomas: A hipertensão essencial não complicada geralmente é assintomática; os sintomas freqüentemente são atribuídos à hipertensão (cefaléia, rubor facial, tinido, tonteiras) igualmente prevalente na população normotensa.

Figuras 11-1 a 11-7 são reimpressões de *National Heart, Lung, and Blood Institute.* JNC-6: NIH Publication 98-4080, 1997.

Sinais: Classificação da PA JNC-6: ***ótima*** < 120 mmHg sistólica, < 80 mmHg diastólica; ***normal*** < 130 e < 85; ***normal alta*** 130-139 ou 85-89; ***hipertensão estágio 1*** 140-159 ou 90-99, ***estágio 2*** 160-179 ou 100-109, ***estágio 3*** > 180 ou > 110.

Possíveis achados no exame físico: Retinopatia hipertensiva (estreitamento arteriolar, constrições arteriolares focais, alterações no cruzamento arteriovenoso, hemorragia e exsudatos, edema do disco óptico); frêmitos carotídeos, veias distendidas, batimento cardíaco irregular ou rápida, cardiomegalia, levantamento precordial, cliques, sopros, B_3, B_4; estertores; frêmitos abdominais, pulsação aórtica anormal; pulsações arteriais periféricas; pulsações arteriais periféricas diminuídas/ausentes, frêmitos, edema; cefaléia, palpitações, palidez e perspiração sugerem feocromocitoma; pulsos arteriais femorais atrasados/ausentes e PA diminuída nas extremidades inferiores sugerem coarctação aórtica; obesidade truncal com estrias purpúricas observadas na síndrome de Cushing.

Curso clínico: Framingham: a mortalidade por todas as causas é menor entre homens com história a longo prazo de hipertensão (31% *vs.* 43%); mortalidade por DCV menor do que a metade (13% *vs.* 28%); entre as mulheres tratadas, a mortalidade por todas as causas foi de 21% *vs.* 34%, a mortalidade por DCV foi 9% *vs.* 19% (Circ 1996;93:697).

Pacientes com controle adequado da PA em captopril, HCTZ e atenolol mostraram redução na massa do VE após 1 ano; pacientes em uso de diltiazem, clonidina ou prazosin não o fazem (Circ 1997;95:2007); em uma metanálise, inibidores da ECA foram mais potentes do que os betabloqueadores e diuréticos na redução do índice de massa do VE (JAMA 1996;275:1507).

Complicações: 50% dos pacientes com hipertensão não-tratada morrem de doença aterosclerótica cardíaca/ICC, 33% morrem de AVC, 10-15% morrem de insuficiência renal; hipertensão é a principal causa de insuficiência do VE nos EUA (Framingham Heart Study).

Laboratório: Para todos os pacientes: ECG, glicose sérica, eletrólitos, Ca^{++}, creatinina, hemograma, EAS; considerar estudos de função tireoidiana, especialmente nos idosos; o perfil lipídico para a estratificação de risco.

Se a idade do paciente, a gravidade da hipertensão, os exames laboratoriais iniciais sugerirem hipertensão secundária, se a PA não for responsiva ao tratamento ou começa a aumentar ou se o início da hipertensão for súbito, teste para feocromocitoma (urina de 24 horas para as catecolaminas totais ou metanefrina/ácido vanilmandélico) ou anormalidades dos mineralocorticóides (atividade plasmática da renina, aldosterona plasmática, aldosterona na urina e Na^+); para este último, o paciente precisa estar em dieta com alto teor de sal na ausência dos betabloqueadores ou dos bloqueadores dos canais de Ca^{++}, inibidores da ECA, diuréticos tiazídicos; controle da PA com a clonidina ou alfa-betabloqueadores.

A relação da metanefrina/creatinina é um teste sensível e específico para o feocromocitoma, mas os eventos agudos podem aumentar a excreção da metanefrina urinária (Ann IM 1996;125:300).

Radiologia: Radiografia, se se suspeita de doença cardíaca; cintilografia renal com captopril, ultra-sonografia renal *duplex* se a probabilidade de hipertensão renovascular for moderada (frêmito abdominal, idade < 20 anos, hipertensão refratária ao tratamento padrão, paciente com doença vascular oclusiva); arteriografia renal para pacientes com alta probabilidade (hipertensão maligna, hipertensão grau 4 com insuficiência renal progressiva).

Tratamento: Ver Figuras 11-1a11-7 (dados do JNC-6, NIH Publicação nº 98-4080).

- As recomendações para acompanhamento inicial da PA (JNC 6): < 130 mmHg sistólica ou < 85 mmHg diastólica, reavaliar em 2 anos; se 130-139 ou 85-89, reavaliar em 1 ano; 140-159 ou 90-99, confirme em 2 meses; 160-179 ou 100-109, avaliar ou referir a fonte de cuidados 1 mês; > 180 ou > 110, avaliar ou referir a fonte de cuidados imediatamente ou em 1 semana, dependendo da situação clínica.
- Dieta: Evitar alta ingesta de NaCl; ingesta adequada de frutas, vegetais e produtos laticínios sem gorduras e com baixo teor de gordura; para a população geral, o AHA recomenda consumo diário médio de NaCl pelos adultos < 6 g (Circ 1998; 98: 613); no entanto, em 58 estudos das pessoas hipertensivas, o efeito da ingesta reduzida de Na^+ sobre a PAS foi 3,9 mmHg e sobre a PAD foi de 1,9 mmHg (JAMA 1998;279:1383); nos estudos de prevenção, as modificações da PA estão mais convincentemente relacionadas a alterações no peso do que na alteração do sal dietético.
- Outras medidas preventivas: perder peso se acima do peso; limitar ingesta de álcool para 29,57 ml/dia, metade desta dose/dia para mulheres e pessoas de menor peso; aumentar a atividade física aeróbia; reduzir a ingesta de Na para 2,4 g Na^+/6 g NaCl por dia; manter ingesta adequada de K, Ca, Mg; parar de fumar.
- Revisão de estudos (16.164 pacientes ≥ 60 anos): Tratamento diurético eficaz na prevenção do AVC, AIT, DAC, mortalidade cardiovascular e de todas as causas; betabloqueadores nestes estudos reduzem os riscos de AVC/AIT, mas não previne a DAC ou reduz a mortalidade cardiovascular e por todas as causas (JAMA 1998;279:1903).
- Pacientes mais velhos com hipertensão sistólica: Clortalidona protetora contra a ICC; em pacientes com IM prévio, o risco reduziu-se a 80% (JAMA 1997;278:212).

Começar ou Continuar Modificações do Estilo de Vida

↓

Não uma Pressão Arterial Alvo (< 140/90 mmHg)
Menores alvos para os pacientes com diabetes ou doença renal (ver Capítulo 4)

↓

Drogas de Escolha Iniciais*

Hipertensão Não-Complicada

Diuréticos
Betabloqueadores

Indicações Específicas para as Seguintes Drogas (ver Quadro 9)

Inibidores da ECA
Bloqueadores do receptor da angiotensina II
Alfabloqueadores
Alfa-betabloqueadores
Betabloqueadores
Antagonistas do cálcio
Diuréticos

Indicações Impositivas†

Diabetes melito (tipo 1) com proteinúria
- Inibidores da ECA

Insuficiência cardíaca
- Inibidores da ECA
- Diuréticos

Hipertensão sistólica isolada (pessoas mais velhas)
- Diuréticos **preferidos**
- Antagonistas do cálcio diidropiridínicos de ação longa

Infarto do miocárdio
- Betabloqueadores (não ASI)
- Inibidores da ECA (com disfunção sistólica)

- Começar com uma baixa dose de uma droga de ação longa uma vez ao dia e ir ajustando a dose
- Combinações com doses baixas podem ser apropriadas

↓

Não Atingiu a Pressão Arterial-Alvo

↓ Nenhuma resposta ou efeitos colaterais incômodos
↓ Substituir por outra droga de uma classe diferente

↓ Resposta inadequada mas bem-tolerada
↓ Acrescentar um segundo agente de uma classe diferente (diurético se não estiver sendo usado)

↓

Não Atingiu a Pressão-Alvo

↓

Continuar a acrescentar agentes de outras classes.
Considerar referência para um especialista em hipertensão

*A menos que seja contra-indicado. ECA, indica a enzima conversora da angiotensina; ASI, atividade simpaticomimética intrínseca.
†Com base em estudos clínicos randomizados (ver Capítulos 3 e 4).

Figura 11-1. Algoritmo de tratamento da hipertensão.

Droga	Nome Comercial	Variação Usual de Dosagem, mg/dia Total† (Freqüência por Dia)	Efeitos Colaterais Selecionados e Comentários†
Diuréticos (lista parcial)			A curto prazo: aumenta os níveis de colesterol e de glicose; anormalidades bioquímicas: diminui os níveis de potássio, sódio e de magnésio, aumenta os níveis de ácido úrico e de cálcio; raros: discrasias sangüíneas, fotossensibilidade, pancreatite, hiponatremia
Clortalidona (G)†	Higroton	12,5-50 (1)	
Hidroclorotiazida (G)	Hydrodiuril, Microzide, Esidrix	12,5-50 (1)	
Indaparnida	Lozol	1,25-5 (7)	(Menos ou nenhuma hipercolesterolemia)
Metolazona	Mykrox	0,5-1,0 (1)	
	Zaroxolyn	2,5-10 (7)	
De ação nas alças			
Bumetanida (G)	Burnex	0,5-4 (2-3)	(Ação de curta duração, nenhuma hiperpotassemia)
Ácido etacrínico	Edecrin	25-100 (2-3)	(Único diurético não-sulfonamida, ototoxicidade)
Furosemida (G)	Lasix	40-240 (2-3)	(Ação de curta duração, nenhuma hipercalcemia)
Torsenida	Dernadex	5-100 (1-2)	
Agentes poupadores de potássio			Hiperpotassemia
Hidrocloreto de amilorida (G)	Midarner	5-10 (1)	
Espironolactona (G)	Aldactone	25-100 (1)	(Ginecomastia)
Triantereno (G)	Dyrenium	25-100 (1)	
Inibidores adrenérgicos			
Agentes periféricos			
Guanadrel	Hylorel	10-75 (2)	(Hipotensão postural, diarréia)
Monossulfato de guanetidina	Ismelm	10-150 (1)	(Hipotensão postural, diarréia)
Reserpina (G)**	Serpasn	0,05-0,25 (1)	(Congestão nasal, sedação, depressão, ativação de úlcera péptica). Sedação, boca seca, bradicardia, hipertensão com a suspensão
Agonistas alfa centrais			
Hidrocloreto de clonidina (G)	Catapres	0,2-1,2 (2-3)	(Mais sintomas de abstinência)
Acetato de guanabenz (G)	Wytensin	8-32 (2)	
Hidrocloreto de guanfacina (G)	Tenex	1-3 (1)	(Menos abstinência)
Metildopa (G)	Aldomet	500-3.000 (2)	(Distúrbios hepáticos e "auto-imunes") Hipotensão postural
Alfabloqueadores			
Mesilato de doxazosin	Cardura	1-16 (1)	
Hidrocloreto de prazosin (G)	Minipress	2-30 (2-3)	
Hidrocloreto de terazosin	Hytrin	1-20 (1)	
Betabloqueadores			Broncoespasmo, bradicardia, insuficiência cardíaca, pode mascarar a hipoglicemia induzida pela insulina; menos graves: circulação periférica prejudicada, insônia, fadiga, tolerância ao exercício reduzida, hipertrigliceridemia (exceto agentes com atividade simpatomimética intrínseca)
Acebutolol§‡	Sectral	200-800 (1)	
Atenolol (G)§	Tenormin	25-100 (1-2)	
Betaxolol§	Kerlone	5-20 (1)	
Fumarato de bisoprolol§	Zebeta	2,5-10 (1)	
Hidrocloreto de carteolol‡	Cartrol	2,5-10 (1)	
Tartarato de metoprolol (G)§	Lopressor	50-300 (2)	
Succinato de metoprolol§	Toprol XL	50-300 (1)	
Nadolol (G)	Corgard	40-320 (1)	
Sulfato de penbutolol‡	Levatol	10-20 (1)	
Pindolol (G)‡	Visken	10-60 (2)	
Hidrocloreto de propranolol (G)	Inderal	40-480 (2)	
	Inderal LA	40-480 (1)	
Maleato de timolol (G)	Biocadren	20-60 (2)	

Figura 11-2. Medicações anti-hipertensivas.

Droga	Nome Comercial	Variação Usual de Dosagem, mg/dia Total† (Freqüência por Dia)	Efeitos Colaterais Selecionados e Comentários†
Bloqueadores alfa e beta combinados			Hipotensão postural, broncoespasmo
Carvedilol	Coreg	12,5-50 (2)	
Hidrocloreto de labetalol (G)	Normodyn, Trandate	200-1,200 (2)	
Vasodilatadores diretos			
Hidrocloreto de hidralazina (G)	Apresolina	50-300 (2)	Cefaléias, retenção de líquidos, taquicardia (Síndrome lúpus)
Minoxidil (G)	Loniten	5-100 (1)	(Hirsutismo)
Antagonistas do cálcio			
Não-diidropiridínicos			Defeitos de condução, piora da disfunção sistólica, hiperplasia gengival
Hidrocloreto de diltiazem	Cardizem SR	120-360 (2)	(Náusea, cefaléia)
	Cardizem CD	120-360 (1)	
	Dilacor XR, Tiazac		
Diidrocloreto de mibefradil (antagonista do cálcio do canal T)	Posicor	50-100 (1)	(Nenhuma piora da disfunção sistólica; contra-indicado com terfenadina [Seldane], astemizole [Hismanal] e cisapride [Propulsid])
Hidrocloreto de verapamil	Isoptin SR, Calan SR	90-480 (2)	(Constipação)
	Verelan, Covera HS	120-480 (1)	
Diidropiridinas			Edema dos tornozelos, *flushing*, cefaléia, hipertrofia gengival
Besilato de amlodipina	Norvasc	2,5-10 (1)	
Felodipina	Plendil	2,5-20 (1)	
Isradipina	DynaCirc	5-20 (2)	
	DynaCirc CR	5-20 (1)	
Nicardipina	Cardene SR	60-90 (2)	
Nifedipina	Procardia XL, Adalat CC	30-120 (1)	
Nisoldipina	Sular	20-60 (1)	
Inibidores da ECA			Comum: tosse; raros: angioedema, hiperpotassemia, *rash*, perda do paladar, leucopenia
Hidrocloreto de benazepril	Lotensin	5-40 (1-2)	
Captopril (G)	Capoten	25-150 (2-3)	
Maleato de enalapril	Vasotec	5-40 (1-2)	
Fosinopril sódico	Monopril	10-40 (1-2)	
Lisinopril	Prinivil, Zestril	5-40 (1)	
Moexipril	Univasc	7,5-15 (1-2)	
Hidrocloreto de quinapril	Accupril	5-80 (1-2)	
Ramipril	Altace	1,25-20 (1-2)	
Trandolapril	Mavik	1-4 (1)	
Bloqueadores do receptor da angiotensina II			Angioedema (muito raro); hiperpotassemia
Losartan potássio	Cozaar	25-100 (1-2)	
Valsartan	Diovan	80-320 (1)	
Irbesartan	Avapro	150-300 (1)	

*Estas dosagens podem variar em relação àquelas listadas no *Physicians Desk Reference* (51st edition), que pode ser consultado para informações adicionais. A listagem dos efeitos colaterais não inclui todos, e os efeitos são para as classes das drogas, exceto quando anotado para drogas individuais (em parênteses); recomenda-se que os clínicosconsultem a bula do remédio para uma listagem mais detalhada.
†(G) indica genérico disponível.
‡Tem atividade simpatomimética intrínseca.
§Cardiosseletividade.
**Também age centralmente.

Figura 11-2 *(Cont.)*. Medicações anti-hipertensivas.

Droga	Nome Comercial
Bloqueadores betadrenérgicos e diuréticos	
Atenolol, 50 ou 100 mg/clortalidona 25 mg	Tenoretic
Fumarato de bisoprolol 2,5, 5 ou 10 mg/hidroclorotiazida, 6,25 mg	Ziac*
Tartarato de metoprolol 50 ou 100 mg/hidroclorotiazida 25 ou 50 mg	Lopressor HCT
Nadolol 40 ou 80 mg/bendroflumetiazide, 5 mg	Corzide
Hidrocloreto de propranolol, 40 ou 80 mg/hidroclorotiazida, 25 mg	Inderide
Hidrocloreto de propranolol (liberação prolongada), 80, 120 ou 160 mg/hidroclorotiazida 50 mg	Inderide LA
Maleato de timolol, 10 mg/hidroclorotiazida, 25 mg	Timolide
Inibidores da ECA e diuréticos	
Hidrocloreto de benazepril 5, 10 ou 20 mg/hidroclorotiazida 6,25, 12,5 ou 25 mg	Lotensin HCT
Captopril 25 ou 50 mg/hidroclorotiazida 15 ou 25 mg	Capozide*
Maleato de enalapril 5 ou 10 mg/hidroclorotiazida 12,5 ou 25 mg	Vaseretic
Lisinopril 10 ou 20 mg/hidroclorotiazida 12,5 ou 25 mg	Prinzide, Zestoretic
Antagonistas do receptor da angiotensina II e diuréticos	
Losartan potássico 50 mg/hidroclorotiazida 12,5 mg	Hyzaar
Antagonistas do cálcio e inibidores da ECA	
Besilato de amiodipina 2,5 ou 5 mg/hidrocloreto de benazepril 10 ou 20 mg	Lotrel
Hidrocloreto de diltiazem 180 mg/maleato de enalapril 5 mg	Teczem
Hidrocloreto de verapamil (liberação prolongada), 180 ou 240 mg/trandolapril. 1, 2 ou 4 mg	Tarka
Felodipina 5 mg/maleato de enalapril 5 mg	Lexxel
Outras combinações	
Triantereno 37,5, 50 ou 75 mg/hidroclorotiazida, 25 ou 50 mg	Dyazide, Maxide
Espironolactona 25 ou 50 mg/hidroclorotiazida 25 ou 50 mg	Aldactazide
Hidrocloreto de amilorida 5 mg/hidroclorotiazida 50 mg	Moduretic
Monossulfato de guanetidina 10 mg/hidroclorotiazida 25 mg	Esimil
Hidrocloreto de hidralazina 25, 50 ou 100 mg/hidroclorotiazida 25 ou 50 mg	Apresazide
Metildopa 250 ou 500 mg/hidroclorotiazida 15, 25, 30 ou 50 mg	Aldoril
Reserpina 0,125 mg/hidroclorotiazida 25 ou 50 mg	Hydropress
Reserpina 0,10 mg/hidrocloreto de hidralazina 25 mg/hidroclorotiazida 15 mg	Ser Ap Es
Hidrocloreto de clonidina 0,1, 0,2 ou 0,3 mg/clortandona 15 mg	Combipres
Metildopa 250 mg/clorotiazida 150 ou 250 mg	Aldochlor
Reserpina 0,125 ou 0,25 mg/clortalidona 25 ou 50 mg	Demi Regroton
Reserpina 0,125 ou 0,25 mg/clorotiazida 250 ou 500 mg	Diupress
Hidrocloreto de prazosin, 1, 2 ou 5 mg/politiazida 0,5 mg	Minizide

*Aprovado para terapia inicial.

Figura 11-3. Medicações anti-hipertensivas em combinação.

- Antagonistas do canal de cálcio de ação longa diidropiridínicos, podem ser considerados para idosos (JNC-6).
- Inibidores da ECA são preferíveis como tratamento inicial em pacientes hipertensos com diabetes e nefropatia ou função do VE deprimida com ou sem sintomas de insuficiência cardíaca; inibidores da ECA são mais eficazes que outros agentes anti-hipertensivos na redução do desenvolvimento de doença renal terminal não-diabética (Ann IN 1997;127:337); dados são mais limitados para os antagonistas dos receptores da angiotensina II.

Indicação	*Terapia Medicamentosa*
Indicações impostas, a menos que contra-indicado	
Diabetes melito (tipo 1) com proteinúria	IECA
Insuficiência cardíaca	IECA, diuréticos
Hipertensão sistólica isolada (pacientes mais velhos)	Diuréticos (preferido), AC (DHP de ação longa)
Infarto do miocárdio	Betabloqueadores (não-ASI), IECA (com disfunção sistólica)
Pode ter efeitos favoráveis sobre as co-morbidades†	
Angina	Betabloqueadores, AC
Taquicardia atrial e fibrilação atrial	Betabloqueadores, AC (não-DHP)
Hipertensão induzida pela ciclosporina (cautela com a dose de ciclosporina)	AC
Diabetes melito (tipos 1 e 2) com proteinúria	IECA (preferidos), AC
Diabetes (tipo 2)	Diuréticos em baixas doses
Dislipidemia	Alfa-bloqueadores
Tremor essencial	Betabloqueadores (não-CS)
Insuficiência cardíaca	Carvedilol, losartan potássico
Hipertireoidismo	Betabloqueadores
Enxaqueca	Betabloqueadores (não-CS), AC (não-DHP)
Infarto do miocárdio	Hidrocloreto de diltiazem, hidrocloreto de verapamil
Osteoporose	Tiazidas
Hipertensão pré-operatória	Betabloqueadores
Prostatismo (HPB)	Alfa-bloqueadores
Insuficiência renal (cautela na hipertensão renovascular e creatinina > 265,2 μmol/L [3 mg/dL])	IECA
Pode ter efeitos desfavoráveis sobre as co-morbidades†‡	
Broncoespasmo	Betabloqueadores§
Depressão	Betabloqueadores, alfa-agonistas centrais, reserpina§
Diabetes melito (tipos 1 e 2)	Betabloqueadores, diuréticos em altas doses
Dislipidemia	Betabloqueadores (não-ASI), diuréticos em altas doses
Gota	Diuréticos
Bloqueio de 2* ou 3* graus	Betabloqueadores§, AC (não-DHP)§
Insuficiência cardíaca	Betabloqueadores (exceto carvedilol) AC exceto besilato de amlodipina, relodipina
Doença hepática	Hidrocloreto de labetalol, metildopa§
Doença vascular periférica	Betabloqueadores
Gravidez	IECA§, bloqueadores do receptor da angiotensina II§
Insuficiência renal	Agentes poupadores de potássio
Doença renovascular	IECA, bloqueadores do receptor da angiotensina II

*Para as recomendações sobre a terapia medicamentosa inicial ver Figura 8-1. Para referências ver capítulo 4, *Physicians Desk Reference* (51st edition) e Kaplan e Gifford. IECA, inibidores da enzima conversora da angiotensina; HPB, hiperplasia prostática benigna; AC, antagonistas do cálcio; DHP, diidropiridinas; ASI, atividade simpatomimética intrínseca; IM, infarto do miocárdio não-CS não-cardiosseletivo.

†Condições e drogas são listadas em ordem alfabética.

‡Estas drogas podem ser usadas em monitorização especial a menos que contra-indicadas.

§Contra-indicado.

Figura 11-4. Terapia anti-hipertensiva individualizada.

Droga	*Dose*[†]	*Início de Ação*	*Duração da Ação*	*Efeitos Adversos*[‡]	*Indicações Especiais*
Vasodilatadores					
Nitroprussiato de sódio	0,25-10 μg/kg por min infusão IV[§] (dose máxima para 10 min apenas)	Imediato	1-2 min	Náusea, vômitos, contrações musculares, sudorese, intoxicação pelo tiocianato e pelo cianeto	A maioria das emergências hipertensivas; cautela com a pressão intracraniana elevada ou azotemia
Hidrocloreto de nicardipina	5-15 mg/h IV	5-10 min	1-4 h	Taquicardia, cefaléia, *flushing*, flebite local	A maioria das emergências hipertensivas exceto insuficiência cardíaca aguda com isquemia coronariana
Mesilato de fenaldopam	0,13-0,3 μg/kg por minuto como infusão IV	< 5 min	30 min	Taquicardia, cefaléia, náusea, *flushing*	A maioria das emergências hipertensivas; cautela com o glaucoma
Nitroglicerina	5-100 mg/min como infusão IV	2-5 min	3-5 min	Cefaléia, vômitos, metemoglobinemia, tolerância com uso prolongado	Isquemia coronariana
Enalaprilato	1,25-5 mg a cada 5 h IV	15-30 min	6 h	Queda abrupta na pressão nos estados com renina alta; resposta variável	Insuficiência ventricular esquerda aguda; evitar no infarto agudo do miocárdio
Hidrocloreto de hidralazina	10-20 mg IV 10-50 mg IM	10-20 min 20-30 min	3-8 h	Taquicardia, *flushing*, cefaléia, vômito, agravação da angina	Eclâmpsia
Diazóxido	50-100 mg IV bolo repetido ou 15-30 mg/min infusão	2-4 min	6-12 h	Náusea, *flushing*, taquicardia, dor torácica	Agora obsoleto; quando nenhuma monitorização intensiva disponível
Inibidores adrenérgicos					
Hidrocloreto de labetalol	20-80 mg IV em bolo a cada 10 min 0,5-2,0 mg/min infusão IV	5-10 min	3-6 h	Vômitos, queimação no escalpo, queimação na garganta, tonteira, náusea, bloqueio AV, hipotensão ortostática	A maioria das emergências hipertensivas, exceto insuficiência cardíaca aguda
Hidrocloreto de esmolol	250-500 mg/kg/min por 1 min, então 50-100 mg/kg/min por 4 min; pode repetir a seqüência	1-2 min	10-20 min	Hipotensão, náusea	Dissecção aórtica, perioperatório
Fentolamina	5-15 mg IV	1-2 min	3-10 min	Taquicardia, *flushing*, cefaléia	Excesso de catecolaminas

*Estas doses podem variar daquelas no *Physician Desk Reference* (51st edition).
†IV intravenoso; IM intramuscular.
‡Pode ocorrer hipotensão com todos os agentes.
§Requer sistemas especiais de administração.

Figura 11-5. Tratamento IV emergencial das crises hipertensivas.

Classe do Agente	*Eficácia Aumentada*	*Eficácia Reduzida*	*Efeito sobre Outras Drogas*
Diuréticos	• Diuréticos que agem em sítios diferentes no néfron (p. ex., furosemida[†] tiazidas)	• Agentes ligadores da resina • DAINS • Esteróides	• Diuréticos elevam os níveis séricos de lítio • Os agentes poupadores de potássio podem exacerbar a hiperpotassemia devido aos inibidores da ECA
Betabloqueadores	• Cimetidina (betabloqueadores metabolizados no fígado) • Quinidina (betabloqueadores metabolizados hepaticamente) • Alimento (betabloqueadores metabolizados no fígado)	• DAINS • A suspensão da clonidina • Agentes que induzem as enzimas hepáticas, incluindo a rifampicina e o fenobarbital	• O hidrocloreto de propranolol induz as enzimas hepáticas a aumentarem o *clearance* de drogas com vias metabólicas similares • Os betabloqueadores podem mascarar e prolongar a hipoglicemia induzida pela insulina • Pode ocorrer bloqueio AV com antagonistas de cálcio não-diidropiridínicos • Os simpatomiméticos causam uma vasoconstrição alfa-adrenorreceptor-mediada sem oposição • Os betabloqueadores aumentam o potencial de inclusão de angina ou cocaína • Os inibidores da ECA podem elevar os níveis séricos de lítio
Inibidores da ECA	• Clorpromazina ou clozapina	• DAINS • Antiácidos • O alimento reduz a absorção (moexipril)	• Os inibidores da ECA podem exacerbar os efeitos hiperpotassêmicos dos diuréticos poupadores de potássio
Antagonistas do cálcio	• Suco de pomelo (algumas diidropiridinas) • Cimetidina ou ranitidina (antagonistas de cálcio com metabolismo hepático	• Agentes que induzem as enzimas hepáticas, incluindo a rifampicina e o fenobarbital	• Os níveis de ciclospan aumentam[†] com o hidrocloreto de diltiazem, hidrocloreto de verapamil, diidrocloreto de mibefrabil ou hidrocloreto de nicardipina (mas não com a felodipina, isradipina ou nifedipina) • Os não-diidropiridínicos aumentam os níveis de outras drogas metabolizadas pelos mesmos sistemas enzimáticos, incluindo a digoxina, quinidina, sulfoniluréias e teofilina • O hidrocloreto de verapamil pode reduzir os níveis séricos de lítio
Alfa-bloqueadores			• O prazosin pode diminuir o *clearance* do hidrocloreto de verapamil
Agonistas alfa centrais e bloqueadores neuronais periféricos		• Antidepressivos tricíclicos (e provavelmente as fenotiazinas) • Inibidores da monoamina oxidase • Simpatomiméticos ou as fenotiazinas antagonizam o monossulfato de guanetidina ou o sulfato de guanadrel • Sais de ferro podem reduzir a absorção da metildopa	• A metildopa pode aumentar os níveis séricos de lítio • A gravidade da abstinência do hidrocloreto de clonidina pode ser aumentada pelos betabloqueadores • Muitos agentes usados em anestesia são potencializados pelo hidrocloreto de clonidina

*Para recomendações iniciais de terapia medicamentosa, ver Figura 8. Ver também *Physicians Desk Reference* (51st edition) e *Cardiovascular Pharmacotherapeutics* (New York: Mc-Graw-Hill), 1997. DAINS, drogas antiinflamatórias não-esteróides; ECA, enzima conversora da angiotensina.

[†]Esta é uma interação medicamentosa clinica e economicamente benéfica, pois ela tanto retarda a progressão da aterosclerose nos recipientes de transplante cardíaco quanto reduz a dose diária requerida de ciclosporina.

Figura 11-6. Interações medicamentosas dos anti-hipertensivos.

O relato do *NHBPEP Working Group on High Blood Pressure in Pregnancy*[165] permite a continuação da terapia medicamentosa em mulheres com hipertensão crônica (exceto pelos inibidores da ECA). Além disso, os bloqueadores do receptor da angiotensina II não devem ser usados durante a gravidez. Em mulheres com hipertensão crônica com níveis diastólicos de 100 mmHg ou maiores (menores quando danos em órgãos-alvo ou doença renal subjacente está presente) e em mulheres com hipertensão aguda quando níveis são 105 mmHg ou maiores, os seguintes agentes são sugeridos.

Droga Sugerida	***Comentários***
Alfa-agonistas centrais	Metildopa (C) é a droga de escolha recomendada pelo *NHBPEP Working Group*[165]
Betabloqueadores	Atenolol (C) e metoprolol (C) parecem ser seguros e eficazes no final da gravidez Labetalol (C) também parece ser efetivo (bloqueador alfa e beta)
Antagonistas de cálcio	Sinergismo em potencial com o sulfato de magnésio pode levar a uma hipotensão súbita (C)
Inibidores da ECA, bloqueadores do receptor da angiotensina II	Anormalidades fetais, incluindo morte, podem ser causadas, e estas drogas não devem ser usadas durante a gravidez (D)
Diuréticos	Diuréticos (C) são recomendados para a hipertensão crônica se prescritos antes da gestação ou se a paciente parece ser sensível ao sal. Eles não são recomendados na pré-eclâmpsia
Vasodilatadores diretos	A hidralazina (C) é a droga parenteral de escolha com base na sua longa história de segurança e eficácia (C)

*Adaptado de Sibel[162] e Lindheimer[163]. Existem várias outras drogas anti-hipertensivas para as quais existem dados muito limitados. O U.S. Food and Drug Administration classifica o risco da gravidez como a seguir: C, efeitos adversos em animais; nenhum estudo controlado em humanos; usar se o risco parecer justificado; D, evidência positiva de risco fetal.
ECA, indica enzima conversora da angiotensina.

Figura 11-7. Drogas anti-hipertensivas usadas durante a gravidez.

- Uso de agentes bloqueadores do canal de cálcio não-diidropiridínicos podem reduzir reinfarto em pacientes com doença cardíaca aterosclerótica, mas a mortalidade não é reduzida; as fórmulas de ação longa podem reduzir os AVCs e arritmias em pacientes hipertensos e diminui a ICC em pacientes com cardiomiopatia dilatada, mas não isquêmica; agentes de ação curta (primariamente aqueles que aumentam a freqüência cardíaca) podem aumentar os eventos DAC em pacientes hipertensos (J Am Coll Cardiol 1997;29: 1414); no estudo de 3.539 pacientes com hipertensão, não foram encontradas diferenças na mortalidade entre os indivíduos que estavam usando um antagonista de canal de Ca^{++} e aqueles que não estavam (Arch Intern Med 1998;158:1882).
- Nenhum aumento no risco de hipoglicemia sério entre os usuários de qualquer classe de agentes anti-hipertensivos, em idosos que precisam de insulina ou sulfoniluréias (JAMA 1997;278:40).

Quadro 11-1. Estratificação de Risco na Hipertensão

Estágios da Pressão Arterial (mmHg)	*Grupo de Risco A (Nenhum Fator de Risco: Nenhum LOA/CCD)*	*Grupo de Risco B (pelo menos 1 Fator de Risco, não se Incluindo o Diabetes; Nenhum LOA/CCD)*	*Grupo de Risco C (LOA/CCD e/ou Diabetes com ou sem Outros Fatores de Risco)*
Normal-alta (130-139/85-89)	Modificação do estilo de vida	Modificação do estilo de vida	Terapia medicamentosa
Estágio 1 (140-159/90-99)	Modificação do estilo de vida (até 12 meses)	Modificação do estilo de vida (até 6 meses)	Terapia medicamentosa
Estágio 2 e 3 (≥ 160/≥ 100)	Terapia medicamentosa	Terapia medicamentosa	Terapia medicamentosa

(Do National Heart, Lung and Blood Institute. JNC-6: NIH Publication 98-4080, 1997.)

HIPERTENSÃO

- O objetivo da PA para os pacientes com insuficiência renal e > 1 g por dia é 125/75 mmHg; para aqueles com menos proteinúria, o objetivo é 130/85 mmHg.
- O objetivo da PA para os pacientes com diabetes < 130/85 mmHg.
- Hipotensão ortostática ocorre em > 50% dos residentes idosos em casas geriátricas; tem relações com PA elevada, mas não medicação anti-hipertensiva (JAMA 1997;277:1299); midodrina 10 mg VO três vezes ao dia melhoraram a PA sistólica em pé e relatou sintomas em pacientes com hipotensão ortostática neurogênica; os principais efeitos adversos foram a retenção urinária e a hipertensão supina (JAMA 1997;277:1046).
- Em pacientes com hipertensão e estenose da artéria renal, relatou-se que a angioplastia proporciona poucas vantagens em relação ao tratamento com droga anti-hipertensiva (NEJM 2000;342:1007).
- O tratamento médico dos adenomas produtores de aldosterona é uma opção viável para o controle da pressão arterial e da concentração de K^+ sérico (Ann IM 1999;131:105).
- A absorção SL da nifedipina é ruim, e a maior parte desta droga é absorvida pela mucosa intestinal; devido aos sérios efeitos adversos (isquemia cerebrovascular, AVC, hipotensão grave, IAM, distúrbios de condução, angústia fetal, morte) relatados, o uso das cápsulas de nifedipina para as emergências hipertensivas deve ser abandonado (JAMA 1996;276:1328).
- ***Principais fatores de risco*** incluem tabagismo, dislipidemias, diabetes melito, idade > 60 anos, sexo (homens e mulheres após a menopausa), história

familiar de doença cardiovascular – mulheres com menos de 65 anos ou homens com menos de 55 anos; *dano de órgão-alvo/critérios clínicos de doença cardiovascular* incluem HVE, angina, IM prévio; PTCA ou CABG prévios, ICC; AIT ou AVC; nefropatia; doença arterial periférica; retinopatia.

11.2 HIPERTENSÃO EM CRIANÇAS

NEJM 1996;335:1968

Causa: Em neonatos e bebês pequenos: trombose da artéria renal após cateterismo da artéria umbilical, coarctação da aorta, doença renal congênita, estenose da artéria renal; menos comumente, displasia broncopulmonar, persistência do canal arterial, hemorragia intraventricular.

Idade 1-10: doença renal, coarctação da aorta; menos comumente, estenose da artéria renal, hipercalcemia, neurofibromatose, tumores neurogênicos, feocromocitoma, excesso de mineralocorticóides, hiperaldosteronismo primário, deficiência de 1β-hidroxilase, deficiência de 17α-hidroxilase, síndrome de Liddle, aldosteronismo remediável pelos glicocorticóides, hipertireoi-

Quadro 11-2. Pressão Arterial Normal em Crianças (NEJM 1996;335:1968)[a]

		Percentil de Altura para Meninos				*Percentil de Altura para Meninas*			
Pressão Arterial	*Idade (Anos)*	*5º*	*25º (mmHg)*	*75º*	*95º*	*5º*	*25º (mmHg)*	*75º*	*95º*
Sistólica	3	104	107	111	113	104	105	108	110
	6	109	112	115	117	108	110	112	114
	10	114	117	121	123	116	117	120	122
	13	121	124	128	130	121	123	126	128
	16	129	132	136	138	125	127	130	132
Diastólica	3	63	64	66	67	65	65	67	68
	6	72	73	75	76	71	72	73	75
	10	77	79	80	82	77	77	79	80
	13	79	81	83	84	80	81	82	84
	16	83	84	86	87	83	83	85	86

[a]Os percentis de altura foram determinados com as curvas-padrão de crescimento. Dados são adaptados daqueles do *Task Force on High Blood Pressure in Children and Adolescents*.

dismo, hipertensão transitória após cirurgia urológica, hipertensão induzida pela imobilização (tração), hipertensão associada à apnéia do sono.

Adolescente: Todos os anteriores mais hipertensão essencial.

Epidemiologia: PA ligeiramente maior em meninos do que em meninas durante a primeira década; diferença amplia-se por volta da puberdade; uma relação direta entre o peso e a PA apresenta-se desde a idade de 5 anos; torna-se mais proeminente na segunda década; a altura também é independentemente relacionada à PA em todas as idades; nenhuma diferença significativa na PA entre brancos, negros, hispânicos e asiáticos do sudeste asiático até a adolescência.

Uma correlação significativa na pressão arterial e fatores de risco cardiovasculares entre os pais e os seus filhos; maior correlação na PA entre mães e suas crianças do que entre os pais e as suas crianças.

Fisiopatologia: Ver **Causas**; a hipertensão nos bebês geralmente está relacionada com a doença renal ou vascular; uma causa subjacente pode ser encontrada na maioria das crianças 1-10 anos com hipertensão (causa mais comum é a doença renal).

Sintomas: Nos neonatos e crianças pequenas: atraso no desenvolvimento, irritabilidade, problemas na alimentação, cianose, angústia respiratória, insuficiência cardíaca, convulsões; a hipertensão freqüentemente é "silenciosa" após a infância.

Sinais: Pressão arterial normal em crianças (NEJM 1996;335:1968): ver Quadro 11-2.

Curso clínico: Existem dados limitados relacionando a pressão arterial na infância ou adolescência ao risco cardiovascular na idade adulta.

Complicações: Existe uma correlação significativa entre a pressão arterial e os níveis de insulina em jejum em crianças em idade escolar e adolescentes; níveis maiores de insulina podem estar associados à sensibilidade ao Na^+ e maior reatividade vascular.

Laboratório: Avaliação inicial: hemograma, eletrólitos séricos, creatinina, uréia, nitrogênio, cálcio, ácido úrico, colesterol, atividade da renina plasmática, EAS e urinocultura; também pode ser necessário um ecocardiograma, coleta de urina para catecolaminas, medida dos esteróides plasmáticos e urinários.

Radiologia: Ultra-sonografia renal; também pode precisar de uma renografia isotópica com a administração de captopril ou arteriografia renal.

Tratamento: Tratamento conservador recomendado como tratamento inicial para a hipertensão essencial: dieta, redução de peso, exercício; restrição de sódio geralmente não é exeqüível.

Medicações: Ver Quadro 11-3.

Quadro 11-3. Tratamento Medicamentoso para a Hipertensão em Crianças

Droga	*Dosagem*
Tratamento a longo prazo	
Captopril	Inicial: 1,5 mg/kg/dia Máximo: 6 mg/kg/dia
Enalapril	Inicial: 0,15 mg/kg/dia
Nifedipina (liberação prolongada)	Inicial: 0,25 mg/kg/dia Máximo: 3 mg/kg/dia
Propranolol	Inicial: 1 mg/kg/dia Máximo: 8 mg/kg/dia
Atenolol	Inicial: 1 mg/kg/dia Máximo: 8 mg/kg/dia
Prazosin	Inicial: 0,05-0,1 mg/kg/dia Máximo: 0,5 mg/kg/dia
Minoxidil	Inicial: 0,1-0,2 mg/kg/dia Máximo: 1 mg/kg/dia
HCTZ	Inicial: 1 mg/kg/dia Máximo: 2-3 mg/kg/dia
Furosemida	Inicial: 1 mg/kg/dia Máximo: 12 mg/kg/dia
Bumetanida	Inicial: 0,02-0,05 mg/kg/dia Máximo: 0,3 mg/kg/dia
Para emergências hipertensivas	
Nitroprussiato	Inicial: 0,5 mcg/kg/min IV Máximo: 8 mcg/kg/min IV
Labetalol	Inicial: 1 mg/kg/h IV Máximo: 3 mg/kg/h IV

(NEJM 1996;336:1968.)

12 Síncope

12.1 SÍNCOPE

Ann IM 1997;126:989, 127:76; J Am Coll Cardiol 1996;28:263; NEJM 1993; 328:1117.

Causa: Síncope neurocardiogênica, hipotensão ortostática; DC diminuído; distúrbios neurológicos (incomum).

Epidemiologia: 30% dos pacientes com cardiomiopatia hipertrófica obstrutiva, 30% dos pacientes com hipertensão pulmonar, 10-15% dos pacientes com embolismo pulmonar agudo, 25-70% dos pacientes com doença do nódulo sinusal têm síncope; prevalência global relatada de causas da síncope relatada em diferentes séries: vasovagal, 8-37%, tosse/micção, 1-8%, hipotensão ortostática, 4-10%, efeito colateral da medicação, 1-7%, causas neurológicas, 3-32%, doença cardíaca orgânica, 1-8%, arritmia, 4-38%, desconhecido, 13-41% (Ann Emerg Med 1984;13:499; JAMA 1982;248:1185).

Fisiopatologia: Síncope neurocardiogênica: resposta compensatória à postura ereta é substituída pela redução paradoxal à atividade simpática e um aumento na atividade parassimpática (vagal) produzindo vasodilatação e bradicardia; a hipótese do mecanismo é a ativação excessiva e/ou hipersensibilidade dos mecanorreceptores cardíacos.

Débito cardíaco diminuído: estenose aórtica, pulmonar ou mitral, miocardiopatia hipertrófica obstrutiva, embolismo pulmonar, mixoma atrial, arritmias e tamponamento, todos podem produzir prejuízo do fluxo cardíaco e síncope.

A hipotensão ortostática pode ocorrer na síndrome de Shy-Drager (falência autonômica primária), diabetes, amiloidose, LES, síndrome de Guillain-Barré, porfiria, doença de Fabry, deficiência de vitamina B_{12}, esclerose múltipla e drogas (fenotiazinas, inibidores da MAO, antidepressivos tricíclicos, clonidina, hidralazina, prazosin, guanetidina, α-metildopa, inibidores da ECA).

Sintomas: A história e o exame físico identificam a causa possível da síncope em ~45% dos pacientes (Ann IM 1997;126:989).

Sinais: A síncope que ocorre com o uso da extremidade superior levanta a possibilidade de síndrome do roubo da subclávia, assim como a diferença na pressão de pulso

SÍNCOPE

de > 20 mmHg entre os braços; a ocorrência de diplopia, disartria, sinais de isquemia do tronco cerebral sugerem possível AIT ou enxaqueca da artéria basilar.

Curso clínico: Mais de 45% dos pacientes com EA grave desenvolverão síncope; a expectativa de vida após o início da síncope é de 2-3 anos sem reposição de válvula; a mortalidade global em 1 ano para os pacientes com síncope de origem cardíaca é 18-33%.

Framingham: Pacientes < 60 anos de idade com síncope, mas sem nenhuma doença cardiovascular ou neurológica, não têm nenhum aumento na taxa de mortalidade.

A taxa global de recorrência é 34% em 3 anos (Am J Med 1987;83:700).

Laboratório: Ver Figura 12-1; ECG raramente diagnóstica por si mesma (< 5% dos pacientes); pode documentar arritmias.

- Monitorização com Holter: Em um estudo, 4% dos pacientes com síncope tiveram arritmias e sintomas, 17% tiveram sintomas, mas sem arritmias, os outros 79% eram assintomáticos, mas 13% tinham arritmias (Ann IM 1990; 113:53); 48 horas de monitorização não aumentam o rendimento das arritmias sintomáticas (Arch Intern Med 1990;150:1073).
- Monitorização de eventos *(loop)*: Arritmias sintomáticas encontradas em 8-20% dos pacientes; 12-27% têm sintomas sem arritmia associada (Am J Cardiol 1990;66:214).
- EEG ~1%dos pacientes com síncope tem anormalidades no EEG de distúrbios convulsivos (Arch Intern Med 1990;50:2027); o EEG não é recomendado para o rastreamento de rotina.
- Ecocardiograma: Útil se suspeitar de uma doença cardíaca orgânica com obstrução ao fluxo.
- Teste ergométrico: Muito baixo rendimento (< 1%) na causa identificadora da síncope; o valor primário está na identificação da possível doença cardíaca isquêmica em pacientes com arritmias documentadas.
- Teste da mesa inclinada *(tilt test)*: Para o diagnóstico da síncope vasovagal; paciente em jejum mas não desidratado com um período de equilíbrio de 20-45 minutos, inclinado ereto a 60-80° por 30-45 minutos com monitorização do ECG e da PA; o desfecho final é a hipotensão ou bradicardia com reprodução dos sintomas; se negativo, pode-se colocar o paciente na posição prona e infundir IV isoproterenol a 1-3 mcg/min até que a freqüência cardíaca se eleve em 20% e repetir o teste em posição ereta (J Am Coll Cardiol 1996;28:263); o teste é positivo em 39-87% dos pacientes, tem uma sensibilidade relatada de 67%-83%, especificidade de ~90%, mas com uma variação de 0-100% (Am J Med 1994;97:78).

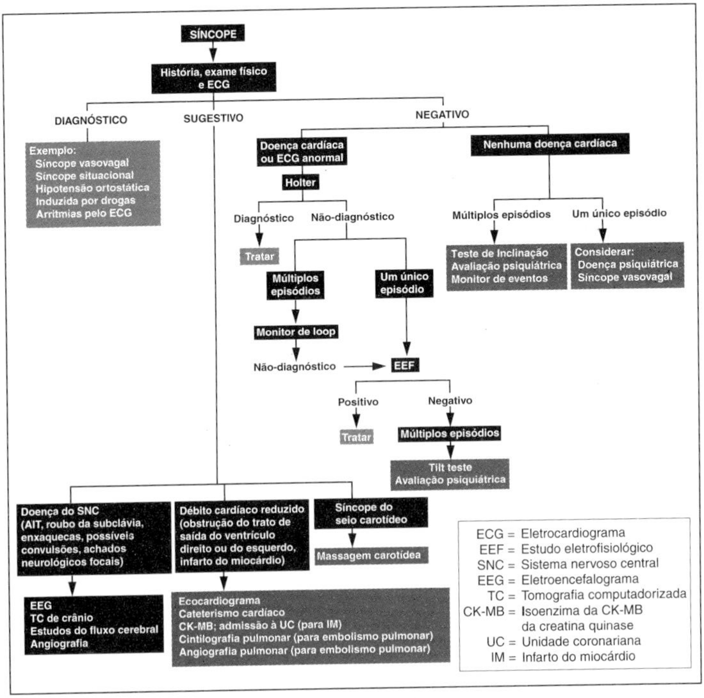

Figura 12-1. Avaliação da Síncope. (Reimpresso com permissão de Goldman L, Braunwald E, Primary Cardiology. Philadelphia: WB Saunders, 1998, p. 149.)

- Teste eletrofisiológico invasivo: Rendimento é de ~50% em pacientes com doença cardíaca estrutural ou anormalidades do ECG (IM prévio, bloqueios de ramo, pré-excitação), 10% naqueles sem anormalidades (J Am Coll Cardiol 1999;34:1082).

Radiologia: TC do crânio, angiografia podem ser indicados em pacientes com suspeita de doença neurológica.

Tratamento: O tratamento medicamentoso é reservado para os pacientes com episódios recorrentes de síncope vasovagal idiopática; relatos de eficácia principalmente em séries de casos; as drogas usadas incluem os β-bloqueadores, fludrocortisona (0,1-1 mg por dia), fluoxetina (20-40 mg por dia), *patch* de escopolamina, teofilina (6-12 mg/kg/dia).

13 Doença Vascular Pulmonar

13.1 EMBOLIA PULMONAR

NEJM 1998;33:93

Causa: Trombos provenientes das veias profundas das pernas, da pelve ou dos braços embolizam para as artérias pulmonares produzindo obstrução arterial pulmonar.

Nurse's Health Study: Maiores taxas de EP observado em enfermeiras > 60 anos de idade que estavam no mais elevado quintil do índice de massa corporal; tabagismo, PA alta também são fatores de risco; tratamento de reposição hormonal duplica o risco de tromboembolismo pulmonar e, portanto, de EP; a cirurgia aumenta o risco de EP.

Epidemiologia: Mais de 40% dos pacientes com TVP apresentarão evidências de EP na cintilografia pulmonar; 29% dos pacientes com EP apresentam anormalidade no rastreamento das veias das pernas (Ann IM 1997;12:775; JAMA 1994;271:223).

Entre os pacientes com ≥ 50 anos de idade, a incidência de EP foi maior entre as mulheres; apenas uma diferença trivial na incidência foi observada entre os afro-americanos comparados aos brancos (Chest 1999;116:909).

Fisiopatologia: Os trombos produzem obstrução na artéria pulmonar; a liberação dos agentes vasoativos também aumentam a resistência vascular; o aumento no espaço morto alveolar e a redistribuição do fluxo sangüíneo prejudicam a troca gasosa; a broncoconstrição reflexa aumenta a resistência das vias aéreas; o edema diminui a complacência pulmonar e a pós-carga do VD aumenta.

Se o forame oval patente ou uma CIA estiverem presentes, pode ocorrer embolismo paradoxal e/ou *shunt* esquerda-direita e hipoxemia adicional.

Sintomas: A dispnéia é o sintoma mais freqüente; a dor torácica pleurítica, tosse, hemoptise, síncope, cianose também ocorrem; em dados provenientes de um registro multicêntrico, os sintomas são agudos em 63% dos pacientes.

Sinais: DVJ, levantamento paraesternal, aumento da intensidade da P2, sopro sistólico na BEE que aumenta em intensidade durante a inspiração.

Curso clínico: A taxa de mortalidade em 3 meses relatada após EP é de 13-17,5%; as taxas de fatalidade dos casos em 30 dias nos pacientes Medicare com EP são 13,7% para homens e 12,8% para mulheres; 16,1% para negros e 12,9% para brancos (NEJM 1998;33:93).

Diagnóstico diferencial: Inclui o IM agudo, ICC, cardiomiopatia dilatada, pericardite, pneumonia, asma, hipertensão pulmonar primária, pneumotórax, malignidade, fratura de costela, costocondrite.

Laboratório:

Gasometria arterial: A hipoxemia levanta suspeita de EP, mas apenas as gasometrias arteriais não são nem sensíveis nem específicas o suficiente para confirmar ou descartar o diagnósticos por si mesmas.

ECG: A inversão anterior da onda T é a anormalidade mais freqüente; ocasionalmente, observa-se um novo BRD ou FA.

Ecocardiograma: A hipocinesia do VD é observada em ~40% dos pacientes e está associada a um aumento em duas vezes na taxa de mortalidade em 14 dias e 1,5 de aumento em 3 meses (Circ 1997;96: I-159); pacientes normotensos com EP agudo que se apresentam com disfunção do VD têm uma taxa de choque relacionado ao EP de 10% e uma mortalidade intra-hospitalar de 5%, enquanto pacientes normotensos sem disfunção ecocardiográfica de VD têm um prognóstico a curto prazo benigno (Circ 2000; 101:2817); outros sinais ecocardiográficos inespecíficos incluem a dilatação do VD, movimento septal anormal, PA dilatada, regurgitação tricúspide, colapso diminuído/ausente da VCI durante a inspiração.

Em um estudo de 1.177 pacientes com suspeita de EP, o ensaio do D-dímero teve uma sensibilidade de 85%, mas uma especificidade de 69%; sugere que o teste negativo é útil na exclusão de EP em pacientes com baixa probabilidade pré-teste (Ann IM 1998;129:1006); níveis de D-dímero elevados no IM agudo, pneumonia, ICC, malignidade e após cirurgia; o teste de aglutinação-látex é menos sensível do que o ensaio imunoabsorvente.

Radiologia: Cintilografia pulmonar: no estudo PIOPED, 933 pacientes foram estudados prospectivamente; poucos tinham cintilografia pulmonar negativa; 88% com cintilografias de alta probabilidade, 33% dos pacientes com cintilografias de probabilidade intermediária e 12% dos pacientes com cintilografias de baixa probabilidade tiveram EP pelo angiograma, mas uma minoria de pacientes com EP pela angiografia tiveram cintilografias de alta probabilidade (sensibilidade, 41%; especificidade, 97%); portanto, uma cintilografia de alta probabilidade torna provável a EP. A ausência de uma cintilografia de alta probabilidade não exclui EP (JAMA 1990;263:2753).

A freqüência da EP silenciosa é de 40-50% em pacientes com TVP; a cintilografia pulmonar basal pode detectar EP nestes pacientes, mas não é útil para prever recorrências tromboembólicas precoces (Arch Inter Med 2000;160: 159).

Recomendações baseadas nestes dados: Considerar a confirmação da cintilografia VQ se de probabilidade normal ou alta; de outro modo, tratar como embolismo pulmonar se a ultra-sonografia venosa profunda das extremidades inferiores for positiva para trombo; considerar estudos venosos seriados ou angiograma pulmonar se a cintilografia na perna for negativa (Arch Intern Med 1995;155:2101; NEJM 1998;33:93).

TC espiralar: Mais adequada para a identificação do EP na árvore vascular pulmonar proximal; ainda não existem dados sobre a sensibilidade global (Ann IM 2000;132:227).

Angiografia pulmonar permanece como o padrão ouro.

Tratamento: Os pacientes com uma probabilidade clínica moderada/alta para EP: começar heparina 5.000 unidades em bolo, seguida por uma infusão contínua de 18 unidades/kg/hora (1.000 unidades/hora no máximo) ajustados pelo PTT-alvo de 60 a 80 segundos; a heparina sem a anticoagulação oral é usada na gravidez ou com o câncer metastático (a anticoagulação oral geralmente não consegue prevenir a trombose recorrente).

- A heparina de baixo peso molecular (BPM) não foi menos eficaz e provavelmente é mais efetiva do que a heparina não fracionada IV ajustada pela dose para a prevenção do tromboembolismo venoso recorrente em pacientes com EP e TVP proximal associada (Arch Intern Med 2000;160:229).
- Coumadina iniciada uma vez que o PTT se encontre dentro da sua faixa terapêutica; pelo menos 5 dias de heparina IV contínua são recomendados, pois a verdadeira anticoagulação requer a depleção do fator II (trombina); o INR alvo inicial é de 3, pois a administração da heparina não-fracionada geralmente prolonga o INR em 0,5.
- A duração da anticoagulação após o EP permanece incerta; um período indefinido de anticoagulação pode ser necessário para os pacientes com EP recorrente e baixo risco de sangramento; a venografia dos membros inferiores demonstra uma prevalência de 82% de TVP residual em pacientes com EP comprovada angiograficamente (Chest 1999;116:903).
- A trombólise é previamente reservada para os pacientes com EP maciça, choque cardiogênico ou instabilidade hemodinâmica; indicações atuais também incluem pacientes normotensos com hipocinesia do VD; o tratamento pode ser eficaz por 14 dias após a apresentação (Am J Cardiol 1997; 80:184).
- Em um estudo de 400 pacientes com TVP, os filtros de VCI mais a anticoagulação não reduziram a taxa de mortalidade em 2 anos, comparados com a anticoagulação isolada (NEJM 1998;338:409); o filtro pode ser indi-

cado em pacientes com EP e hemorragia ativa ou embolismo recorrente apesar de intensiva anticoagulação.

- Em pacientes que estavam recebendo tratamento trombolítico primário em até 24 horas após o diagnóstico, a mortalidade em 30 dias era menor (4,7% *vs.* 11,1%), a taxa de recorrência do EP era menor (7,7% *vs.* 18,7%), a freqüência de grandes sangramentos era maior (21,9% *vs.* 7,8%); fatores associados a maior taxa de mortalidade foram síncope, hipotensão, história de ICC e DPOC (Chest 1999;115:1695; Circ 1997;96:882).

13.2 HIPERTENSÃO PULMONAR

Chest 1998;114:242; NEJM 1997;336:111

Causa: Falência ventricular esquerda, doença valvular do lado esquerdo do coração (estenose/insuficiência mitral), obstrução ao sistema venoso pulmonar (doença venoclusiva pulmonar; mediastinite fibrosante), doença de Eisenmenger, circulação fetal persistente, doença pulmonar obstrutiva, apnéia do sono central, obstrutiva ou mista, SARA, cifoescoliose, esquistossomose, AIDS, doença vascular pulmonar (doença tromboembólica, doenças auto-imunes como esclerodermia, lúpus eritematoso, cocaína, hipertensão pulmonar familial, hipoxia devida à paralisia diafragmática, doença da montanha crônica), hipertensão pulmonar primária com ou sem doença co-mórbida.

Epidemiologia: A causa mais comum do *cor pulmonale* crônico na América do Norte é o DPOC; uso dos derivados da fenfluramina é associado a um risco aumentado de hipertensão pulmonar primária no estudo caso-controle (NEJM 1996; 335:609).

Fisiopatologia: A doença cardíaca pulmonar pode resultar da doença que afeta as paredes dos vasos pulmonares de resistência (fibrose intersticial, doença granulomatosa), doença tromboembólica, doenças da parede torácica (cifoescoliose), aparato neuromuscular ou dos alvéolos; os principais mecanismos são a hipoxemia alveolar levando a vasoconstrição pulmonar e subseqüente alteração estrutural nos vasos e/ou destruição atual dos vasos.

Sintomas: Dispnéia aos esforços; síncope.

Sinais: Ganho de peso secundário à retenção de líquidos, veias do pescoço distendidos, cianose periférica, baqueteamento digital, ascite, edema periférico, dolorimento do QSD, refluxo hepatojugular, levantamento do VD, B_2 amplamente desdobrado, com aumento do P_2, galope de B_3, sopro de regurgitação tricúspide e/ou pulmonar.

Curso clínico: Sobrevida média desde o momento do diagnóstico de hipertensão pulmonar primária relatada como sendo de 2-3 anos.

Laboratório: ECG é específico, porém insensível; os achados incluem *P pulmonale*, desvio do eixo elétrico para a direita, R/S > 1 na derivação V1, padrão S1Q3 ou S1S2S3.

Ecocardiograma pode demonstrar aumento do AD e VD, movimento septal anormal resultante da sobrecarga pressórica do VD; a avaliação Doppler da regurgitação tricúspide permite o cálculo das pressões do VD e AP sistólicas.

Radiologia: O tamanho do coração é normal, ou há aumento do VD; tronco da AP dilatado com hipoperfusão dos ramos periféricos da AP.

Tratamento: O tratamento com O_2 melhora a sobrevida em pacientes com *cor pulmonale* e DPOC (Ann IM 1980;93:931).

- A digoxina é reservada aos pacientes com falência concomitante do VE.
- Uma dieta com pouco sal, diuréticos e flebotomia podem ser necessários para corrigir a retenção de líquidos e a viscosidade sangüínea aumentada secundária à hipoxemia crônica.
- Nitratos, hidralazina, nifedipina e felodipina, prazosin, captopril, prostaglandinas foram todos usados como vasodilatadores. O tratamento tem resultados mistos; em pacientes que responderam ao teste a curto prazo com epoprostenol, a sobrevida foi prolongada pelo uso dos bloqueadores do canal de Ca^{++} mais varfarina.
- Relatou-se que a infusão contínua de epoprostenol (prostaciclina) diminui as pressões de AP e melhorou a sobrevida, comparada a controles históricos (J Am Coll Cardiol 1997;30:343), assim como em um estudo prospectivo randomizado de 12 semanas (NEJM 1998;338:273; 1996;334-296); requer infusão contínua IV com aumentos periódicos na dose para superar a taquifilaxia; os efeitos colaterais incluem náusea e transtorno GI, dor na mandíbula, *rash*, cefaléia, infecções locais, sepse e depressão; o tratamento com epoprostenol melhora a capacidade de exercício e a hemodinâmica cardiopulmonar em pacientes com hipertensão pulmonar devida ao espectro da esclerodermia da doença (Ann IM 2000;132:425).
- O iloprost aerossolizado, um análogo da prostaciclina, foi relatado como tendo efeitos sustentados sobre a capacidade de exercício e hemodinâmica pulmonar em pacientes com hipertensão pulmonar primária (NEJM 2000; 342:1866).
- O transplante pulmonar pode ser necessário; está associado a elevadas taxas de mortalidade cirúrgica.

14 Doença Vascular Aórtica e Periférica

14.1 ANEURISMA DA AORTA ABDOMINAL

NEJM 1993;328:1167

Causa: Causalidade multifatorial; fatores importantes incluem agrupamento familial, alterações bioquímicas geneticamente predisponentes e adquiridas na matriz estrutural da parede aórtica, fatores mecânicos hemodinâmicos; aterosclerose pode ser uma resposta secundária à lesão parietal.

Epidemiologia: A prevalência do AAA em parentes do sexo masculino (idade > 60 anos) dos pacientes com AAA é de 18% (Ann IM 1999;130:637); a Mayo Clinic relatou aumento na incidência de AAA detectada de 12,2/100.000 para 36,2/100.000 entre 1951 e 1980.

Fisiopatologia: Taxas de expansão anual 0,2-0,4 cm/ano; aneurismas > 5-6 cm em diâmetro expandem-se mais rapidamente, mas a taxa de expansão é imprevisível em um determinado paciente.

Sintomas: Geralmente assintomático; a ruptura está associada à dor abdominal irradiando-se para as costas e hipotensão (pode ser observada em apenas 50% dos pacientes); sintomas de ruptura freqüentemente confundidos com cólica renal, diverticulite, hemorragia GI.

Sinais: Massa abdominal pulsátil; frêmito abdominal.

Curso clínico: AAA com diâmetro < 4 cm tem ~2% de risco de ruptura; 25-41% dos aneurismas > 5,0 cm rompem em 5 anos; até 62% dos pacientes com aneurismas rotos morrem antes de chegarem ao hospital.

A taxa de crescimento do aneurisma não é predita nem pelo seu tamanho nem pela sua taxa de crescimento inicial (Arch Intern Med 1997;157:2064).

A maioria dos aneurismas rompe-se para dentro do retroperitônio, produzindo choque hipovolêmico, mas não exsanguinação, por causa do efeito de tamponamento do retroperitônio.

Complicações: DCA é comum em pacientes com AAA: a DAC grave é identificada em 31%; DAC é responsável por 39% das mortes em 5 anos após a cirurgia em um estudo, e 37% das mortes pós-operatórias precoces foram devidas a IM.

Laboratório: O teste ergométrico em pacientes com AAA parece ser seguro e está associado a uma baixa incidência de eventos adversos agudos (Ann IM 1998; 129:628).

Radiologia: A ultra-sonografia e a TC têm ~100% de sensibilidade no diagnóstico; a ultra-sonografia é usada para a detecção do aneurisma e acompanhamento seqüencial, e a TC, quando a ultra-sonografia não é possível ou são necessárias informações precisas sobre o tamanho.

A aortografia pode fornecer informações anatômicas úteis para a reconstrução aórtica; necessária para a suspeita de aneurismas supra-renais/justa-renais, hipertensão renovascular, nefropatia isquêmica, estenose da artéria mesentérica, doença oclusiva iliofemoral; IRM também pode fornecer dados anatômicos detalhados.

Tratamento: Considerar o rastreamento dos pacientes com alto risco de AAA: idades 55-80 anos, hipertensão, pacientes com aneurismas arterial femoral/popliteal ou com história de AAA na família.

- Reparo dos aneurismas sintomáticos e assintomáticos > 5 cm de diâmetro; contra-indicações ao reparo cirúrgico eletivo incluem IM recente, ICC ou angina intratável, DPOC grave com dispnéia em repouso, insuficiência renal crônica grave, efeitos residuais incapacitantes pelo acidente vascular cerebral, expectativa de vida < 2 anos.
- A taxa de mortalidade cirúrgica do reparo do AAA não roto é de 1,4-6,5%; para o aneurisma roto, a taxa foi de 23-69%; a sobrevida após o reparo é de 92% em um ano, 67% em 5 anos.
- No paciente instável com suspeita de AAA roto, a operação imediata sem testes confirmatórios ou ressuscitação plena é mandatória.
- Complicações precoces após a cirurgia eletiva: isquemia cardíaca, arritmia, ICC (15%), insuficiência pulmonar (8%), lesão renal (6%), sangramento (4%), tromboembolismo distal (3%), infecção (2%); complicações raras incluem a colite isquêmica, o acidente vascular cerebral/paraplegia; as complicações tardias (3-5 anos após a cirurgia) incluem a infecção do enxerto, a oclusão do enxerto, aneurismas anastomóticos, fístula aortoentérica.
- Os enxertos com *stents* endovasculares agora são uma nova abordagem para exclusão e estabilização do aneurisma (NEJM 1997;336:13).

14.2 DISSECÇÃO AÓRTICA

Circ 1995;92:113; NEJM 1993;328:35; 1997;336:1876

Causa: Placa aterosclerótica com ulceração (aterosclerose moderada da aorta presente em 15%-20% dos pacientes com > 50 anos de idade); trauma fechado/penetrante; hipertensão; válvula aórtica bicúspide, coarctação, aneurisma da aorta torácica devido a síndromes de Marfan ou de Ehler-Danlos, necrose medial cística, infecção, inflamação (arterite de Takayasu, síndrome de Behçet).

Epidemiologia: 10-20 casos/milhão de população/ano; 36-72% dos pacientes sem tratamento morrem em 48 horas após o diagnóstico, 62-91% morrem em 7 dias.

Fisiopatologia: Laceração na íntima produz dissecção nas camadas da média aórtica; resultante coluna de sangue pode romper de volta para dentro do lúmen da aorta.

Classificação de Stanford: Dissecção tipo A envolve a aorta ascendente com ou sem envolvimento do arco e da aorta descendente; a dissecção tipo B envolve a aorta descendente com ou sem o envolvimento do arco e da aorta ascendente.

Sintomas: Dor torácica irradiando-se para as costas, pescoço, mandíbula, abdome; rouquidão, estridor, disfagia, dispnéia podem ser causadas pela compressão sobre as estruturas mediastinais.

Em um estudo retrospectivo de 464 pacientes, o sopro de IA e o déficit de pulso foram notados em apenas 31,6% e 15,1% dos pacientes, respectivamente; nenhuma anormalidade foi notada na radiografia de tórax inicial e no ECG em 12,4% e 31,3% dos pacientes, respectivamente (JAMA 2000; 283:897).

Sinais: Compressão das artérias coronárias e ramos da aorta podem produzir um IM agudo, déficits neurológicos, insuficiência renal, isquemia dos membros ou do intestino.

Curso clínico: > 90% dos pacientes com dissecção tipo A não-tratada morrem em 3 meses; a mortalidade é mais variável na dissecção tipo B; a morte é devida a uma obstrução por ruptura aórtica das artérias coronárias, braquiocefálicas ou viscerais.

Radiologia: Alargamento do mediastino na radiografia de tórax (mas 17% dos pacientes têm radiografia de tórax normal).

- A TC requer contraste, realizará uma imagem de toda a aorta, pode ser limitada em identificar a laceração de entrada/saída; tem uma sensibilidade global de 94%, especificidade de 87%.
- O ETE não precisa de contraste, pode visualizar os sítios de entrada, fornece informações sobre o coração e as válvulas, pode ser realizado na sala de cirur-

gia, tem "pontos cegos"; tem uma sensibilidade global de 98%, especificidade de 77%.

- A IRM não requer contraste, pode visualizar a totalidade da aorta e identificar o sítio de entrada; não pode ser usada com pacientes sob ventilação ou que têm marca-passos; tem uma sensibilidade global de 98%, especificidade de 98%.
- A aortografia requer contraste, tem sensibilidade de 88%, especificidade de 94%; geralmente requerida para cirurgia eletiva.

Tratamento: Dissecções agudas tipo A de Stanford: intervenção cirúrgica imediata para evitar a morte por tamponamento cardíaco, insuficiência aórtica, IM; tratamento preferido para a maioria das dissecções Stanford tipo B são as drogas anti-hipertensivas e os betabloqueadores; a cirurgia é reservada no tipo B para os pacientes com progressão da dissecção, ruptura iminente, hipertensão refratária, falso aneurisma localizado, dor contínua ou isquemia de órgão-alvo; taxas de mortalidade para o reparo cirúrgico das dissecções aórticas agudas tipos A e B são de 29% e 35%, respectivamente; a taxa de mortalidade cirúrgica é > 50% para a dissecção aguda complicada pela isquemia do órgão terminal; taxa de mortalidade com tratamento médico é de 20%.

A taxa de mortalidade cirúrgica para os pacientes com dissecção aórtica crônica é 27%; ano cirúrgico mais precoce, hipertensão, tamponamento cardíaco, disfunção renal e idade mais avançada são determinantes de morte cirúrgica; em uma série, a não-realização da reoperação foi de 84%, 67% e 57% em 5, 10 e 15 anos (Circ 1995;92:113).

A mortalidade global em 30 dias após o reparo da válvula aórtica e raiz nos pacientes com síndrome de Marfan é ~2%, mas é ~12% entre os pacientes que precisam cirurgia de emergência; as taxas da sobrevida foram de 84% em 5 anos, 75% em 10 anos e 59% em 20 anos; > 10% dos pacientes em um estudo precisavam de cirurgia adicional sobre a aorta distal ou morreram da dissecção ou ruptura da aorta residual (NEJM 1999;340:1307).

Os enxertos com *stents* endovasculares colocados através da laceração primária de entrada para o manuseio das dissecções agudas que se originam na aorta torácica descendente estão atualmente sob investigação (NEJM 1999;340: 1546).

14.3 INSUFICIÊNCIA ARTERIAL DAS EXTREMIDADES INFERIORES

Circ 1996;94:3026

Causa: A aterosclerose é a causa mais comum da doença arterial oclusiva crônica das extremidades inferiores; ~50% dos pacientes com doença arterial das extremidades inferiores têm hiperlipidemia.

O tabagismo é o fator de risco independente significante para o desenvolvimento da doença oclusiva arterial periférica crônica e está associado à progressão da doença estabelecida e maior probabilidade de claudicação incapacitante, isquemia ameaçadora ao membro, amputação e/ou necessidade de intervenção.

Epidemiologia: Idade, sexo, colesterol sérico, hipertensão, tabagismo, diabetes e DAC associado a um risco aumentado para a claudicação (Framingham) (Circ 1997;96:44)

Mais de 5% dos homens, 2,5% das mulheres com 60 anos de idade ou mais têm sintomas de claudicação intermitente; a prevalência é pelo menos três vezes maior quando os testes não-invasivos sensíveis são usados para fazer o diagnóstico nos indivíduos assintomáticos e sintomáticos.

Os pacientes com diabetes têm distribuição diferencial da doença arterial com maior envolvimento das artérias mais distais (*i. e.,* tibial).

Fisiopatologia: As artérias femorais superficiais e poplíteas são vasos mais comumente afetados; a aorta distal e as suas bifurcações são os segundos sítios mais freqüentes.

Sintomas: Dor nas panturrilhas, coxas, glúteos com o exercício, progredindo para dor em repouso.

Sinais: Pulso femoral anormal, frêmitos das extremidades inferiores, descoloração do pé, pele atrófica (Arch Intern Med 1998;158:1357); pacientes que são mais velhos, diabéticos apresentam maior probabilidade de terem doença arterial periférica assintomática (Arch Intern Med 1999;159:387).

Curso clínico: Progressão lenta: após 5-10 anos, > 70% dos pacientes não relatam nenhuma alteração/melhora dos sintomas, 20-30% apresentam progresso e requerem intervenção, < 10% precisam de amputação.

Complicações: Comparados com os controles pareados para a idade, os pacientes com claudicação intermitente têm um aumento de três vezes na mortalidade cardiovascular.

Laboratório: Índice tornozelo-braquial (ITB)-PA sistólica medido no tornozelo dividido pela PA sistólica na artéria braquial; os valores normais são 0,95-10; doença arterial da extremidade inferior apresenta-se quando o ITB ≤ 0,9 (incidência em pacientes com idade 55-74 ~10%).

ITB pode ser de menor valor em pacientes com diabetes que têm uma maior incidência de calcificação das artérias tibiais e fibulares, pois não há nenhuma relação entre a calcificação e a extensão da doença aterosclerótica periférica vascular nestes vasos.

O ITB anormal é também um previsor independente de mortalidade por todas as causas e cardiovascular.

Teste ergométrico (2 mph com inclinição de 12 graus por 5 min) em pacientes com claudicação: a pressão sistólica do tornozelo geralmente cai precipitadamente, não retornará ao basal por vários minutos.

O nível da doença arterial pode ser estimada medindo-se as pressões a múltiplos níveis (tornozelo, panturrilha, acima do joelho, parte superior da coxa).

Radiologia: O rastreamento ultra-sonográfico *duplex* pode identificar os segmentos estenóticos; usado quando o paciente está marcado para a angioplastia por balão ou cirurgia arterial direta e nos estudos de acompanhamento após o enxerto venoso femoropoplíteo ou safeno; 20-30% de tais pacientes podem desenvolver as lesões hiperplásticas miointimais que podem ser detectadas pelo rastreamento *duplex* antes de ocorrer a falência do enxerto.

Tratamento: Exercício, modificação do fator de risco (especialmente parar de fumar), o tratamento inicial de todos os pacientes com claudicação intermitente não-incapacitante.

- AAS 75-325 mg por dia pode melhorar a história natural da claudicação; benefício provavelmente devido à prevenção/retardo da trombogênese plaquetária na superfície da placa aterosclerótica; pode também reduzir o risco associado de IM, AVC.
- Redução lipídica (inibidores da HMG-CoA redutase) recomendada para pacientes com claudicação intermitente e o nível do colesterol sérico elevado para reduzir o risco associado à aterosclerose generalizada; o impacto dos sintomas da insuficiência arterial periférica não está estabelecido.
- Os estudos controlados documentaram que os vasodilatadores falharam em aumentar o fluxo sangüíneo ou o alívio dos sintomas.
- Relatou-se que a pentoxifilina melhorava a deformabilidade eritrocitária anormal, reduzindo a viscosidade sangüínea e diminuindo a reatividade plaquetária e a hipercoagulabilidade plasmática; vários estudos demonstraram que a pentoxifilina é mais eficaz do que o placebo em melhorar as distâncias de caminhada na esteira, mas nenhum benefício consistente foi encontrado em seis estudos; os pacientes tratados com placebo também têm melhora significativa; a melhora atual freqüentemente é imprevisível; a droga pode permitir a alguns pacientes a realização do programa de caminhada.

- Tratamento trombolítico seletivo/intra-arterial para a oclusão trombótica/embólica aguda da artéria nativa ou enxerto de prótese, contanto que haja um baixo risco de desenvolvimento da mionecrose durante o tempo necessário para obter-se a revascularização; as contra-indicações habituais ao uso dos agentes trombolíticos aplicam-se aqui.
- PTA, *stent*, cirurgia indicada para a claudicação intermitente, salvamento do membro em pacientes com isquemia ameaçadora ao membro (dor em repouso, úlceras/infecção/gangrena que não cicatrizam) ou impotência vasculogênica.
- A cirurgia de revascularização indicada para alívio dos sintomas da isquemia ameaçadora ao membro (dor isquêmica em repouso, úlceras isquêmicas, gangrena) e para remover ou *by*passar e excluir fontes de ateroêmbolos; a escolha do procedimento cirúrgico depende do nível de doença arterial; a revascularização cirúrgica pode fornecer a salvação de membros não-selecionados ameaçados pela isquemia em 85%-90% dos casos.
- Resultados da mortalidade e da morbidade de procedimentos não-randomizados, mas associadamente realizados, de amputação e de revascularização: mortalidade cirúrgica, estadia hospitalar e sobrevida a longo prazo superior no grupo de revascularização; a vantagem em relação ao grupo de amputação é maior nos subgrupos de pacientes com o maior risco cirúrgico predito.
- Revisão dos estudos controlados: terapia de quelação não é superior ao placebo (Circ 1997;96:1031).
- O *laser* "frio" *(cool)* está atualmente sob investigação como adjuvante ao ATP.

DOENÇA VASCULAR AÓRTICA E PERIFÉRICA

14.4 TROMBOSE VENOSA PROFUNDA

Circ 1999;93:2212; NEJM 1996;335:1815

Causa: Os fatores de risco incluem idade > 60 anos; tromboembolismo venoso prévio; fratura da pelve, fêmur ou da tíbia; cirurgia ortopédica do quadril, joelho ou outra grande cirurgia ortopédica; imobilidade; cirurgia para doença maligna; sepse pós-operatória; doença clínica importante; ICC; doença inflamatória pélvica; sepse; IM.

A tromboflebite venosa profunda do membro superior sintomática associada a cateteres venosos centrais, estados trombofílicos, trombose venosa prévia na perna e embolismo pulmonar é uma complicação comum (Arch Intern Med 1997;157:57).

Epidemiologia: Condições associadas a um risco aumentado de trombose: resistência à proteína C ativada, mutação do fator V de Leiden, deficiência da antitrombina III, deficiência da proteína C, deficiência da proteína S (Ann IM 1998;128:8), malignidade, anticorpo antifosfolipídio, hemoglobinúria paroxística noturna, síndrome mieloproliferativa, síndrome nefrótica, tratamento com estrogênios para infertilidade, quimioterapia para o câncer, redução na atividade lítica da fibrina no pós-operatório.

Níveis elevados de fator XI são um fator de risco para trombose venosa profunda com uma duplicação do risco a níveis que estão presentes em 10% da população (NEJM 2000;342:696); pacientes com nível plasmático alto de fator VIII têm um risco aumentado de TVP recorrente (NEJM 2000; 343: 457).

Fisiopatologia: Síndrome pós-trombótica causada pela hipertensão venosa resultante da recanalização dos trombos venosos (válvulas patentes, mas incompetentes) ou obstrução persistente do efluxo; pressão venosa aumentada produz incompetência das válvulas, edema e ulceração.

41-43% dos pacientes têm TVP unilateral proximal, 10% têm TVP bilateral proximal, 25-27% têm TVP isolada na panturrilha, 10% têm envolvimento proximal e da panturrilha (Am Heart J 1996;132:1010).

Sintomas: Sensação de aperto, dolorimento na parte inferior da panturrilha.

Sinais: Edemaciamento da coxa e da panturrilha, especialmente edemaciamento da panturrilha 3 cm maior do que do lado sem sintomas (medido 10 cm abaixo da tuberosidade tibial); edema com cacifo; veias superficiais dilatadas (não-varicosas) na perna sintomática; eritema; cordão palpável.

Curso clínico: A embolia pulmonar é detectada (cintilografia pulmonar de perfusão) em ~50% dos pacientes com TVP documentada; a trombose venosa assintomática é encontrada em ~70% dos pacientes com EP sintomática confirmada.

Os pacientes com TVP sintomática têm alto risco de tromboembolismo venoso recorrente que persiste por muitos anos; a síndrome pós-trombótica ocorre em ~1/3 dos pacientes e é fortemente relacionada ao TVP ipsilateral recorrente (Ann IM 1996;125:1).

Diagnóstico diferencial: Inclui a insuficiência venosa aguda/crônica, celulite, hematoma, cisto de Baker roto.

Laboratório: Rastreamento para os distúrbios hereditários e as patologias listadas anteriormente.

Radiologia: A ultra-sonografia venosa é o método diagnóstico de escolha na maioria dos pacientes com trombose venosa clinicamente suspeita; IPG e venografia também possuem boa acurácia.

Tratamento:

- Profilaxia: Heparina subcutânea em baixas doses, compressão pneumática intermitente das pernas, anticoagulação oral, doses ajustadas de heparina subcutânea, meias de compressão graduada e heparinas de baixo peso molecular (HBPM) para os pacientes que se submetem à cirurgia geral, substituição do quadril e do joelho, repouso no leito prolongado; os agentes antiplaquetários são menos eficazes para a prevenção da TVP; a heparina em baixas doses (5.000 UI duas vezes ao dia) ou a compressão pneumática intermitente é o tratamento de escolha para a neurocirurgia e cirurgia urogenital, pacientes com alto risco de hemorragia; HBPM para as mulheres grávidas com história de EP ou TVP.

- Em pacientes com TVP aguda que recebem um bolo de 5.000 U, seguido por uma dose inicial de pelo menos 1.250 U/hora de heparina, uma resposta subterapêutica de PTT durante as primeiras 48 horas de tratamento não está associada a um grande aumento no risco de TVP recorrente (Arch Intern Med 1999;159:2029).
- HBPMs são pelo menos tão eficazes e seguras quanto a heparina-padrão, têm menor incidência de trombocitopenia induzida pela heparina e podem ser seguras durante a gravidez (não cruza a placenta) (Ann IM 1999;130: 800).
- Para a TVP confirmada, um curso de 4-5 dias de heparina IV (7-10 dias para pacientes com grandes trombos iliofemorais ou EP maciça); varfarina por 6 semanas-3 meses se o paciente tiver um fator de risco reversível, 3-6 meses para a trombose venosa idiopática, mais tempo (durante toda a vida?) em pacientes com anormalidades moleculares hereditárias, anticoagulante lúpico, anticorpo anticardiolipina.
- Para pacientes nos quais a trombocitopenia induzida pela heparina é diagnosticada, a suspensão imediata das infusões de heparina e a eliminação da heparina de todos os *flushes* e entradas são mandatórias; os inibidores diretos da trombina parecem ser as alternativas mais promissoras à heparina quando o uso continuado da heparina é contra-indicado (J Am Coll Cardiol 1998; 31:1449).
- Indicação para o filtro da veia cava inferior: sangramento induzido pelo anticoagulante ou antecipação de complicações hemorrágicas em paciente com lesão predisponente, úlcera péptica sangrante, malignidade GI, operação intracraniana recente ou falha no tratamento anticoagulante; após a interrupção da anticoagulação, os filtros não parecem prevenir a EP e podem, na realidade, predispor os pacientes a sintomas de trombose venosa profunda (NEJM 1998;338:409).
- A heparina é o anticoagulante de escolha para o tratamento da TVP durante a gravidez; se a varfarina for usada, ela deve ser restrita ao segundo e ao começo do terceiro trimestre de gravidez e evitada entre a 6ª e 12ª semanas de gestação e próximo ao termo; as pacientes que estejam recebendo varfarina a longo prazo antes da gravidez devem ser tratadas com heparina SC a cada 12 horas durante toda a gravidez em doses para prolongar o PTT, 6 horas após a injeção, para ~1,5-2,5 vezes o controle.

- A cirurgia eletiva deve ser evitada no primeiro mês após um episódio agudo de tromboembolismo venoso; se isto não for possível, a heparina IV deve ser dada antes e após o procedimento, enquanto o INR é < 2,0, e interrompida 6 horas antes da cirurgia; a heparina não deve ser reiniciada até 12 horas após uma grande cirurgia e reiniciada sem bolo; se o risco de sangramento durante o tratamento IV com heparina for inaceitável, deve ser inserido um filtro de veia cava (NEJM 1997;336:1506).
- As extrações dentárias podem ser realizadas com risco mínimo em pacientes que estejam nos níveis ou acima dos níveis terapêuticos de anticoagulação (Arch Intern Med 1998;158:1610).

15 Doença Cardíaca Congênita em Adultos

15.1 COMUNICAÇÃO INTERATRIAL

NEJM 2000;342:256

Causas:

CIA: 75% defeitos tipo *ostium secundum* (fossa *ovalis*); 15% defeitos tipo *ostium primum* (parte inferior do septo intra-atrial); 10% defeitos tipo seio venoso (parte superior do septo intra-atrial); mais freqüentemente devido a mutações espontâneas.

10-20% dos pacientes com CIA *secundum* relataram ter prolapso da válvula mitral (Am J Cardiol 1976;38:167).

Síndrome de Lutembacher: CIA mais estenose mitral (reumática).

Epidemiologia: A população de adultos nos EUA com doença cardíaca congênita corrigida ou não corrigida cirurgicamente aumenta ~5%/ano; CIA representa 1/3 dos casos de doença cardíaca congênita detectada nos adultos; 2-3 vezes mais comum em mulheres.

Defeitos do canal AV (defeitos do coxim endocárdico) observados com a trissomia do 21 (síndrome de Down).

Fisiopatologia: *Shunt* do AE para o AD produz um aumento no fluxo sangüíneo pulmonar e dilatação do AD, VD, artérias pulmonares, AE; defeitos com < 0,5 cm de diâmetro geralmente não são hemodinamicamente significativos; prolapso da válvula mitral associado aos defeitos tipo *ostium secundum;* fenda da válvula mitral observada com os defeitos tipo *ostium primum;* drenagem anômala parcial das veias pulmonares pode acompanhar os defeitos tipo seio venoso.

Sintomas: A maioria dos pacientes são assintomáticos por anos; dispnéia de esforço; fadiga; palpitações; embolismo paradoxal provável após os 60 anos.

Sinais: B_1 normal; desdobramento fixo da B_2 (alterações fásicas no retorno venoso para o AD com a respiração pareada por alterações no volume do *shunt* de AE para AD), sopro de ejeção suave mesossistólico (válvula pulmonar) ou

DOENÇA CARDÍACA CONGÊNITA EM ADULTOS

sopro de fluxo diastólico através da válvula tricúspide também podem estar presentes.

Sopro pansistólico de regurgitação mitral presente na fenda da válvula mitral que acompanha os defeitos tipo *ostium primum*.

Curso clínico: Os pacientes com CIA tipo *secundum* sobrevivem até a idade adulta, mas têm a sua expectativa de vida encurtada (sobrevida de 50% além dos 40 anos); aqueles com *shunts* grandes morrem de insuficiência de VD ou arritmia na 4ª-5ª décadas.

Pacientes com CIA *secundum* ou tipo seio venoso que estejam minimamente sintomáticos na 3ª década não desenvolvem hipertensão pulmonar grave e evoluem bem com tratamento clínico (Br Heart J 1994;71:224).

Os pacientes sintomáticos têm uma expectativa de vida e uma morbidade quase normais quando a cirurgia é realizada antes dos 25 anos (NEJM 1990;323:1645); a cirurgia em pacientes mais idosos melhora a sobrevida, mas não a incidência de arritmias atriais (que estão relacionadas à dilatação atrial) e os eventos tromboembólicos comparados com o tratamento médico (NEJM 1995;333:469).

Complicações: Os pacientes desenvolvem pelo menos uma leve a moderada hipertensão pulmonar após a idade de 40 anos; 10-15% desenvolvem hipertensão pulmonar grave com reversão do *shunt* e cianose resultante.

15% dos pacientes desenvolvem fibrose pulmonar e regurgitação mitral.

Laboratório:

ECG: BRD incompleto; desvio do eixo para a esquerda com defeito tipo *ostium primum*; FA; as TSV são comuns após a idade de 30 anos.

Ecocardiograma: Átrios dilatados e VD dilatado; defeitos tipo *ostium primum/secundum* podem ser visíveis diretamente ou detectados via estudo de contraste; ETE superior para a detecção da CIA e drenagem venosa pulmonar anômala.

Cateterismo cardíaco: Para mensurar a magnitude do *shunt* e a presença de hipertensão pulmonar e para a detecção de DAC em pacientes mais velhos.

Radiologia:

Radiografia de tórax: Artérias pulmonares proeminentes com padrão vascular pulmonar periférico bem definido (padrão de "vasculatura de *shunt*"); veias pulmonares anômalas podem ser visíveis.

Tratamento: O fechamento cirúrgico para o fluxo pulmonar/sistêmico $\geq$ 1,8; a cirurgia não é recomendada para os pacientes com doença vascular pulmonar irreversível e hipertensão pulmonar; a profilaxia da endocardite não é recomendada, a menos que esteja também presente uma doença valvular.

Os pacientes com CIA tipo *ostium primum* e fenda na válvula mitral podem precisar de reparo/reposição da válvula (ver Fig. 15-1).

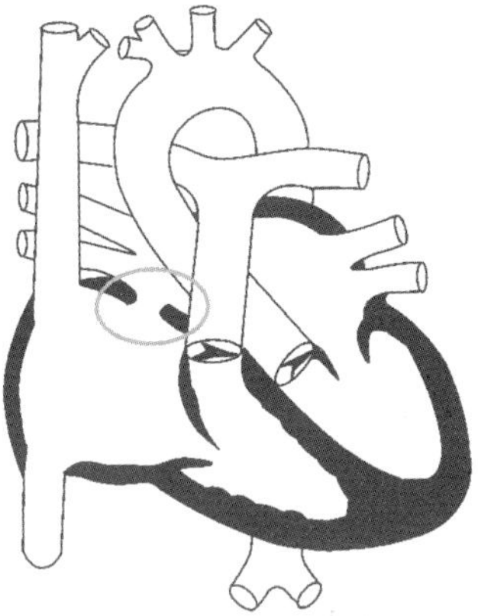

CIA, tipo *ostium secundum*

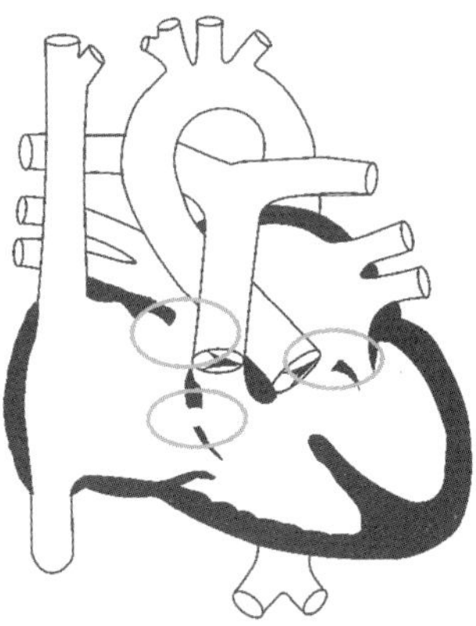

CIA, tipo *ostium primum*

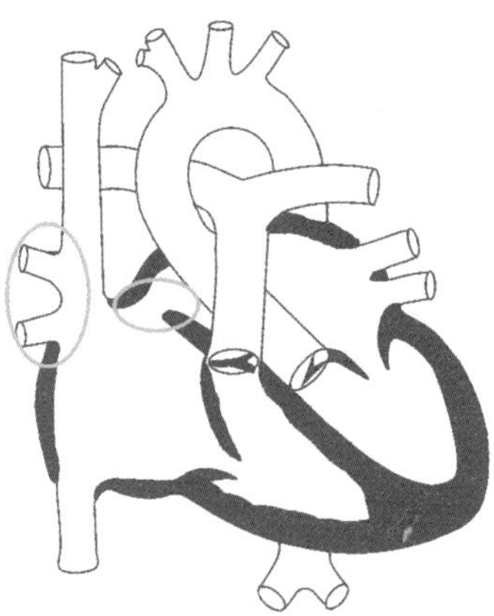

CIA, tipo seio venoso, drenagem anômala parcial das veias pulmonares

Figura 15-1. CIA.

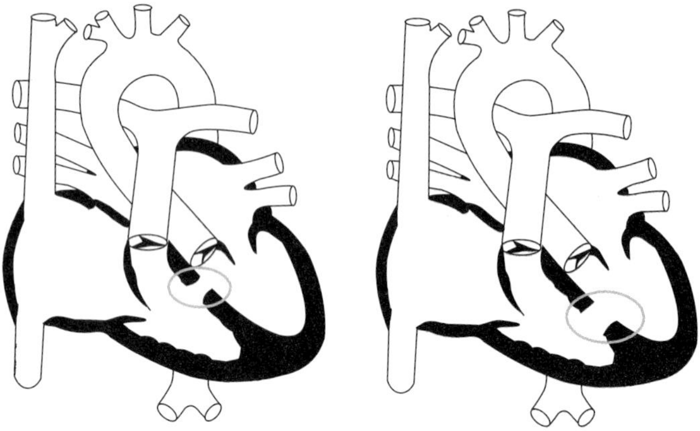

CIV, septo membranoso CIV, septo muscular

Figura 15-2. CIV.

15.2 COMUNICAÇÃO INTERVENTRICULAR

NEJM 2000;342:256

Causa: 70% das CIVs estão localizadas no septo membranoso; 20% no septo muscular; 5% abaixo da válvula aórtica e causam IA; 5% próximos às válvulas mitral/tricúspide (defeitos do canal AV; ver Fig. 15-2).

Epidemiologia: Os sobreviventes adultos ou têm um fechamento espontâneo/quase fechamento ou desenvolvem um aumento na resistência vascular pulmonar com pressões sistêmicas do lado direito e alívio da sobrecarga persistente do VE (síndrome de Eisenmenger).

Fisiopatologia: CIV inicialmente produz *shunt* do VE para o VD; com defeitos grandes, as pressões eventualmente se equalizam ou se revertem conforme a hipertensão pulmonar se agrava.

Sintomas: Cianose com *shunt* direita para a esquerda; tolerância diminuída ao exercício e dispnéia aos esforços; palpitações (devidas a *flutter* ou fibrilação atrial); distúrbios visuais, fadiga, cefaléia, tonteiras, parestesias se se desenvolver a síndrome de hiperviscosidade com a síndrome de Eisenmenger; os adultos com relação de *shunt* < 2:1 geralmente são assintomáticos; com relações 3:1, a dispnéia aos esforços é provável após a idade de 30 anos.

Sinais: Cianose; baqueteamento digital; B_2 normal/desdobrada; B_3; sopro holossistólico mais audível na parte inferior da BEE ± frêmito palpável com defeito restritivo; ruflar mesodiastólico; sopro de IA se o CIV próximo ao anel aórtico; com CIV muscular, o sopro pode terminar na meso/telessístole conforme o músculo se contrai; o sopro diminui/desaparece conforme o fluxo diminui; o sopro de regurgitação pulmonar (sopro de Graham-Steell) pode aparecer.

Curso clínico: 25-40% fecham-se espontaneamente por volta dos 2 anos de idade; 90% dos defeitos que se fecham o fazem por volta dos 10 anos de idade; os adultos com pequenos defeitos geralmente são assintomáticos e não apresentam probabilidade de desenvolver hipertensão pulmonar; em adultos diagnosticados com CIV, a sobrevida em 10 anos ~75%; aqueles que se apresentam com cardiomegalia, hipertensão pulmonar ou capacidade prejudicada ao exercício apresentam os piores prognósticos.

Complicações: O CIV pequeno ainda acarreta o risco aumentado de endocardite infecciosa; com o *shunt* grande, o desenvolvimento de síndrome de Eisenmenger é associado ao risco de hemoptise devida a infarto pulmonar ou ruptura das artérias/arteríolas pulmonares; AVC pode resultar de uma embolização paradoxal, trombose venosa dos vasos cerebrais ou hemorragia intracraniana; abscesso cerebral, síncope, morte súbita também são relatados.

Laboratório:

ECG: AAE e HVE com os grandes defeitos; desvio do eixo para a direita e AAD com hipertensão pulmonar.

Ecocardiograma: O CIV pode ser visível diretamente ou detectado via estudo de contraste ou ETE; o estudo Doppler pode geralmente fornecer uma estimativa da pressão sistólica pulmonar.

Cateterismo cardíaco: Para medir a magnitude do *shunt* e a presença da hipertensão pulmonar.

Radiologia:

Radiografia do tórax: Normal com os CIVs pequenos; aumento do VE e "vascularidade do *shunt*" com um grande defeito; dilatação das artérias pulmonares proximais, afilamento rápido das artérias pulmonares periféricas e campos pulmonares oligoêmicos com a hipertensão pulmonar.

Tratamento: O CIV pequeno requer profilaxia antibiótica para a endocardite infecciosa; os adultos com grandes defeitos terão ICC, hipertensão pulmonar e devem fechar cirurgicamente o defeito se a resistência pulmonar/sistêmica < 0,7, $Q_p:Q_s > 1,5:1$.

Aos 25 anos após a cirurgia, a incidência cumulativa de endocardite infecciosa é 2,7% em pacientes com CIV isolada.

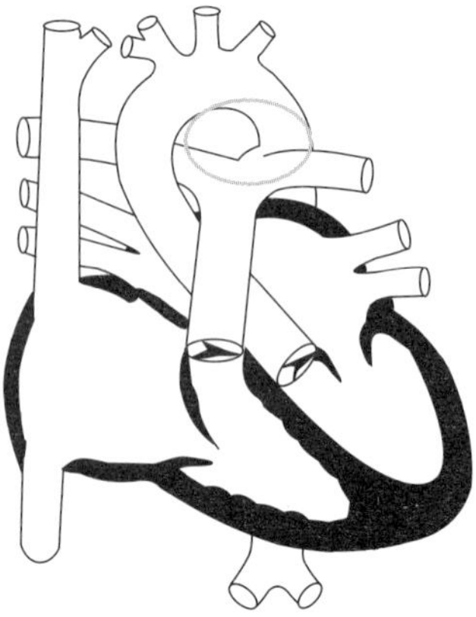

Figura 15-3. PCA.

15.3 PERSISTÊNCIA DO CANAL ARTERIAL

Causa: Falha no fechamento do *ductus arteriosus* (conecta a aorta descendente proximal à bifurcação do tronco da AP ou artéria pulmonar esquerda distal à artéria subclávia esquerda); nos fetos, o sangue arterial pulmonar flui para dentro da aorta descendente para a oxigenação da placenta; a falha no fechamento produz *shunt* esquerda-direita da aorta para a artéria pulmonar (ver Fig. 15-3).

Epidemiologia: A PCA é responsável por ~10% dos casos de doença cardíaca congênita; incidência aumentada em bebês prematuros ou nas gravidezes complicadas por hipoxemia perinatal persistente, rubéola durante a gestação.

Fisiopatologia: Na ausência de uma resistência vascular pulmonar aumentada, o sangue é *shuntado* da aorta para a artéria pulmonar durante todo o ciclo cardíaco, produzindo sobrecarga volumétrica do coração esquerdo.

Sintomas: PCAs pequenos não causam sintomas; se os sintomas se desenvolverem, eles geralmente o fazem no primeiro ano de vida; fadiga, dispnéia ou palpitações são os mais comumente relatados.

Sinais: Com *shunt* moderado/grande: pulsos periféricos muito amplos e pressão de pulso aumentada; impulso de VE hiperdinâmico; sopro em "maquinaria" no 2° EIE pode obscurecer a B_2 e continua na diástole mas encurta-se/desaparece conforme se desenvolve hipertensão pulmonar; sopros de fluxo através das válvulas mitral e aórtica; clique de ejeção sistólico e sopro diastólico de regurgitação pulmonar com hipertensão pulmonar.

Desenvolvimento da fisiologia de Eisenmenger pode produzir "cianose diferencial" e baqueteamento dos artelhos, mas não dos dedos das mãos.

Curso clínico: O fechamento espontâneo do PCA após a infância é raro; a expectativa de vida é normal com um pequeno defeito, mas risco aumentado de endocardite infecciosa (do lado pulmonar) e/ou embolismo séptico pulmonar; insuficiência do VE, obstrução vascular pulmonar e hipertensão pulmonar grave; dilatação aneurismática, calcificação, ruptura do PCA também podem ocorrer.

Complicações: O risco de endocardite infecciosa excede o da ICC na segunda década; o risco de endarterite é ~0,45% anualmente após a idade de 20 anos. ~1/3 dos pacientes com PCA não-reparada morrem por ICC, hipertensão pulmonar ou endarterite por volta dos 40 anos; 2/3 por volta dos 60 anos.

Laboratório:

ECG: Normal ou AAE e HVE com *shunt* grande; HVD se a hipertensão pulmonar se desenvolver.

Ecocardiograma: O *ductus arteriosus* ocasionalmente é visualizado; o fluxo contínuo e aumentado no tronco pulmonar visualizado no Doppler.

Cateterismo cardíaco: Para demonstrar *ductus*, quantificar o *shunt* e permitir o cálculo da resistência vascular pulmonar.

Radiologia:

Radiografia de tórax: Normal com o PCA pequeno; o *shunt* grande produz um AE e um VE dilatados, ingurgitamento vascular pulmonar, dilatação da AP proximal; aorta ascendente proeminente; o *ductus* pode ser visualizado como uma opacidade na junção do nó aórtico e aorta descendente.

Tratamento: A mortalidade perioperatória para a ligadura do PCA é < 0,5% sem o *bypass* cardiopulmonar; a ligadura cirúrgica ou fechamento percutâneo é contra-indicado se se desenvolveu uma doença vascular obstrutiva pulmonar grave.

O PCA pequeno pode ser capaz de ser fechado com um dispositivo intravascular, mas dados sobre o acompanhamento a longo prazo ainda estão pendentes.

O fechamento da PCA elimina o risco de endocardite infecciosa.

15.4 ESTENOSE AÓRTICA CONGÊNITA

Causa: Válvula aórtica bicúspide é o achado patológico mais comum em pacientes com EA sintomática abaixo dos 65 anos de idade; a válvula tem uma comissura única fissurada e um orifício excentricamente orientado.

A estenose supravalvular e a estenose aórtica subvalvular definida também são observadas na infância.

Epidemiologia: A válvula bicúspide congênita é encontrada em 2-3% da população; quatro vezes mais comum em homens do que em mulheres.
20% dos pacientes com válvula aórtica bicúspide têm uma anormalidade cardiovascular associada (PCA, coarctação da aorta).

Fisiopatologia: A válvula bicúspide é sujeita a um estresse hemodinâmico anormal que leva a um espessamento e calcificação dos folhetos; uma anormalidade coexistente da camada medial da aorta predispõe à dilatação da raiz aórtica.

Sintomas: Ver **Estenose aórtica** (8.1) angina, síncope/quase-síncope; ICC.

Sinais: Ver **Estenose aórtica** (8.1) com EA grave: pulso carotídeo lentificado; B_2 diminuída, galope de B_4; clique de ejeção aórtico desaparece conforme a válvula se torna calcificada; sopro sistólico tardio e rude; regurgitação aórtica comum com a estenose subaórtica.

Curso clínico: Os adultos assintomáticos têm uma expectativa de vida normal; EA torna-se hemodinamicamente significativa quando a área valvar é reduzida para ~1 cm^2; a sobrevida média é de 5 anos após o desenvolvimento da angina, 3 anos após a síncope ocorrer, 2 anos após o desenvolvimento da ICC.

Complicações: Pacientes com válvula aórtica bicúspide têm uma incidência aumentada de necrose cística da média da raiz aórtica com formação de aneurisma e regurgitação aórtica ou dissecção aórtica (J Am Coll Cardiol 1992;19:283).

Laboratório:

ECG: HVE.

Ecocardiograma: Mostrará estenose aórtica; o Doppler permite a avaliação da área valvular; o ETE é superior no diagnóstico de estenose subaórtica e supravalvular.

Cateterismo cardíaco: Para determinar a gravidade da EA em casos onde o ecocardiograma é insatisfatório e para determinar se a DAC também está presente.

Radiologia: Radiografia de tórax geralmente normal.

Tratamento: O tratamento e os critérios para troca valvular em adultos são os mesmos que os para a EA de outras causas.

25% dos pacientes tratados na infância com EA pela valvotomia precisarão de uma repetição da cirurgia nos próximos 25 anos (Circ 1993;87:I-16).

Com 25 anos após a cirurgia, a incidência cumulativa de endocardite infecciosa foi de 13,3%, para a estenose aórtica valvular; os pacientes devem receber profilaxia antibiótica contra a endocardite infecciosa.

15.5 ESTENOSE PULMONAR

Causa: Obstrução do trato de saída do VD é valvular em 90% dos pacientes, supravalvular (tronco da pulmonar estreitado ou ramos periféricos estreitados) ou subvalvular (infundíbulo/subinfundíbulo ventricular direito estreitado, geralmente em associação com CIV) no restante.

- EP supravalvular pode coexistir com estenose valvular pulmonar, CIA, CIV, PCA, tetralogia de Fallot, síndrome de Williams (hipercalcemia infantil, fácies de elfo, retardo mental).
- A estenose valvular pulmonar geralmente é uma anormalidade isolada, mas pode estar associada à CIV; os folhetos valvulares geralmente são normais com comissuras fusionadas, mas 10-15% dos pacientes têm folhetos displásicos.
- ~2/3 dos pacientes com síndrome de Noonan têm EP devida à displasia valvular.

Epidemiologia: EP constitui 10-12% dos casos de cardiopatias congênitas em adultos.

Fisiopatologia: *EP leve:* área valvular > 1 cm^2/m^2 (normal é 2 cm^2/m^2), gradiente transvalvular < 50 mmHg ou pressão-pico de VD < 75 mmHg sistólica.

EP moderada: área valvular 0,5-1 cm^2/m^2, gradiente 50-80 mmHg ou pressão do VD 75-100 mmHg sistólico.

EP grave: área valvular < 0,5 cm^2/m^2, gradiente > 80 mmHg ou pressão do VD > 100 mmHg sistólica.

Sintomas: Os adultos freqüentemente são assintomáticos; os sintomas são determinados pela gravidade da estenose, função sistólica do VD e competência da válvula tricúspide; com EP grave, os pacientes desenvolvem fadiga, dispnéia aos esforços, edema periférico e ascite com insuficiência do VD; cianose e baqueteamento digital quando se desenvolve um *shunt* esquerda-direita com hipertensão pulmonar grave.

Sinais: Na EP moderada/grave: levantamento do VD na borda esternal esquerda; frêmito no 2° EIE; B_2 amplamente desdobrada com variação respiratória normal e P_2 diminuída; clique de ejeção (suaviza-se ou desaparece com a inspiração); sopro sistólico em crescendo-decrescendo ao longo da BEE (aumenta com a inspiração); o sopro faz um pico tardio na sístole, e o clique de ejeção move-se para mais perto do B_1 conforme a estenose piora.

Curso clínico: Apenas 5% dos pacientes com gradiente < 25 mmHg desenvolvem sintomas *vs.* 20% dos pacientes com gradientes 25-49 mmHg e 76% dos pacientes com gradientes 50-79 mmHg.

94% dos adultos com estenose valvular leve vivem 20 anos após o tratamento inicial, mas 60% dos pacientes com EP grave precisam de intervenção por volta de 10 anos após diagnóstico.

Se a estenose for aliviada na infância, a sobrevida a longo prazo é similar a dos controles (Circ 1994;89:243); ~50% dos pacientes desenvolvem regurgitação pulmonar leve/moderada.

Complicações: Insuficiência do VD é a causa mais comum de morte por EP; a endocardite infecciosa é um risco para a EP moderada a grave.

Laboratório:

ECG: Desvio do eixo para a direita; HVD; AAD.

Ecocardiograma: AVD; HVD; movimento septal paradoxal; sítio de obstrução freqüentemente é visualizado; velocidades de fluxo aumentadas na AP no estudo Doppler.

Radiologia:

Radiografia de tórax: Silhueta cardíaca normal com dilatação pós-estenótica do tronco da AP e marcas vasculares pulmonares diminuídas; ICC do lado direito do coração produz um alargamento da silhueta cardíaca.

Tratamento: Pacientes com EP valvular precisam de profilaxia antibiótica contra a endocardite infecciosa.

- Pacientes com EP moderada (gradiente 40-60 mmHg) têm excelente prognóstico com tratamento médico ou intervencionista; a valvuloplastia por balão é o procedimento de escolha se o gradiente for > 60 mmHg e a válvula for móvel e flexível; os resultados a longo prazo são bons, e a estenose subpulmonar hipertrófica secundária geralmente regride após valvuloplastia bem-sucedida.
- A troca valvular é necessária se os folhetos forem displásicos ou calcificados ou se estiver presente uma acentuada regurgitação pulmonar.
- Nenhuma criança com estenose pulmonar teve endocardite infecciosa após a cirurgia em um acompanhamento de 20 anos; a profilaxia para endocardite infecciosa é recomendada apenas para aqueles com sopro e estenose residual ou insuficiência (JAMA 1998;279:599).

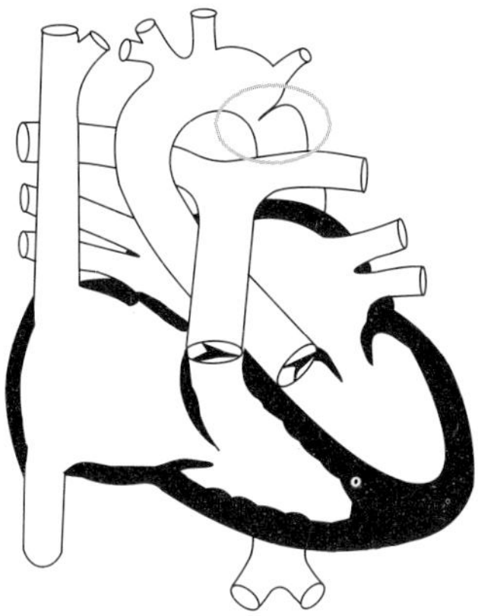

Figura 15-4. Coarctação da aorta.

15.6 COARCTAÇÃO DA AORTA

Causa: Discreta invaginação estendendo-se distalmente à arterial subclávia esquerda no local do ancoramento ductal aórtico (ligamento arterial) ou proximal à artéria subclávia esquerda (ver Fig. 15-4).

Epidemiologia: Coarctação 2-5 vezes mais comum em homens do que em mulheres; ocorre em conjunção com a síndrome de Turner (disgenesia gonadal), válvula aórtica bicúspide (mais de 80% dos pacientes), CIV, PCA, EM/RM congênitas, aneurismas do círculo de Willis, anormalidades da válvula mitral.

Fisiopatologia: Desenvolve-se uma extensa circulação arterial colateral através das artérias torácica interna, intercostais, subclávias e escapulares.

Sintomas: Os sintomas geralmente se apresentam na infância ou após a idade de 30 anos; muitos adultos são assintomáticos; sintomas relatados incluem cefaléia, epistaxe, tonteira, palpitações, fadiga nas pernas ou claudicação.

Sinais: Pressão de pulso alargada com PA sistólica nos braços > que nas pernas (coarctação distal à subclávia esquerda); PA no braço direito > que no braço esquerdo (coarctação proximal à artéria subclávia esquerda); pressões diastólicas similares em todos os membros; pulsos femorais fracos; frêmito sistólico na chanfradura supra-esternal; clique e sopro de ejeção sistólicos se a válvula aórtica bicúspide também estiver presente (30% dos pacientes); sopro de ejeção sistólico tardio e rude ao longo da BEE irradiando-se para as costas, secundário ao aumento no fluxo colateral; válvula aórtica bicúspide, se presente, também pode produzir sopro sistólico.

Curso clínico: Se a coarctação não for corrigida cirurgicamente, a taxa de mortalidade é de 50% por volta dos 30 anos, 75% por volta dos 50 anos, 90% por volta dos 60 anos; 2/3 dos pacientes acima dos 40 anos desenvolvem ICC.

Complicações: Hipertensão; ICC; dissecção aórtica [pico de incidência na 3ª-4ª décadas de vida; pacientes grávidas e mulheres com síndrome de Turner (XO) estão sob maior risco]; DAC; endocardite infecciosa (da válvula bicúspide) ou endarterite (no local da coarctação); AVC se estiver presente um aneurisma intracerebral associado.

50% dos pacientes submetidos à cirurgia após a idade de 40 anos apresentam hipertensão persistente; com o reparo na infância, 90% destes pacientes são normotensos 5 anos depois, 50% são normotensos 20 anos depois, e 25% são normotensos 25 anos depois.

Laboratório:

ECG: HVE.

Ecocardiograma: A coarctação ocasionalmente pode ser visualizada a partir da chanfradura supra-esternal; a válvula aórtica bicúspide pode ser identificada.

Radiologia:

Radiografia do tórax: Chanfradura simétrica do terço posterior das 3ª a 8ª costelas, geralmente simétricas; indentação da aorta; pré e/ou pós-estenose, dilatação da aorta produz o sinal do "três invertido" na deglutição do bário.

TC, IRM, aortografia com contraste: Para avaliar a locação e o comprimento da coarctação, para avaliar a circulação colateral ou a presença de aneurisma.

Tratamento: O reparo cirúrgico é recomendado aos pacientes com gradiente > 30 mmHg através da coarctação.

- Após o reparo cirúrgico durante a infância, 89% dos pacientes estão vivos 15 anos depois; 83% de sobrevida em 25 anos; se o reparo for realizado nas idades de 20-40 anos, 25 anos depois a sobrevida é de 75%; quando o reparo é realizado após a idade de 40 anos, a sobrevida em 15 anos é de 50%.
- Pós-operatoriamente, 3% dos pacientes precisam de uma repetição da cirurgia pela recorrência da coarctação no acompanhamento de 20 anos; os aneurismas saculares também podem se desenvolver (J Am Coll Cardiol 1995; 26:266); mais de 10% dos pacientes precisarão de cirurgia para a doença valvular aórtica.
- A dilatação por balão é relatada como tendo maior incidência de aneurisma aórtico e coarctação recorrente do que a cirurgia; em uma série (74 pacientes), resultados ótimos (gradiente pós-procedimento < 20 mmHg) foram obtidos agudamente em 88% dos pacientes; 72% dos pacientes com resul-

tado ótimo precoce permaneceram livres de reintervenção (J Am Coll Cardiol 1997;30:811).

- Apesar da experiência limitada, os *stents* podem ser coadjuvantes úteis à angioplastia por balão no tratamento da hipoplasia ístmica e segmentos tortuosos (J Am Coll Cardiol 1997;30:1853).
- A hipertensão provavelmente persistirá e precisará de tratamento em pacientes com recidiva do tratamento cirúrgico após a idade de 10 anos.
- 25 anos após a cirurgia, a incidência cumulativa de endocardite infecciosa foi de 3,5%; a profilaxia foi indicada (JAMA 1998;279:599).

15.7 TETRALOGIA DE FALLOT

Causa: CIV mais aorta acavalgando o defeito, mais obstrução do trato de saída do VD (subvalvular, valvular, supravalvular ou dos ramos das artérias pulmonares), mais HVD; o arco aórtico à direita está presente em 10% dos casos (ver Fig. 15-5).

Epidemiologia: A doença cardíaca congênita cianótica é mais comum após a infância; 25% dos pacientes têm arco aórtico à direita, 10% também têm CIA; 10% têm artérias coronárias anômalas.

Fisiopatologia: O *shunt* esquerda-direita devido ao CIV e a resistência aumentada no trato de saída do VD produzem cianose e equalização das pressões no VD e no VE.

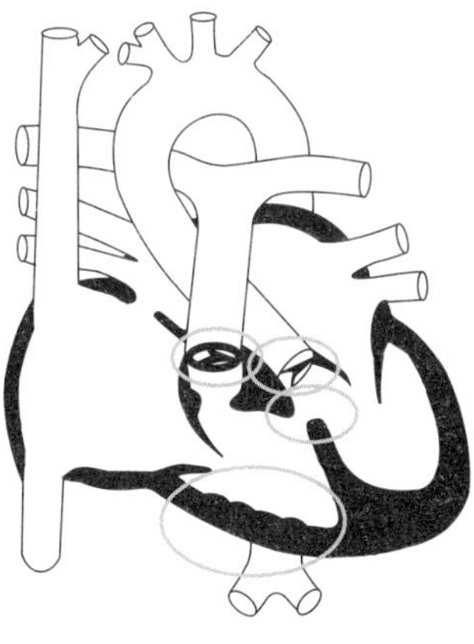

Figura 15-5. Tetralogia de Fallot.

Sintomas: Adultos: dispnéia; tolerância ao exercício diminuída; na infância, cianose, taquipnéia, hiperpnéia, convulsões.

Sinais: Cianose, baqueteamento digital; levantamento VD; frêmito sistólico (produzido pelo fluxo do trato de saída do VD); B_1 normal; B_2 única; som de ejeção aórtica; sopro de ejeção sistólico ao longo da BEE (devido à estenose pulmonar), que se encurta e diminui conforme a gravidade da obstrução do trato de saída do VD piora.

Após o reparo total, os sopros da estenose pulmonar residual e da regurgitação pulmonar podem ser notados.

Curso clínico: Sem a intervenção cirúrgica, a taxa de sobrevida é de 66% na idade em 1 ano, 40% em 3 anos, 11% em 20 anos, 6% em 30 anos, e 3% aos 40 anos.

Em uma série, a taxa de sobrevida 32 anos após a cirurgia foi de 86% entre os pacientes com a tetralogia reparada, 96% na população controle pareada para a idade; as complicações após o reparo incluem regurgitação pulmonar e disfunção do VD, aneurisma do trato de saída do VD ou obstrução, CIV residual (10-20% dos casos), BRD, regurgitação aórtica.

Complicações: Eritrocitose, hiperviscosidade, anormalidades na hemostasia, abscessos cerebrais ou AVC, endocardite; FA, *flutter* atrial, arritmias ventriculares (observados em 40-50% dos pacientes sem reparo paliativo; mais freqüente em pacientes que são mais velhos no momento do reparo cirúrgico, regurgitação pulmonar moderada/grave, disfunção ventricular sistólica e diastólica, *bypass* cardiopulmonar prolongado, QRS > 180 ms.)

As principais fontes de morbidade nos adultos após a correção cirúrgica são as arritmias atriais que podem estar presentes em 1/3 dos pacientes (Circ 1995;91:2214).

Laboratório:

ECG: HVD, desvio do eixo para a direita; após o reparo primário, BRD e/ou bloqueio AV podem estar presentes.

Hemograma: Eritrocitose.

Ecocardiograma: CIV, aorta a cavaleiro do CIV; obstrução do trato de saída do VD; HVD; estudo Doppler pode avaliar a gravidade da obstrução do TSVD e o *shunt* esquerda-direita através do CIV.

Cateterismo cardíaco: Determinação da localização e a magnitude do *shunt* e gravidade da obstrução do TSVD e origem e trajeto das artérias coronárias e a anatomia da artéria pulmonar.

Radiologia:

Radiografia do tórax: O tamanho do coração é normal ou pequeno e em formato de "botina" (segmento do tronco da AP côncavo); marcas pulmonares vasculares diminuídas; arco aórtico à direita pode estar presente.

Tratamento: A correção cirúrgica completa (fechamento do CIV, alívio da obstrução do TSVD) tem uma mortalidade < 3,0% em crianças, 2,5-8,5% em adultos.

- Os procedimentos cirúrgicos mais antigos incluem a operação de Waterston (anastomose látero-lateral da aorta ascendente e da AP direita), operação de Potts (anastomose látero-lateral da aorta descendente à AP esquerda), operação de Blalock-Taussig (anastomose término-lateral da artéria subclávia com a AP); freqüentemente resultavam em hipertensão pulmonar, sobrecarga volumétrica do VE.
- Em um grupo de 115 pacientes submetidos a reparo a uma idade média de 4 anos, os estudos eletrofisiológicos 1 ano após a cirurgia induziram arritmia ventricular em 4%; a terapia com fenitoína não resultou em nenhuma morte súbita em 12 anos de acompanhamento (J Am Coll Cardiol 1997;30:1384).
- Os pacientes precisam de profilaxia para a endocardite infecciosa antes e depois da correção cirúrgica; 25 anos após a cirurgia, a incidência cumulativa de endocardite infecciosa foi de 1,3% (JAMA 1998;279:599).

15.8 ANOMALIA DE EBSTEIN

Causa: Folheto anterior da válvula tricúspide malformado tem um ancoramento anormal com a parede do VD; os folhetos septais (e algumas vezes os folhetos posteriores) são deslocados a graus variáveis para dentro do VD, de modo que uma porção do VD está localizada no lado atrial da válvula tricúspide e o VD funcional é pequeno; a válvula tricúspide é regurgitante; 80% dos pacientes têm CIA/PCA (ver Fig. 15-6).

Epidemiologia: Causa congênita mais comum de regurgitação tricúspide significativa.

Fisiopatologia: Pacientes com leve deslocamento apical dos folhetos tricúspides têm função valvular normal; o deslocamento grave e a disfunção valvular produzem pressões de AD elevadas e *shunt* esquerda-direita através do septo.

Sintomas: Dispnéia; dor torácica atípica; palpitações; síncope.

Sinais: Cianose (depende do grau de *shunt* esquerda-direita); B_1 e B_2 amplamente desdobradas; clique sistólico; B_3 e B_4 podem estar presentes; o sopro sistólico na BEE inferior (devido à IT); hepatomegalia.

Crianças com anomalia de Ebstein freqüentemente apresentam um sopro incidental; adolescentes/adultos apresentam arritmia SV.

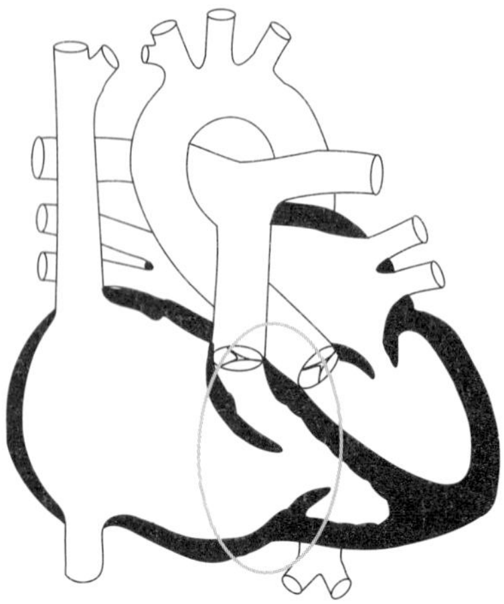

Figura 15-6. Anomalia de Ebstein.

Curso clínico: Preditores mais importantes do prognóstico em adultos: classe funcional NYHA, tamanho do coração, presença de cianose ou TSV.

Complicações: ICC do lado direito; TSV; pacientes com comunicação interatrial estão sob risco de embolização paradoxal, abscesso cerebral, morte súbita.

Laboratório:

ECG: Ondas P apiculadas e alargadas; bloqueio AV de primeiro grau; BRE; padrão de WPW tipo B em 20% dos pacientes.

Ecocardiograma: Confirma o deslocamento do folheto da válvula tricúspide e pode avaliar o grau de alargamento do AD, gravidade da regurgitação/estenose tricúspide, presença e gravidade do *shunt* interatrial e presença de anomalias cardíacas associadas.

Avaliação eletrofisiológica: Indicada para as taquiarritmias atriais.

Radiologia:

Radiografia do tórax: Coração e vasculatura pulmonar normais nos casos leves; aumento do AD, marcas vasculares pulmonares diminuídas na doença moderada/grave.

Tratamento:

- ICC tratada com digoxina e diuréticos.
- Profilaxia contra a endocardite infecciosa é recomendada.
- As arritmias atriais são tratadas farmacologicamente; a ablação por cateter é realizada se estiver presente uma via acessória, mas a taxa de sucesso é menor

e a incidência de recorrência da arritmia é maior do que em pacientes com vias acessórias e válvula tricúspide normal.

- O reparo/substituição da válvula tricúspide e fechamento da comunicação interatrial são recomendados para os pacientes mais velhos com sintomas refratários ou aumento do coração; geralmente melhoram a função do VD, eliminam o risco de embolismo paradoxal e arritmias reentrantes.
- As complicações cirúrgicas incluem o bloqueio atrioventricular completo e a persistência da TSV ou da regurgitação tricúspide.

15.9 SÍNDROME DE EISENMENGER

Causa: Causa mais comum de cianose em adultos com doença cardíaca congênita; observada em pacientes com CIA, CIV, PCA com grande *shunt* esquerda-direita com o desenvolvimento de doença vascular pulmonar.

Epidemiologia: A mesma das anormalidades congênitas predisponentes.

Fisiopatologia: A resposta da vasculatura pulmonar ao fluxo e à pressão aumentados é a hipertrofia medial das arteríolas pulmonares, proliferação e fibrose intimal e oclusão dos capilares e pequenas arteríolas (potencialmente reversível), seguidas por arterite necrosante irreversível e obliteração dos leitos vasculares pulmonares; o processo é irreversível uma vez que a resistência pulmonar atinja ~70% da resistência vascular sistêmica.

Sintomas: Dispnéia, fadiga, síncope, dor torácica, palpitações, cefaléia, hemoptise.

Sinais: Cianose; levantamento do VD; som de ejeção pulmonar ou B_2 aumentada; B_4; sopros geralmente suaves/ausentes conforme o *shunt* esquerda-direita diminui.

Curso clínico: A sobrevida após o diagnóstico é de 80% em 10 anos, 77% em 15 anos, 42% em 25 anos (Circ 1993;87:I-38); causas de morte incluem arritmias, ICC, infarto pulmonar, abscesso cerebral; morte súbita é comum.

Laboratório: Achados relacionados com lesão congênita subjacente, com decréscimo da saturação de O_2 e policitemia.

Radiologia: *Radiografia de tórax:* Aumento do VD, artérias pulmonares proeminentes com oligoemia periférica.

Tratamento: Evitar depleção de volume, esforço intenso, altas altitudes, uso de vasodilatadores, gravidez.

- O fechamento cirúrgico dos defeitos é contra-indicado quando a inversão do *shunt* estiver presente.

Quadro 15-1. Orientações para o Exercício em Pacientes com Doença Cardíaca Congênita

Nenhuma restricão
CIA, CIV ou PCA pequenos ou operados e sem hipertensão pulmonar residual
Estenose pulmonar, gradiente < 50 mmHg
Estenose aórtica, gradiente-pico < 25 mmHg
Coarctação da aorta, tratada e sem gradiente ou hipertensão significativa
Tetralogia de Fallot, corrigida completamente
Transposição dos grandes vasos, submetida à cirurgia de correção
Esportes de baixa intensidade
CIA, CIV, PCA moderadas
Estenose pulmonar, gradiente > 50 mmHg
Estenose aórtica, gradiente-pico 25-49 mmHg
Coarctação da aorta, diferencial < 20 mmHg
Doença cardíaca cianótica não-operada, cirurgia paliativa
Tetralogia de Fallot, reparada com leve sobrecarga de pressão/volume no VD
Transposição dos grandes vasos reparada com cirurgia de correção
Artéria coronária esquerda anômala
Síndrome de Marfan
Nenhum esporte competitivo
CIA, CIV, PCA com ICC ou síndrome de Eisenmenger
Estenose pulmonar, grave, com sintomas
Estenose aórtica, gradiente-pico > 50 mmHg
Coarctação aórtica, diferencial > 20 mmHg
Tetralogia de Fallot, reparada, com resíduos graves

(Reimpresso com permissão do American College of Cardiology. J Am Coll Cardiol 1994;24:867.)

- Nenhum tratamento comprovado benéfico para a hipertensão pulmonar; uso de epoprostenol IV está sob investigação.
- A flebotomia está indicada para sinais graves de hiperviscosidade.
- O transplante coração-pulmão ou o transplante de pulmão com reparo do defeito cardíaco para os pacientes sintomáticos com insuficiência do VD, síncope e arritmias ventriculares tem tido sucesso limitado (NEJM 1999; 340:1081).

16 Doença Cardíaca em Mulheres

16.1 DOENÇA ARTERIAL CORONARIANA

NEJM 1996;334:1311

Apesar do limitado valor prognóstico, a dor torácica é a manifestação inicial mais comum de DCA em mulheres; o risco de morte devido à DCA em mulheres é similar à dos homens com 10 anos menos; as taxas de mortalidade são 34% maiores para as mulheres negras do que para as mulheres brancas; o tabagismo permanece como a principal causa prevenível de DCA em mulheres; > 50% dos IM entre mulheres de meia-idade foram atribuídos ao tabaco; o diabetes está associado a uma elevação em três a cinco vezes no risco de DCA entre as mulheres (Circ 1997;96:2468).

O colesterol total e o LDL elevados estão apenas fracamente associados à DAC em mulheres (NEJM 1995;332:1758); HDL e triglicerídeos têm maior valor preditivo (Atherosclerosis 1994;108:S73).

Um aumento nos valores de colesterol precede a menopausa natural em 3 anos e ocorre no momento da menopausa cirúrgica (Circ 1996;94:61); durante o acompanhamento médio de 4,1 anos, o tratamento com estrogênio conjugado oral mais medroxiprogesterona não reduziu a taxa global de eventos coronarianos em mulheres após a menopausa com DAC estabelecida; pelo fato de mais eventos ocorrerem no grupo em uso de hormônios no ano 1 e menos nos anos 4 e 5, poderia ser apropriado, para as mulheres que já estavam recebendo este tratamento, continuá-lo (estudo HERS) (JAMA 1998; 280:605); um estudo caso-controle com base populacional concluiu que os contraceptivos orais em baixas doses não aumentavam o risco de IM em mulheres (Circ 1998;98:1058).

O estrogênio e o estrogênio/acetato de medroxiprogesterona produziram reduções no colesterol LDL e aumentos no colesterol HDL, mas não alteraram a progressão da aterosclerose coronariana em mulheres com doença estabelecida (NEJM 2000;343:522).

Entre as pacientes que se apresentaram no departamento de emergência com isquemia cardíaca aguda, o sexo não é um previsor independente de mortalidade hospitalar; as mulheres tendem a ter maior mortalidade por IAM, mas são mais velhas, e têm maior incidência de diabetes e uma classe Killip mais elevada na apresentação (J Am Coll Cardiol 1997;29:1490); as mulheres com síndrome coronariana aguda são mais velhas do que os homens e têm mais co-morbidades; o prognóstico com a angina instável e o IAM sem onda Q está relacionado à gravidade da doença, e não ao sexo, e a mortalidade associada à revascularização para a angina instável e IAM sem onda Q é similar para mulheres e homens (TIMI IIIb) (J Am Coll Cardiol 1997;30:141); após IAM, mulheres mais jovens, porém não as mais velhas, têm maiores taxas de morte durante a hospitalização do que os homens da mesma idade; quanto mais jovem a idade dos pacientes maior o risco de morte entre as mulheres com relação aos homens *(NRMI 2 Registry)* (NEJM 1999;341:217).

As sobreviventes do sexo feminino de uma parada cardíaca apresentam menor probabilidade de terem DAC subjacente, mas o estado da doença aterosclerótica é o previsor mais importante da sobrevida em mulheres, enquanto a função do VE prejudicada é o previsor mais importante em homens (Circ 1996;93:1170).

Em um estudo retrospectivo de PTCA eletiva sem colocação de *stent*, a terapia de reposição de estrogênio esteve associada a uma taxa de sobrevida em 7 anos melhorada (93% para o grupo com estrogênios, 75% para os controles) e taxa de eventos reduzida para a morte, IM não-fatal ou AVC não-fatal (J Am Coll Cardiol 1997;29:1).

Apesar de a taxa de mortalidade não-ajustada sugerir que as mulheres e os homens submetidos a RVM e PTCA têm uma mortalidade em 5 anos similar, as mulheres têm perfis de risco maiores; conseqüentemente, o sexo feminino é um previsor independente de melhor sobrevida em 5 anos (Circ 1998;98:1279).

Relatou-se que o teste ergométrico sem exame de imagens tinha maiores taxas de falso-positivos em mulheres do que em homens (38-67% *vs.* 7-44%); a taxa de falso-negativos em mulheres é de 12-22% (Am J Cardiol 1995; 75:865); o exame de imagem em esteira com radionuclídeos tem uma sensibilidade de 71-93% e especificidade de 85-91%; a ecocardiografia de estresse com dobutamina confiavelmente detecta estenose multivascular em mulheres mas geralmente é negativa na estenose univascular (estudo WISE) (J Am Coll Cardiol 1999;33:1462).

16.2 OUTRAS FORMAS DE DOENÇA CARDÍACA

Insuficiência aórtica: Indicações para a correção cirúrgica da regurgitação aórtica foram estabelecidas em grande parte nos homens; o diâmetro do VE não-ajustado e os critérios cirúrgicos resultam em critérios irrelevantes para as mulheres, que freqüentemente se submetem à cirurgia após desenvolverem sintomas graves e exibirem mortalidade tardia excessiva; a cirurgia deve ser realizada nas pacientes assintomáticas se FE < 55% ou se a dimensão sistólica final ≥ 55 mm; se uma dimensão sistólica final menor deve ser recomendada em mulheres ainda está em questão.

Cardiomiopatia dilatada: Em pacientes com ICC em estágio terminal, 60% em classe funcional NYHA IV, FEVE 18 ± 4,9%, as mulheres parecem ter uma melhor sobrevida do que os homens; os achados são mais fortes entre as pacientes com uma etiologia não-isquêmica da ICC (Estudo FIRST) (Circ 1999; 99:1816).

Atletas: Nas mulheres atletas altamente condicionadas, 8% têm um tamanho de cavidade do VE absoluta que excede os limites normais; a espessura absoluta da parede do VE estava dentro dos limites do normal para todas as mulheres atletas; a diferenciação clínica do coração da atleta e da cardiomiopatia hipertrófica é um dilema diagnóstico limitado aos atletas homens (JAMA 1996; 276:211).

16.3 ACIDENTE VASCULAR CEREBRAL

Incidência de AVC ~ 19% maior em homens do que em mulheres; entre os adultos mais velhos, as diferenças sexuais desaparecem após ajustes para a idade; a incidência para o AVC isquêmico para as pessoas com história de AIT é maior em mulheres do que em homens; os fatores de risco exclusivamente associados ao AVC em mulheres incluem a displasia fibromuscular, o coriocarcinoma, a calcificação do anel mitral, a gravidez, a enxaqueca, PVM, síndrome antifosfolipídio, arterite de Takayasu, vasculopatia retinococleocerebral e LES (Circ 1997;96:2468).

Estrogênios: Estudo caso-controle com base populacional: o risco global para o AVC e o tipo de AVC não estava aumentado entre as usuárias atuais de contraceptivos orais de baixas doses (Ann IM 1997;127:596).

Riscos de infarto cerebral e hemorragia intracerebral estão aumentados nas 6 semanas após o parto, mas não durante a própria gravidez (NEJM 1996;335:768).

16.4 HIPERTENSÃO E DOENÇA VASCULAR

- No estudo HERS, o tratamento com estrogênio/progesterona aumentou a taxa de eventos tromboembólicos.
- Em um estudo de coorte retrospectivo, o risco de tromboembolismo venoso era oito vezes maior em mulheres com uma deficiência hereditária de antitrombina, proteína C ou proteína S (Ann IM 1996;125:955); entre as usuárias de contraceptivos em baixas doses, a doença ocorreu principalmente em tabagistas e mulheres com fatores predisponentes (Ann IM 1998;128:467).
- A terapia estrogênica sem oposição é associada ao fenômeno de Raynaud em mulheres após a menopausa; associação não estava presente em mulheres que receberam terapia hormonal combinada (Ann IM 1998;129:208).
- O embolismo pulmonar: Em um estudo prospectivo baseado em questionários com 16 anos de acompanhamento, a obesidade, o tabagismo e a hipertensão estiveram associados a maior risco de embolismo pulmonar em mulheres (JAMA 1997;277:642).
- O peso excessivo e o ganho de peso na idade adulta aumentaram o risco de hipertensão e a perda de peso reduziu o risco para a hipertensão em uma coorte de 82.473 enfermeiras americanas (Ann IM 1998;128:81).
- Apesar de o uso de contraceptivos orais estar associado a um risco aumentado de hipertensão, apenas 41,5 casos/10.000 pessoas-ano poderiam ser atribuídos ao uso de contraceptivos orais, e o risco diminuía rapidamente com a cessação dos contraceptivos orais (Circ 1999;94:483).

16.5 GRAVIDEZ

A gravidez normal está associada a uma queda reversível na contratilidade; a função sistólica é preservada por uma queda na pós-carga, mas reduz-se próximo ao termo e no período pós-parto imediato como resultado de uma contratilidade diminuída e pré-carga diminuída (Circ 1996;94:667).

Anticoagulantes: (ver Quadro 16-1) Os anticoagulantes orais são teratogênicos, mas existem algumas evidências de que a embriopatia por varfarina ocorre apenas quando os anticoagulantes orais são administrados entre a 6ª e a 12ª semanas da gestação; o tratamento anticoagulante oral deve ser evitado semanas antes do parto devido ao risco de sangramento perinatal grave; pacientes com história de um único episódio de TVP têm baixa incidência de

Quadro 16-1. Drogas Cardiovasculares na Gravidez (J Am Coll Cardiol 1998;32:1456)

Droga	*Efeitos Adversos Potenciais sobre o Feto*	*Segurança*
Varfarina	Atravessa a barreira hematoplacentária, hemorragia fetal *in utero*, embriopatia, anormalidades do sistema nervoso central	Inseguro
Heparina	Nenhum relatado	Provavelmente seguro
Digoxina	Baixo peso ao nascimento	Seguro
Quinidina	A dose tóxica pode induzir parto prematuro e causar danos ao oitavo par craniano fetal	Seguro
Procainamida	Nenhum relatado	Seguro
Disopiramida	Pode iniciar as contrações uterinas	*a*
Lidocaína	Níveis de pressão arterial elevados e acidose fetal podem causar depressão do sistema nervoso central	Seguro
Mexiletina	Bradicardia fetal, RCIU, baixo escore de Apgar, hipoglicemia neonatal, bradicardia neonatal e hipertireoidismo neonatal	*a*
Flecainida	1 morte fetal relatada	*a*
Propafenona	Nenhum relatado	*a*
Adenosina	Nenhum relatado; uso durante o primeiro trimestre limitado a poucas pacientes	Seguro
Amiodarona	RCIU, prematuridade, hipotireoidismo	Inseguro
Agentes bloqueadores do canal do cálcio	Angústia fetal devida à hipotensão materna	*a*
Agentes β-bloqueadores adrenérgicos	RCIU, apnéia ao nascimento, bradicardia, hipoglicemia, hiperbilirrubinemia; os agentes bloqueadores β_2 podem iniciar as contrações uterinas	Seguro
Hidralazina	Nenhum relatado	Seguro
Nitroprussiato de sódio	Potencial toxicidade pelo tiocianato com alta dose, mortalidade fetal com nitroprussiato em estudos em animais	Potencialmente inseguro
Nitratos orgânicos	Desaceleração da freqüência cardíaca fetal e bradicardia	*a*
Inibidores da ECA	Defeito na ossificação do crânio, RCIU, partos prematuros, baixo peso ao nascimento, oligoidrâmnio, insuficiência renal neonatal, anemia e morte, contraturas dos membros, PCA	Inseguro
Agentes diuréticos	Prejuízo do fluxo sangüíneo uterino e risco de hipoperfusão placentária, trombocitopenia, icterícia, hiponatremia, bradicardia	Potencialmente inseguro

RCIU, retardo do crescimento intra-uterino. [a]Até o momento, apenas informações limitadas estão disponíveis e a segurança durante a gravidez não pode ser estabelecida. Adaptado de Elkayam U (527). Pregnancy and cardiovascular disease. In: Braunwald E., ed. Heart Disease. A Textbook of Cardiovascular Medicine. 5th ed. Philadelphia, Pa: WB Saunders; 1997:1857, com permissão. O comitê de orientações acrescentou varfarina, heparina e hidralazina a esta lista.

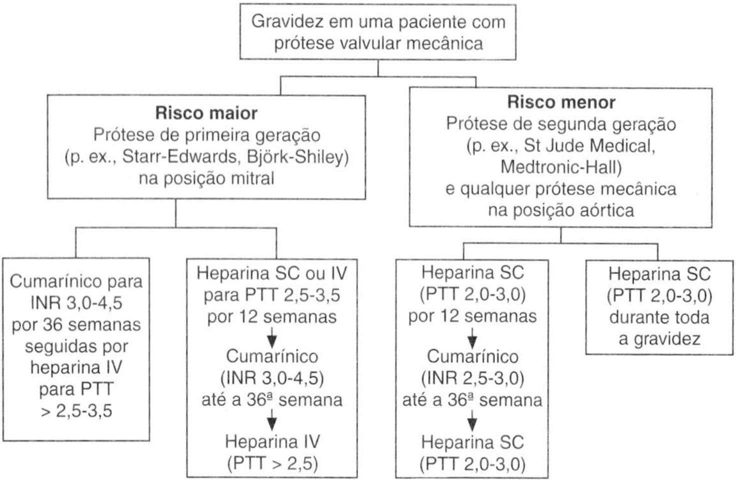

Figura 16-1. Anticoagulação durante a gravidez para mulheres com próteses valvulares cardíacas. (Reimpresso com permissão do American College of Cardiology, J Am Coll Cardiol 1999;33:1644.)

recorrência *antepartum* e podem não precisar de heparina profilática (NEJM 2000; 343:1439).

A segurança da AAS durante o primeiro trimestre ainda é assunto de discussão.

A heparina é o anticoagulante de escolha durante a gravidez; existem algumas dúvidas se a heparina é eficaz na prevenção do embolismo sistêmico em pacientes com válvulas mecânicas (Chest 1998;114:542S) (Fig. 16-1).

Hipertensão: (Ver Quadro 16-2). Os prognósticos materno e fetal geralmente são bons entre as mulheres grávidas com hipertensão crônica leve ou hipertensão gestacional; a pré-eclâmpsia é potencialmente perigosa para a mãe e para o feto e não responde bem à terapia medicamentosa convencional; a supervisão médica e o parto no momento adequado são as chaves da terapia (NEJM 1996;335:257).

A suplementação de cálcio durante a gravidez pode reduzir a PA sistólica e diastólica e a pré-eclâmpsia; são necessários mais dados para confirmar o impacto do cálcio sobre a morbidade materna e fetal (JAMA 1996;275: 1113).

Outras drogas: Ver Quadro 16-1.

Quadro 16-2. Hipertensão na Gravidez (NEJM 1996;335:257)

Achado Clínico	*Hipertensão Crônica*	*Hipertensão Gestacional*	*Pré-Eclâmpsia*
Momento de início da hipertensão	< 20 semanas de gestação	Geralmente no terceiro trimestre	≥ 20 semanas de gestacão
Grau de hipertensão	Leve ou grave	Leve	Leve ou grave
Proteinúria[a]	Ausente	Ausente	Geralmente presente
Urato sérico > 5,5 mg/dL (0,33 mmol/litro)	Rara	Ausente	Presente na maioria dos casos
Hemoconcentração	Ausente	Ausente	Presente na doença grave
Trombocitopenia	Ausente	Ausente	Presente na doença grave
Disfunção hepática	Ausente	Ausente	Presente na doença grave

[a]Definida como ≥ 1 + pelo teste de fita em duas ocasiões ou ≥ 300 mg em uma coleta de urina de 24 horas.

Em um estudo retrospectivo, o intervalo pós-parto esteve associado a um aumento no risco de eventos cardíacos entre os pacientes com síndrome do QT longo; o tratamento profilático com betabloqueadores é recomendado (Circ 1998;97:451).

Em pacientes com doença cardíaca conhecida, a classe funcional materna avançada, cianose, disfunção miocárdica, obstrução da saída do VE, arritmia prévia e eventos cardíacos prévios são preditivos de complicações cardíacas maternas; em um estudo, a insuficiência cardíaca materna, a arritmia ou o AVC ocorreram em 18% das gravidezes a termo, e as complicações neonatais (morte, síndrome de angústia respiratória, hemorragia intraventricular, parto prematuro e peso ao nascimento: pequeno-para-a-idade-gestacional) ocorreram em 17% (Circ 1997;96:2789).

16.6 PREVENÇÃO

- Relatou-se que o exercício vigoroso facilitava a interrupção do hábito de fumar a curto e a longo prazo em mulheres quando combinado com um programa cognitivo-comportamental para se parar de fumar e um ganho de peso retardado após o abandono do tabagismo (Arch Intern Med 1999; 159:1229); dados prospectivos indicam que uma caminhada rápida e exercício vigoroso estão associados a reduções substanciais e similares na incidência de eventos coronarianos entre mulheres (NEJM 1999;341:650).
- Entre as mulheres, a aderência às orientações de estilo de vida envolvendo dieta, exercício e abstinência de tabagismo está associada a um risco muito baixo de DAC (NEJM, 2000;343:16).
- *Nurse's Health Study:* O consumo moderado de álcool está associada a risco reduzido de doença cardíaca em mulheres com diabetes (Circ 2000; 102:494).
- Uma fonte dietética de um agonista parcial do estrogênio são os fitoestrogênios; dados epidemiológicos indicam que mulheres que ingerem grandes quantidades de fitoestrogênios, particularmente como isoflavonas em produtos de soja, têm menos doença cardíaca e vascular, menos cânceres de mama e de útero e sintomas de menopausa do que aquelas que ingerem dietas ocidentais; estudos clínicos constataram que as isoflavonas têm efeitos redutores de lipídios e uma capacidade de inibir a oxidação do LDL (J Am Coll Cardiol 2000;35:1403).
- Recomendações AHA: Ver Quadro 16-3.

Quadro 16-3. Redução do Risco de DAC em Mulheres (J Am Coll Cardiol 1999;33:1751)

Fatores de Estilo de Vida	*Objetivo(s)*	*Rastreamento*	*Recomendações*
Tabagismo	1. Interrupção completa 2. Evitar o tabagismo passivo	1. Perguntar sobre o atual estado de tabagismo e a exposição à fumaça de cigarro de outros como parte da avaliação de rotina 2. Avaliar a exposição total ao tabaco (pacotes-anos) e tentativas prévias de parar de fumar 3. Avaliar a disposição de parar de fumar	1. A cada visita, encorajar com firmeza a paciente e a família a pararem de fumar. Se não for obtida uma interrupção completa, uma redução na utilização é benéfica como um passo na direção do abandono do hábito 2. Reforçar o estado de não-fumante 3. Providenciar aconselhamento, reposição de nicotina e outras farmacoterapias conforme indicado em conjunção com a terapia comportamental ou como um programa formal de abandono
Atividade física	1. Acumular ≥ 30 minutos de atividade física de intensidade moderada na maioria ou, preferivelmente, em todos os dias da semana 2. As mulheres que tiveram eventos cardiovasculares recentes ou procedimentos devem participar em uma reabilitação cardíaca, um programa de exercício domiciliar orientado pelo médico ou um programa de prevenção secundária abrangente	1. Perguntar sobre a atividade física (trabalho doméstico, assim como atividade física ocupacional ou em horas de lazer) como parte da avaliação de rotina 2. Em mulheres com sintomas que sugiram DCV ou em mulheres previamente sedentárias > 50 anos de idade com ≥ 2 fatores de risco para DCV, considerar um teste ergométrico* para estabelecer a segurança do exercício e orientar a prescrição do exercício	1. Encorajar um mínimo de 30 minutos de exercício dinâmico de intensidade moderada (p. ex., caminhada rápida) diariamente. Isto pode ser realizado em períodos intermitentes ou mais curtos (≥ 10 minutos) ou atividade durante o dia 2. As mulheres que já satisfazem padrões mínimos podem ser encorajadas a tornarem-se mais fisicamente ativas ou a incluírem atividades mais vigorosas 3. Incorporar a atividade física em atividades cotidianas (p. ex., usar escadas) 4. O fortalecimento muscular e os exercícios de alongamento devem ser recomendados como parte de um programa de atividade global

(Continua)

Quadro 16-3. Redução do Risco de DAC em Mulheres (J Am Coll Cardiol 1999;33:1751) ***(Cont.)***

Fatores de Estilo de Vida	*Objetivo(s)*	*Rastreamento*	*Recomendações*
			5. Recomendam-se programas medicamente supervisionados para mulheres que tiveram um IM recente ou procedimento de revascularizacão
Nutrição	1. Dieta passo I AHA nas mulheres saudáveis (≤ 30% gordura, 8-10% gordura saturada e < 300 mg/d de colesterol) 2. Dieta AHA passo II em mulheres com DCV ou se uma redução adicional no colesterol for necessária (≤ 30% de gordura, < 7% de gordura saturada e < 200 mg/d de colesterol) 3. Limitar a ingesta do cloreto de sódio (sal) a 6 g/d. As mulheres com pressão alta podem precisar de maior restrição 4. Ingesta total de fibras dietéticas de 25-30 g/d a partir dos alimentos 5. Consumir ≥ 5 porções de frutas e vegetais por dia	1. Avaliar os hábitos nutricionais como parte da avaliação rotineira em todas as mulheres 2 Considerar uma avaliação dietética formal em mulheres com hiperlipidemia, diabetes, obesidade e hipertensão	1. Encorajar uma dieta bem equilibrada e diversificada que tenha baixo teor de gorduras saturadas e alto teor em fibras 2. Usar leite desnatado, em vez de leite com maior teor de gordura 3. As dietas ricas em nutrientes antioxidantes (p. ex., vitamina C, E e beta-carotenos) e folatos são preferidos em relação aos suplementos dietéticos. Note: os suplementos dietéticos de 0,4 mg de ácido fólico são recomendados para mulheres em idade fértil para ajudar a prevenir os defeitos do tubo neural 4. Limitar a ingesta de álcool para ≤ 1 copo de álcool por dia (1 copo = 4 onças de vinho, 12 onças de cerveja ou 1 1/2 onça de destilados). As mulheres grávidas devem abster-se de beber álcool

Controle do peso	1. Obter e manter o peso desejável 2. IMC-alvo (peso em quilogramas dividido pela altura em metros quadrados) entre 18,5 e 24,9 kg/m^2 (IMC de 25 kg/m^2 = 110% do peso corporal desejável) 3. Circunferência desejável da cintura < 88 cm (< 35 polegadas) em mulheres com IMC de 25-34,9 kg/m^2	Medir o peso e a altura da paciente, calcular o IMC e medir a circunferência da cintura como parte da avaliação periódica Nota: O IMC e a circunferência da cintura são usados para o diagnóstico, e a medida da altura e do peso é usada para o acompanhamento	1. Encorajar a perda gradual e sustentada em pessoas cujo peso exceda o peso ideal para a sua altura 2. Aconselhamento nutricional formal é encorajado para mulheres com hipertensão, hiperlipidemia ou níveis elevados de glicose associados ao excesso de peso 3. O ganho recomendado de peso durante a gravidez é de 25-35 lb (~12,5 a 17,5 kg) se o peso pré-gravídico da paciente for normal. Ajustar para gravidez múltipla e peso pré-gravídico (p. ex., mulheres acima do peso devem ganhar 15-25 lb [~7,5-12,5 kg], mulheres obesas, < 7 kg)
Fatores psicossociais	1. Adaptação positiva às situações estressantes 2. Melhoria da qualidade de vida 3. Manutenção ou estabelecimento de relações sociais	1. Avaliar a presença de situações estressantes e a resposta ao estresse como parte da avaliação de rotina 2. Avaliar a depressão, especialmente em mulheres com eventos cardiovasculares recentes 3. Avaliar o sistema de suporte social e avaliar o isolamento social.	1. Encorajar mecanismos positivos para lidar-se com o estresse (p. ex., substituir a atividade física pelo excesso de alimentação ou de uso de tabaco em resposta ao estresse) 2. Encorajar repouso adequado e alívio em mulheres que cuidam de outras pessoas 3. Considerar o tratamento da depressão e da ansiedade quando apropriado 4. Encorajar a participação em atividades sociais ou trabalhos voluntários em mulheres socialmente isoladas

(Continua)

Quadro 16-3. Redução do Risco de DAC em Mulheres (J Am Coll Cardiol 1999;33:1751) ***(Cont.)***

Fatores de Risco	*Objetivo(s)*	*Rastreamento*	*Recomendações*
	2. Em mulheres grávidas com hipertensão, o objetivo do tratamento é minimizar o risco a curto prazo de pressão arterial elevada na mãe enquanto se evita a terapia que possa comprometer o bem-estar do feto	2. O acompanhamento baseia-se nas medidas iniciais como a seguir: PAS, mmHg / PAD mmHg / Acompanhamento < 130 / < 85 / Reavaliar a cada 2 anos 130-139 / 85-89 / Reavaliar em 1 ano 140-159 / 90-99 / Confirmar em 2 meses 160-179 / 100-109 / Avaliar em 1 mês ≥ 180 / ≥ 110 / Avaliar em 1 semana (O rastreamento de acompanhamento deve ser modificado com base na história prévia, sintomas, presença de outros fatores de risco e dano de órgão-alvo) 3. Em mulheres grávidas com hipertensão, avaliar pré-eclâmpsia	2. Se a pressão arterial permanecer ≥ 140/90 mmHg após 3 meses de modificação de estilo de vida ou se o nível inicial for > 160 mmHg sistólico ou 100 mmHg diastólico, então iniciar e individualizar a farmacoterapia com base nas características da paciente 3. Em mulheres grávidas com hipertensão, a redução da pressão arterial diastólica para 90-100 mmHg é recomendada
Lipídios, lipoproteínas	Objetivos primários: Mulheres sem DCV *Risco menor* (< 2 fatores de risco) Objetivo do LDL < 160 mg/dL (ótimo < 130 mg/dL)	Mulheres sem DCV† Medir o colesterol total e o HDL fora de jejum e avaliar os fatores de risco não-lipídicos. O acompanhamento baseia-se nas seguintes medidas iniciais:	1. Promover uma abordagem de estilo de vida em todas as mulheres (dieta, controle do peso, abandono do tabagismo e exercício como descrito anteriormente). Descartar outras causas secundárias de dislipidemia

	Risco maior (≥ 2 fatores de risco, objetivo de LDL < 130 mg/dL) Mulheres com DCV LDL ≤ 100 mg/dL Objetivos secundários: HDL > 35 mg/dL Triglicerídeos < 200 mg/dL Nota: em mulheres, o nível ótimo de triglicerídeos pode ser menor (≤ 150 mg/dL) e o HDL maior (≥ 45 mg/dL)	CT < 200, HDL ≥ 45, acompanhamento em 5 anos. CT < 200, HDL < 45, acompanhamento com análise das lipoproteínas em jejum. CT 200-239, HDL ≥ 45 e < 2 fatores de risco, acompanhamento em 1-2 anos. CT 200-239, HDL < 45 ou ≥ 2 fatores de risco, acompanhamento com análise de lipoproteínas em jejum. CT ≥ 240, acompanhamento com análise das lipoproteínas em jejum. (Todos os valores do colesterol em mg/dL.) Mulheres com DCV Análise das lipoproteínas em jejum (pode levar 4-6 semanas para estabilizar-se após evento cardiovascular ou cirurgia de revascularização)	2. A terapia medicamentosa sugerida para os níveis elevados de LDL (definidos como [a] ≥ 220 mg/dL em mulheres de baixo risco, pré-menopausa, [b] ≥ 190 mg/dL em mulheres após a menopausa com < 2 fatores de risco e [c] ≥ 160 mg/dL com ≥ 2 fatores de risco) baseia-se no nível de triglicerídeo conforme a seguir: TG < 200 mg/dL Estatina, resina, niacina Nota: TRE é uma opção para mulheres após a menopausa, mas o tratamento deve ser individualizado e considerado com outros riscos para saúde. TG 200-400 mg/dL Estatina, niacina TG > 400 mg/dL Considerar monoterapia com estatina, niacina, fibrato ou uma combinação dos acima
Diabetes	Para pacientes com diabetes 1. Manter a glicose sangüínea pré-prandial = 80-120 mg/dL; na hora de deitar = 100-140 mg/dL 2. Manter $HbA1_c$ < 7% 3. LDL < 130 mg/dL (< 100 mg/dL se DCV estabelecida) Nota: muitas autoridades acreditam que o LDL deve ser < 100 mg/dL em todos os pacientes com diabetes 4. Triglicerídeos < 150 mg/dL 5. Controle da pressão arterial	1. Monitorizar a glicose e a hemoglobina $A1_c$ como parte de uma avaliação periódica rotineira em mulheres com diabetes 2. Rastreamento para diabetes (glicose de jejum > 125 mg/dL ou > 200 mg/dL 2 horas após 75 g de glicose) como parte de um exame periódico em mulheres com fatores de risco para diabetes, como a obesidade	1. Encorajar a adoção da dieta da *American Diabetes Association* (< 30% de gordura, < 10% de gordura saturada, 6-8% de gordura poliinsaturada, colesterol < 300 mg/dL) 2. Uma dieta com baixo teor calórico pode ser recomendada para perda do peso 3. Encorajar atividade física regular 4. Farmacoterapia com agentes orais ou insulina deve ser usada quando indicada

(Continua)

Quadro 16-3. Redução do Risco de DAC em Mulheres (J Am Coll Cardiol 1999;33:1751) ***(Cont.)***

Intervenções Farmacológicas	*Objetivo(s)*	*Rastreamento*	*Recomendações*
Terapia de reposição hormonal	1. Iniciação ou continuação da terapia em mulheres para as quais os benefícios potenciais possam exceder os riscos potenciais da terapia. (A terapia a curto prazo é indicada para o tratamento dos sintomas da menopausa) 2. Minimizar os riscos de efeitos cardiovasculares adversos através de uma cuidadosa seleção dos pacientes e escolha apropriada da terapia	1. Rever a história menstrual das mulheres > 40 anos 2. Se o estado de menopausa não for claro, medir nível do FSH	1. Aconselhar todas as mulheres sobre os benefícios potenciais e riscos da TRH, começando-se na idade de 40 anos ou conforme solicitado 2. Individualizar a decisão com base na história prévia e fatores de risco para DCV, assim como os riscos de doença tromboembólica, doença da vesícula biliar, osteoporose, câncer da mama e outros fatores de risco 3. A terapia combinada com uma progesterona geralmente é indicada para prevenir a hiperplasia endometrial em uma mulher com um útero intacto e estrogênio prescrito. A escolha do agente deve ser feita em bases individuais
Contraceptivos orais	1. Minimizar riscos de efeitos cardiovasculares adversos enquanto previne a gravidez 2. Uso da menor dose eficaz de estrogênio/progesterona	Determinar as contra-indicações e os fatores de risco cardiovasculares das mulheres que estão considerando o uso de contraceptivos orais.	1. O uso de contraceptivos orais é relativamente contra-indicado em mulheres ≥ 35 anos que fumam 2. Mulheres com uma história familiar de doença cardíaca prematura devem realizar uma análise dos lipídios antes de tomarem contraceptivos orais 3. As mulheres com riscos significativos para diabetes devem realizar um teste de glicose antes de tomarem anticonceptivos orais 4. Se uma mulher desenvolver hipertensão enquanto estiver em uso de contraceptivos orais, ela então deve ser aconselhada a interrompê-los.

Agentes antiplaquetários/anticoagulantes	Prevenção de eventos clínicos trombóticos e embólicos em mulheres com DCV estabelecida	1. Determinar se existem contra-indicações à terapia no momento do evento cardiovascular inicial 2. Avaliar a aderência continuada e os efeitos colaterais como parte de uma avaliação de acompanhamento rotineiro	1. Se não houver contra-indicações, mulheres com DCV aterosclerótica devem usar 80-325 mg/dL de aspirina 2. Outros agentes antiplaquetários, como os novos derivados da tiopiridina, podem ser usados para prevenir eventos vasculares em mulheres que não podem tomar aspirina
Betabloqueadores	Reduzir a taxa de reinfarto, incidência de morte súbita e mortalidade global nas mulheres após IAM	1. Determinar se existem contra-indicações à terapia no momento do evento cardiovascular inicial 2. Avaliar a aderência continuada, o risco e os efeitos colaterais como parte de uma avaliação de acompanhamento de rotina	Começar horas após a hospitalização em mulheres com IM em evolução sem contra-indicações. Se não for iniciado agudamente, o tratamento deve ser iniciado em poucos dias após o evento e continuado indefinidamente
Inibidores da ECA	Reduzir a morbidade e a mortalidade entre os sobreviventes de IM e pacientes com disfunção do VE	1. Determinar se existem contra-indicações à terapia no momento do evento cardiovascular inicial 2. Avaliar a aderência continuada e os efeitos colaterais como parte de uma avaliação de acompanhamento de rotina	1. Começar precocemente durante a hospitalização para IM, a menos que exista hipotensão ou outras contra-indicações. Continuar indefinidamente para todos com disfunção do VE (fração de ejeção $\leq$ 40%) ou sintomas de insuficiência cardíaca congestiva; de outro modo, os inibidores da ECA podem ser interrompidos em 6 semanas 2. Suspender os inibidores de ECA se uma mulher ficar grávida

DCV, doença cardiovascular; IMC, índice de massa corporal; PAS, pressão arterial sistólica; PAD, pressão arterial diastólica; CT, colesterol total; TG, triglicerídeos; TRH, terapia de reposição hormonal e FSH, hormônio foliculoestimulante.

*A escolha da modalidade de teste deve se basear no ECG em repouso, na habilidade física para se exercitar e na experiência local e nas tecnologias.

†O ACC e o AHA recomendam orientações para rastreamento de colesterol conforme delineado pelo *National Cholesterol Education Panel* (medir o colesterol total e o HDL pelo menos uma vez a cada 5 anos em todos os adultos $\geq$ 20 anos de idade. O painel de consenso reconhece que algumas organizações usam outras orientações, como a *US Preventive Service Task*, que recomenda que o rastreamento do colesterol em mulheres sem fatores de risco comece aos 45 anos de idade.

(Reimpresso com permissão do *American College of Cardiology*, J Am Coll Cardiol 1999;33:1751.)

17 Prevenção e Avaliação

17.1 PREVENÇÃO DA DAC

(Ver também Capítulo 5, DCA)

Circ 1999;100:988

Avaliação de risco:: Ver Quadro 17-1 e Figuras 17-1 e 17-2

Tabagismo: Comparado com outras intervenções preventivas, o abandono do hábito de fumar é extremamente custo-eficaz, e quanto mais intensiva é a intervenção, menor é o custo; o aconselhamento intensivo e o *patch* de nicotina são particularmente úteis (JAMA 1997;278:1759).

Recomendações AHCPR: Toda pessoa que fuma deve receber tratamento para o abandono do hábito de fumar em toda a visita ao consultório; o tratamento mesmo tão breve quanto 3 minutos por visita é eficaz; um tratamento mais intensivo é mais eficaz em produzir abstinência a longo prazo; três elementos do tratamento, em particular, são eficazes, e um ou mais destes elementos devem ser incluídos no tratamento do abandono do hábito de fumar: (1) terapia de reposição de nicotina (*patches* ou chicletes de nicotina), (2) apoio social (encorajamento e assistência proporcionados pelo clínico) e (3) treinamento em habilidades/solucionamento de problemas (técnicas para se obter e manter a abstinência).

Existem evidências substanciais para um agrupamento de fatores de risco em tabagistas; os tabagistas apresentam maiores probabilidades do que os não-tabagistas em ter lipídios elevados e hipertensão (Circ 1997; 96:3243).

Fumantes 1 ano após a cirurgia de RVM, têm mais do que duas vezes o risco de IM e reoperação comparados com pacientes que pararam de fumar; pacientes que ainda estavam fumando 5 anos após a cirurgia tinham riscos ainda mais elevados de IM, reoperação e maior risco de angina; pacientes que começaram a fumar novamente nos 5 anos seguintes após a cirurgia tiveram riscos aumentados de reoperação e angina; não foi encontrada nenhuma diferença no prognóstico entre pacientes que pararam de fumar desde a cirurgia e os não-tabagistas (Circ 1996;93:42).

Quadro 17-1. Fatores de Risco para DAC (Circ 2000;101:111)

Fatores de risco causais
Tabagismo
Pressão arterial elevada
Colesterol sérico elevado (ou colesterol LDL)
Alternativa: apoliproproteína B elevada
Colesterol HDL baixo
Diabetes melito
Ônus da placa coronariana como fator de risco
Idade
Alterações inespecíficas do segmento ST no ECG em repouso
Fatores de risco condicionais
Triglicerídeos[a]
Pequenas partículas de LDL[a]
Lp (a)[a]
Homocisteína[a]
Fatores de coagulação[a]
Inibidor-1 do fator ativador do plasminogênio
Fibrinogênio
Proteína C reativa
Fatores de risco predisponentes
Excesso de peso e obesidade (especialmente obesidade abdominal)[b]
Inatividade física[b]
Sexo masculino
História familiar de DAC prematura
Fatores socioeconômicos
Fatores comportamentais (p. ex., depressão mental)
Resistência à insulina
Fator de risco de suscetibilidade
Hipertrofia ventricular esquerda

[a]Estes fatores de risco são considerados fatores de risco condicionais quando os níveis séricos são anormalmente altos.
[b]A obesidade e a inatividade física são contados como fatores de risco importantes pelo AHA. (Circ 2000;101:111. Reimpresso com permissão.)

Dados sobre a exposição ao tabagismo passivo conforme avaliado pelo auto-relato sugerem que a exposição regular aumenta o risco de DAC entre mulheres não-fumantes (Circ 1997;95:237).

PA: HCTZ, atenolol, captopril, clonidina, diltiazem, prazosina não possuem nenhum efeito adverso a longo prazo sobre os lipídios plasmáticos; efeitos adversos a curto prazo previamente relatados em relação ao uso da HCTZ limitados a não-respondedores (Arch Intern Med 1999;159:551).

Idade	30-34	35-39	40-44	45-49	50-54	55-59	60-64	65-69	70-74		
(Nível de baixo risco)*	(2%)	(3%)	(3%)	(4%)	(5%)	(7%)	(8%)	(10%)	(13%)	Risco absoluto	Risco absoluto‡
Pontuação †										DCC Total ‡	DCC com eventos importantes¶
0	1,0									2%	2%
1	1,5	1,0	1,0							3%	2%
2	2,0	1,3	1,3	1,0						4%	3%
3	2,5	1,7	1,7	1,3	1,0					5%	4%
4	3,5	2,3	2,3	1,8	1,4	1,0				7%	5%
5	4,0	2,6	2,6	2,0	1,6	1,1	1,0			8%	6%
6	5,0	3,3	3,3	2,5	2,0	1,4	1,3	1,0		10%	7%
7	6,5	4,3	4,3	3,3	2,6	1,9	1,6	1,3	1,0	13%	9%
8	8,0	5,3	5,3	4,0	3,2	2,3	2,0	1,6	1,2	16%	13%
9	10,0	6,7	6,7	5,0	4,0	2,9	2,5	2,0	1,5	20%	16%
10	12,5	8,3	8,3	6,3	5,0	3,6	3,1	2,5	1,9	25%	20%
11	15,5	10,3	10,3	7,8	6,1	4,4	3,9	3,1	2,3	31%	25%
12	18,5	12,3	12,3	9,3	7,4	5,2	4,6	3,7	2,8	37%	30%
13	22,5	15,0	15,0	11,3	9,0	6,4	5,6	4,5	3,5	45%	35%
> 14	26,5	> 17,7	> 17,7	> 13,3	> 10,6	> 7,6	> 6,6	> 5,3	> 4,1	> 53%	> 45%

*O nível de risco absoluto baixo = 10 anos-risco para os objetivos finais de DCC total para uma pessoa da mesma idade, pressão arterial < 120/< 80 mmHg, colesterol total 160-199 mg/dl, HDL-C ≥ 45 mg/dl, não-tabagista, sem diabetes. As percentagens mostram o risco absoluto em 10 anos para os objetivos finais de DCC total.

†Pontos = números de pontos estimados.

‡Risco absoluto em 10 anos para objetivos finais de DCC totais estimados a partir dos dados de Framingham correspondendo aos pontos de Framingham.

¶Risco absoluto em 10 anos para os objetivos finais DCC de eventos importantes aproximados para os dados de Framingham correspondendo aos dados de Framingham.

Chave de cores para o risco relativo

Verde	Violeta	Amarelo	Vermelho
Abaixo do risco médio	Risco médio	Moderadamente acima do risco médio	Alto risco

Figura 17-1A. Em Homens. Estimativas do risco relativo e absoluto para a DCC em homens conforme determinado pelo escore de Framingham. As estimativas do risco relativo para cada variação de faixa etária são comparadas com o risco basal conferido pela idade apenas (na ausência de outros fatores de risco importantes). O risco relativo é graduado para incluir categorias abaixo da média, médias, moderadamente acima da média, sem alto risco. As distinções no risco relativo são arbitrárias. O risco médio refere-se ao observado na população de Framingham. As estimativas do risco absoluto são fornecidas nas 2 colunas do lado direito. O risco absoluto é expresso como a probabilidade percentual de desenvolvimento de DAC por década. O risco total de cardiopatia é igual a todas as formas de DAC, enquanto os eventos importantes de DAC incluem evidências clínicas de infarto do miocárdio e morte coronariana. As estimativas dos eventos importantes de DAC são aproximadas, provenientes dos dados de Framingham publicados.

Idade	40-44	45-49	50-54	55-59	60-64	65-69	70-74		
(Nível de baixo risco)*	(2%)	(3%)	(5%)	(7%)	(8%)	(8%)	(8%)	Risco absoluto	Risco absoluto
Pontuação †								DCC total‡	DCC com eventos importantes¶
0	1,0							2%	1%
1	1,0							2%	1%
2	1,5	1,0						3%	2%
3	1,5	1,0						3%	2%
4	2,0	1,3						4%	2%
5	2,0	1,3						4%	2%
6	2,5	1,7	1,0					5%	2%
7	3,0	2,0	1,2					6%	3%
8	3,5	2,3	1,4	1,0				7%	3%
9	4,0	2,7	1,6	1,1	1,0	1,0	1,0	8%	3%
10	5,0	3,3	2,0	1,4	1,3	1,3	1,3	10%	4%
11	5,5	3,7	2,2	1,6	1,4	1,4	1,4	11%	7%
12	6,5	4,3	2,6	1,9	1,6	1,6	1,6	13%	8%
13	7,5	5,0	3,0	2,1	1,9	1,9	1,9	15%	11%
14	9,0	6,0	3,6	2,6	2,3	2,3	2,3	18%	13%
15	10,0	6,7	4,0	2,9	2,5	2,5	2,5	20%	15%
16	12,0	8,0	4,8	3,4	3,0	3,0	3,0	24%	18%
> 17	> 13,5	> 9,0	> 5,4	> 3,9	5,4	5,4	5,4	> 27%	> 20%

*O nível de risco absoluto baixo = 10 anos-risco para os objetivos finais de DCC total para uma pessoa da mesma idade, pressão arterial < 120 /< 80 mmHg, colesterol total 160-199 mg/dl, HDL-C ≥ 55 mg/dl, não-tabagista, sem diabetes. As percentagens mostram o risco absoluto em 10 anos para os objetivos finais de DCC total.

†Pontos = números de pontos estimados.

‡Risco absoluto em 10 anos para objetivos finais de DCC totais estimados a partir dos dados de Framingham correspondendo aos pontos de Framingham.

¶Risco absoluto em 10 anos para os objetivos finais DCC de eventos importantes aproximados para os dados de Framingham correspondendo aos dados de Framingham.

Chave de cores para o risco relativo

Verde	Violeta	Amarelo	Vermelho
Abaixo do risco médio	Risco médio	Moderadamente acima do risco médio	Alto risco

Figura 17-1B. Em Mulheres. Estimativas do risco relativo e absoluto para a DCC em mulheres conforme determinado pelo escore de Framingham. As estimativas do risco relativo para cada variação de faixa etária são comparadas com o risco basal conferido pela idade apenas (na ausência de outros fatores de risco importantes). O risco relativo é graduado para incluir categorias abaixo da média, médias, moderadamente acima da média, sem alto risco. As distinções no risco relativo são arbitrárias. O risco médio refere-se ao observado na população de Framingham. As estimativas do risco absoluto são fornecidas nas 2 colunas do lado direito. O risco absoluto é expresso como a probabilidade percentual de desenvolvimento de DCC por década. O risco total de DC é igual a todas as formas de DCC, enquanto os eventos importantes de DCC incluem evidências clínicas de infarto do miocárdio e morte coronariana. As estimativas dos eventos importantes de DCC são aproximadas, provenientes dos dados de Framingham publicados.

Fator de Risco	Pontos de risco Homens	Mulheres	Fator de risco	Pontos de risco Homens	Mulheres
Idade, anos			Pressão arterial sistólica, mmHg		
< 34	–1	–9	< 120	0	–3
35-39	0	–4	120-129	0	0
40-44	1	0	130-139	1	1
45-49	2	3	140-159	2	2
50-54	3	6	> 160	3	3
55-59	4	7	Diabetes		
60-64	5	8	Não	0	0
65-69	6	8	Sim	2	4
70-74	7	8	Tabagismo		
Colesterol total mg/dl			Não	0	0
< 160	–3	–2	Sim	2	2
169-199	0	0	Adicionando os pontos		
200-239	1	1	Idade ____________		
240-279	2	2	Colesterol ____________		
≥ 280	3	3	HDL-C ____________		
Colesterol HDL mg/dl			Pressão arterial ____________		
< 35	2	5	Diabetes ____________		
35-44	1	2	Tabagismo ____________		
45-49	0	1	Pontos totais____________		
50-59	0	0			
≥ 60	–2	–3			

Figura 17-1C. Escore de avaliação global de risco. (Circ 1999;100:1481. Reimpresso com permissão.)

PREVENÇÃO E AVALIAÇÃO

MRFIT (programa intervencionista multifatorial em 7 anos para a redução da PA, o colesterol sérico e para o abandono do hábito de fumar entre os homens de alto risco): em 16 anos, o grupo de intervenção teve 11,4% menor taxa de mortalidade por DAC, 20,4% menor taxa de IAM (Circ 1996; 94:946).

Lipídios: Nos idosos (4.736 pacientes com idade média de 72 anos), os níveis basais de colesterol total, não-HDL e LDL, e as relações entre o colesterol total, não-HDL e LDL, em relação ao HDL, relacionaram-se significativamente com a incidência de doença cardíaca coronariana; o colesterol HDL e os triglicerídeos não foram significativos (SHEP Program) (Circ 1996;94:2381).

Em um pequeno estudo controlado, a redução do colesterol com a lovastatina produziu uma redução significativa no número de episódios de depressão do segmento ST no ECG ambulatorial em pacientes com doença cardíaca coronariana aterosclerótica prévia (Circ 1997;95:324).

Em homens brancos de meia-idade/idosos um nível elevado de triglicerídeos em jejum é um fator de risco independente para a doença cardíaca coronariana aterosclerótica (Circ 1998;97:1029).

No estudo de acompanhamento prospectivo em 5 anos de 2.156 homens franco-canadenses, o Lp(a) não foi um fator de risco independente para a doença cardíaca coronariana aterosclerótica, mas aumentou o risco associado a outros fatores de risco lipídicos (JACC 1998;31:519).

Em todas as populações estudadas, pacientes aos quais foram prescritos regimes medicamentosos redutores de lipídios permaneceram sem prescrições, sendo repetidos por mais de um terço do ano de estudo; após 5 anos, ~50% da coorte sobrevivente parou de usar o tratamento redutor de lipídios totalmente (JAMA 1998;279:1458).

Atividade: Em um estudo com 25.714 homens adultos com idade 44 ± 10 anos, a baixa aptidão cardiorrespiratória foi um previsor independente de DCV e de mortalidade por todas as causas (JAMA 1999;282:1547); em adultos saudáveis previamente sedentários, a intervenção na atividade e no estilo de vida foi tão eficaz quanto um programa de exercícios estruturados em melhorar a aptidão cardiorrespiratória e a PA (JAMA 1999;281:327).

Em pacientes mais idosos (idade média 68 ± 5 anos) s/p IM, RVM, a capacidade aeróbica-pico melhorou com o condicionamento aeróbico; os mecanismos parecem estar associados a adaptações na musculatura esquelética periférica sem nenhuma melhora discernível no DC (Circ 1996;94:323).

Em um estudo em homens com doença cardíaca coronariana aterosclerótica registrados em um programa de exercício físico e dieta com baixo teor de gordura, as estenoses coronarianas progrediram a uma velocidade significativamente menor do que no grupo-controle; as alterações angiográficas pareceram ser principalmente devidas ao exercício físico crônico (Circ 1997;96:2534).

Mulheres com doença cardíaca que participaram em um programa de reabilitação cardíaca mostraram uma redução de 38% no colesterol total/colesterol HDL ao longo de 5 anos (14% de redução em homens); o colesterol total diminuiu em 20% em mulheres e em 8% em homens, e o colesterol LDL diminuiu 34% em mulheres e em 15% em homens (Circ 1999;92:773).

<table>
<tr><th>Intervenções nos Riscos</th><th colspan="5">Recomendações</th></tr>
<tr><td>Tabagismo:
Objetivo
Abandono completo</td><td colspan="5">Encorajar de modo vigoroso o paciente e a família a pararem de fumar
Fornecer aconselhamento, reposição de nicotina e programas de interrupção formal conforme apropriado</td></tr>
<tr><td>Controle da PA
Objetivo:
< 140/90 mmHg ou
< 130/85 mmHg
se insuficiência cardíaca, insuficiência renal ou diabetes</td><td colspan="5">Iniciar modificação do estilo de vida – controle de peso, atividade física, moderação de álcool, e restrição moderada de sódio – em todos os pacientes com pressão arterial ≥ 130 mmHg sistólica ou 85 mmHg diastólica
Acrescentar medicação anti-hipertensiva individualizada para os demais requerimentos do paciente e características (i. e., idade, raça, necessidade de drogas com benefícios específicos) se a pressão arterial não for menor do que 140 mmHg sistólica ou 90 mmHg diastólica ou se a pressão arterial não for < 130 mmHg sistólica ou 85 mmHg diastólica para indivíduos com insuficiência cardíaca, insuficiência renal ou diabetes</td></tr>
<tr><td rowspan="6">Tratamento dos lipídeos:
Objetivo primário:
LDL < 100 mg/dl
Objetivos secundários:
HDL > 35 mg/dl
TG < 200 mg/dl</td><td colspan="5">Iniciar dieta AHA Passo II em todos os pacientes: ≤ 30% gordura, < 7% gordura saturada, < 200 mg/dia colesterol e promover atividade física. Avaliar perfil lipídico em jejum em pacientes pós-IM, o perfil lipídico pode levar de 4 a 6 semanas para se estabilizar. Acrescentar a terapia medicamentosa de acordo com o seguinte guia:</td></tr>
<tr><td rowspan="5">LDL < 100 mg/dl

Nenhuma terapia medicamentosa</td><td colspan="2">LDL 100 a 130 mg/dl

Considerar o acréscimo da terapia com drogas à dieta conforme o sugerido:</td><td>LDL > 130 mg/dl

Acrescentar a terapia com drogas à dieta conforme o sugerido:</td><td rowspan="5">HDL < 35 mg/dl

Enfatizar o manuseio do peso e atividade física
Recomendar o abandono do tabagismo
Se necessário para obter os níveis de LDL, considerar niacina, estatina, fibratos</td></tr>
<tr><td colspan="3">Terapia medicamentosa sugerida</td></tr>
<tr><td>TG < 200 mg/dl</td><td>TG 200 a 400 mg/dl</td><td>TG > 400 mg/dl</td></tr>
<tr><td>Estatina
Resina
Niacina</td><td>Estatina
Niacina</td><td>Considerar terapia medicamentosa combinada (niacina, fibratos, estatinas)</td></tr>
<tr><td colspan="3">Se o objetivo do LDL não for atingido, considerar a terapia medicamentosa combinada</td></tr>
</table>

Atividade física: Objetivo mínimo: 30 minutos 3 a 4 vezes por semana	Avaliar o risco, preferivelmente com teste ergométrico, para orientar a prescrição Encorajar um mínimo de 30 a 60 minutos de atividade, 3 a 4 vezes por semana (caminhada, *jogging*, ciclismo ou outra atividade aeróbica) suplementada por um aumento nas atividades diárias que proporcionem um melhor estilo de vida (por exemplo: caminhar até o trabalho, jardinagem, trabalho doméstico). Benefício máximo 5 a 6 horas por semana Recomendar programas com supervisão médica para pacientes de risco moderado a alto
Manuseio do peso: Objetivo: IMC 21-25 kg/m^2	Medir peso e altura do paciente, IMC e relação cintura-quadril em todas as visitas como parte da avaliação de rotina Iniciar manuseio do peso e atividade física conforme apropriado. IMC apropriado varia de 21-25 kg/m^2 Circunferência da cintura desejável < 40 polegadas (101,6 cm) em homens e < 36 polegadas (91,44 cm) em mulheres
Tratamento da diabetes: Glicose plasmática quase normal em jejum e HbA1c quase normal (< 7)	Terapia hipoglicêmica apropriada para se obter glicose plasmática quase normal conforme indicada pelo HbA1c O tratamento dos outros fatores de risco (por exemplo: atividade física, manuseio do peso, pressão arterial e para o colesterol ver recomendações acima)
Agentes antiplaquetários/ anticoagulantes:	Iniciar aspirina 80 a 325 mg/dia se não for contra-indicada Manuseio da varfarina até a relação internacional normalizada = 2 a 3,5 nos pacientes pós-IM que não forem capazes de tomar aspirina
Inibidores da ECA pós-IM:	Iniciar precocemente pós-IM em pacientes estáveis de alto risco (IM anterior, IM prévio, Killip classe II [galope de S_3, estertores, ICC radiológica]) Continuar indefinidamente para todos os portadores de disfunção do VE (fração de ejeção ≤ 40%) ou sintomas de insuficiência. Use quando necessário para tratar pressão sangüínea ou sintomas nos demais pacientes
Betabloqueadores	Iniciar em pacientes pós-IM de alto risco (arritmia, disfunção de VE, isquemia indutível) em 5 a 28 dias Continuar por 6 meses no mínimo. Observe as contra-indicações comuns Usar quando necessário para tratar angina, arritmias ou pressão sangüínea em todos os outros pacientes
Estrogênios	Reposição de estrogênio; individualizar consistentemente com outros riscos para a saúde

ECA, enzima conversora de angiotensina; IM, infarto do miocárdio; TG, triglicerídios; VE, ventrículo esquerdo.

Figura 17-2. Orientações para redução de risco do AHA. (Circ 1995;92:2. Reimpresso com permissão.)

Quadro 17-2. Esforço Percebido

Nível (Escala de Borg)	*Esforço Percebido*
< 12	Leve (40-60% do máximo)
12-14	Um pouco pesado (60-75% do máximo)
14-16	Intenso (75-90% do máximo)

No estudo-coorte finlandês com gêmeos, a atividade física no tempo de lazer foi associada a uma redução na mortalidade mesmo após outros fatores genéticos e outros fatores familiares terem sido levados em conta (JAMA 1998;279:440).

Ornish: Alterações intensivas no estilo de vida podem levar à regressão da aterosclerose coronariana após 1 ano; mais regressão ocorreu após 5 anos do que após 1 ano no grupo experimental, enquanto a aterosclerose coronariana continuou a progredir, e mais do que duas vezes eventos cardíacos ocorreram nos controles (JAMA 1998;280:2001).

Prescrição de exercício: Se o indivíduo tiver < 40 anos e for assintomático, nenhuma avaliação adicional é necessária; se o indivíduo > 40 anos, recomenda-se teste ergométrico se se planeja um exercício físico vigoroso; se normal, nenhuma restrição adicional é necessária; se o teste for anormal, o indivíduo deve ser tratado como se tivesse DAC; se nenhuma doença cardiovascular for conhecida, mas os principais fatores de risco ou os sintomas sugerirem DAC, é necessário teste ergométrico.

Na ausência de isquemia/arritmias significantes, a intensidade do exercício deve ser aproximadamente 50-80% do $VO_{2máx}$, avaliado pelo teste ergométrico (usar alvo de 20 bpm acima da FC em repouso até o teste ser realizado); FC-alvo 50-70% da freqüência cardíaca reserva [definida como FC em repouso + (0,5 *ou* 0,75) × (FC máxima – FC em repouso)].

Intensidade-alvo do trabalho: Obter FC em treinamento após 5-10 minutos de carga de trabalho *steady-state*, expresso em METs, para caminhar em uma superfície plana; a atividade pode ser prescrita como o nível de exercício encontrado em uma esteira para gerar-se uma FC desejada.

Também se pode julgar a intensidade do exercício como uma avaliação do esforço percebido, que pode ser igualizado à FC desejável durante o exercício laboratorial; os valores usados estão no Quadro 17-2.

A intensidade apropriada de treinamento é de 50-60% do $VO_{2máx}$ ou avaliação do esforço percebido de 12-13 em uma escala de 6 a 20; a maior duração do exercício em incrementos de 5 minutos a cada semana ou como uma resposta da FC ao exercício diminui com o condicionamento.

Na presença de isquemia/arritmias, o teste ergométrico é essencial; a FC recomendada de treinamento é 10 bpm menor do que a associada a achados anormais.

Para indivíduos *aparentemente saudáveis*, não há evidências de maior risco cardiovascular para o exercício; ECG, monitorização da PA e supervisão do exercício não são necessários.

Para *indivíduos com doença cardiovascular estável, conhecida com baixo risco para o exercício vigoroso* (NYHA classe I ou II, capacidade de exercício > 6 METs, nenhuma evidência de ICC, livre de isquemia/angina em repouso ou no teste ergométrico em 6 METs, elevação apropriada da PA sistólica durante o exercício, nenhuma ESV seqüencial), não se acredita que a atividade moderada esteja associada a um risco aumentado; monitorizar ECG e PA durante a fase precoce de prescrição de treinamento; supervisão médica para outras sessões de exercício até que o indivíduo compreenda como monitorizar a atividade.

Para indivíduos *com complicações cardíacas de risco moderado/alto durante o exercício* (pacientes com 2 ou mais IAMs, classe III ou maior NYHA, capacidade de exercício de < 6 METs, depressão isquêmica do ST horizontal ou com inclinação para baixo ≥ 4 mm ou angina durante o exercício, queda na PA sistólica com o exercício, episódio prévio de parada cardíaca primária, TV a uma carga de trabalho < 6 METs, cardiomiopatia, doença valvular cardíaca, anormalidades no teste ergométrico não diretamente relacionadas à isquemia, episódio prévio de FV/parada cardíaca, arritmias ventriculares complexas não controladas em intensidades de trabalho leves/moderadas com a medicação, doença trivascular ou lesão do tronco da coronária esquerda, FE < 30%), monitorização contínua do ECG e da PA e supervisão médica durante as sessões de exercício até que se estabeleça a segurança.

Para os indivíduos com *doença instável com restrição da atividade* (isquemia instável, ICC descompensada, arritmias descontroladas, estenose aórtica grave e sintomática), nenhuma atividade recomendada para propósitos de condicionamento.

Peso/Dieta: Os pesos desejáveis estão listados no Quadro 17-3; a obesidade é definida como um peso > 30% acima do desejável, IMC ≥ 30 ou circunferência abdominal > 40 polegadas (101,6 cm) em homens ou > 35 polegadas (88,9 cm) em mulheres (Circ 2000;102:2284) e é um fator independente para a mortalidade por doença cardíaca coronariana entre homens e contribui para o risco de doença cardíaca coronariana entre mulheres; parte do risco é mediado através de outros fatores de risco cardiovascular conhecidos (Circ 1996;93:1372); risco de morte por doença cardiovascular aumenta ao longo da variação do excesso de peso moderado a grave tanto para homens quanto para mulheres (NEJM 1999;341:1097); filhos de pais com DAC precoce estavam acima do peso desde a infância e desenvolveram um perfil de fator de risco cardiovascular adverso a uma taxa maior (JAMA 1997;278:1749).

Quadro 17-3. Pesos Desejáveis (NEJM 1999;341:427)

Altura (Pés/Polegadas)[b]	*Peso (Libras)*[c]
4'10'' (145,4 cm)	91-119 (40,95 kg-53,55kg)
4'11'' (147,94 cm)	94-124 (42,3 kg-55,8 kg)
5'0'' (150 cm)	97-128 (43,65 kg-57,6 kg)
5'1'' (152,54 cm)	101-132 (45,45 kg-59,4 kg)
5'2'' (155,08 cm)	104-137 (46,8 kg-61,65 kg)
5'3'' (157,62 cm)	107-141 (48,15 kg-63,45)
5'4'' (160,16 cm)	111-146 (49,95 kg-65,7 kg)
5'5'' (162,7 cm)	114-150 (51,3 kg-67,5 kg)
5'6'' (165,24 cm)	118-155 (53,1 kg-69,75 kg)
5'7'' (167,78 cm)	121-160 (54,45 kg-72 kg)
5'8'' (170,32 cm)	125-164 (56,25 kg-73,8 kg)
5'9'' (172,86 cm)	129-169 (58 kg-76 kg)
5'10'' (175,4 cm)	132-174 (59,4 kg-78,3 kg)
5'11'' (177,94 cm)	136-179 (61,2 kg-80,55 kg)
6'0'' (180 cm)	140-184 (63 kg-82,8 kg)
6'1'' (182,54 cm)	144-189 (64,8 kg-85 kg)
6'2'' (185,08 cm)	148-195 (66,6 kg-87,75 kg)
6'3'' (187,62 cm)	152-200 (68,4 kg-90 kg)
6'4'' (190,16 cm)	156-205 (70,2 kg-92,25 kg)
6'5'' (192,7 cm)	160-211 (72 kg-94,95 kg)
6'6'' (195,24 cm)	164-216 (73,8 kg-97,2 kg)

[a]Os dados provêm do *Department of Agriculture and Department of Health and Human Services*. Estas orientações representam um índice de massa corporal de 19 a 25.
O índice de massa corporal pode ser calculado [Peso (lb) × 703] + altura (polegadas)^2].
Para converter os valores da altura de polegadas para centímetros, multiplicar a altura por 2,54. Para converter os valores do peso para quilogramas, multiplicar por 0,45.
Os ganhos de pesos de mais de 10 libras após os 21 anos devem ser evitados, mesmo se o peso permanecer dentro da variação saudável.
[b]O indivíduo não usa sapatos quando se mede a altura.
[c]O indivíduo está despido quando se mede o peso.
N. do T.: As medidas de peso e altura foram convertidas em cm e kg para facilitar o uso deste quadro no Brasil. Os valores em libra e polegadas foram mantidos para comparação com os modelos americanos. No cálculo da altura, faltou mencionar que, para a conversão a cm, o primeiro número (p. ex., 5') corresponde à medida em pés, cujo valor é 1 pé = 30 cm. Os valores em parênteses já fornecem este cálculo corrigido.

Após 1 ano, a restrição moderada da ingesta de gordura dietética produz reduções sustentadas no LDL-C nos pacientes hipercolesterolêmicos; restrições mais extremas na ingesta de gordura oferecem pouca vantagem adicional (JAMA 1997;278:1509).

A elevada ingesta de Na^+ é fortemente associada a um risco aumentado de DCV e mortalidade por todas as causas em pessoas acima do peso (JAMA 1999;282:2027).

Em um estudo dietético de 43.757 homens americanos profissionais de saúde, a fibra do cereal esteve mais fortemente associada a uma redução no risco de IM total, independente da ingesta de gordura (JAMA 1996;275:447).

Estudo de enfermeiras: O consumo de frutas e de vegetais – particularmente de crucíferos e legumes verdes folhosos – e frutas e sucos cítricos pode reduzir o risco de AVC isquêmico (JAMA 1999;282:1233).

O consumo de peixe, de ácido graxo n-3 não associado a risco reduzido de IM, morte cardíaca não-súbita ou mortalidade cardiovascular total; o consumo de peixe foi associado ao risco significativamente reduzido de mortalidade total (JAMA 1998;279:23).

As análises multivariáveis mostraram uma significativa relação inversa da ingesta de chá com a aterosclerose aórtica grave (Arch Intern Med 1999;159: 2170).

Na França oriental, a ingesta moderada de vinho foi associada a menor mortalidade por todas as causas; beber tanto vinho quanto cerveja reduzia o risco de morte cardiovascular (Arch Intern Med 1999;159:1865); homens que consumiam quantidades leves a moderadas de álcool (2-6 drinques por semana) tinham um risco reduzido de morte súbita cardíaca, comparados com aqueles que raramente ou nunca consumiam álcool (Circ 1999;100:944).

A proteína de soja pode reduzir os níveis de colesterol total e HDL e de triglicerídeos e é recomendada para inclusão na dieta pela AHA (Circ 2000;102:2555; NEJM 1995;333:276).

AHA: Somente a dieta pode não fornecer os níveis de ingesta de vitamina E associada ao menor risco nos estudos observacionais, mas evidências de eficácia e segurança na complementação ainda não existem (Circ 1999; 99:591).

Consenso em recomendações nutricionais de diferentes organizações pode ser resumido como a seguir:

- Gordura saturada < 10% das calorias.
- Gordura total 30% das calorias totais.
- Gordura poliinsaturada 10% das calorias totais.
- Gordura monoinsaturada 15% das calorias totais.
- Colesterol 300 mg/dL.
- Carboidratos 55% das calorias totais.
- Calorias totais para se obter e se manter o peso desejável.
- Ingesta de sal limitada a < 6 g/dL (Circ 1999;100:450).

Peso ideal: Ver Quadro 17-3.

Drogas/Suplementos: Uso de AAS; redução de risco absoluta de 137 eventos/10.000 pessoas no IM, 39 eventos/10.000 pessoas no AVC isquêmico, aumento de risco absoluto de 12 eventos/10.000 pessoas em AVC hemorrágico; o benefício global pode superar os efeitos adversos na maioria das populações (JAMA 1998;280:1930).

A suplementação a longo prazo com vitamina E melhora o relaxamento dependente do endotélio nos vasos de resistência do antebraço dos tabagistas hipercolesterolêmicos (JACC 1999;33:499); no entanto, em pacientes sob alto risco de eventos cardiovasculares, o tratamento com vitamina E em uma média de 4,5 anos não teve nenhum efeito aparente sobre os prognósticos cardiovasculares (NEJM 2000;342:154).

A suplementação com α-tocoferol foi associada a apenas mínimas reduções na incidência de angina; β-caroteno não tem nenhum efeito preventivo e esteve associado a um ligeiro aumento na angina (JAMA 1996;275:693).

As concentrações de homocisteína > 80° percentil, a concentração de folatos nas hemácias < 10° percentil, as concentrações de vitamina B_6 < 20° percentil foram associadas a um risco aumentado de doença vascular independente dos fatores de risco tradicionais (Circ 1998;97:437); em 35 estudos em seres humanos, os níveis de homocisteína foram consistentemente maiores em pacientes com doença cardíaca coronariana aterosclerótica (n = 4.338) do que nos controles (n = 22.593) (Arch Intern Med 1997;157:2299); os níveis de homocisteína fora do jejum elevados estiveram independentemente associados a taxas aumentadas de mortalidade por DCV e por todas as causas em idosos (Arch Intern Med 1999;159: 1077); a associação entre os níveis de homocisteína e a DCV geralmente é forte, mas dados provenientes de estudos prospectivos são menos consistentes; observações epidemiológicas da associação não provam existência de uma relação causal (Ann IM 1999;131:363); o hipotireoidismo pode ser uma causa tratável de hiper-homocisteinemia (Ann IM 1999;131: 348).

Estrogênios: Ver Capítulo 16.

Psiquiatria: No estudo observacional de 1.190 estudantes do sexo masculino acompanhados por 40 anos, a depressão clínica foi um fator de risco independente para DAC por várias décadas após o seu início, (Arch Intern Med 1998;158:1422); na amostra comunitária de 6.676 adultos inicialmente livres de AVC, o sintoma depressivo foi associado a um risco aumentado de mortalidade por AVC (Arch Intern Med 1998;158:1133); em Glostrup, Dinamarca, os sintomas depressivos foram associados a um risco aumentado de IM e de mortalidade; o fator de risco é mais bem encarado como uma variável contínua que representa uma característica psicológica crônica (Circ 1996;93:1976).

A associação entre o uso de medicação psicotrópica e IM provavelmente é um reflexo da relação primária entre a depressão e o IM (Circ 1996; 94:3123).

O terremoto Northridge foi um desencadeador significativo de morte súbita devido a causas cardíacas, independente do esforço físico; achados sugerem que o estresse emocional pode precipitar eventos cardíacos em pessoas predispostas a tais eventos (NEJM 1996;334:413).

O estresse mental durante a vida cotidiana pode mais do que duplicar o risco de isquemia miocárdica na hora subseqüente (JAMA 1997;277;1521); a presença de isquemia induzida pelo estresse mental foi associada a maiores taxas de eventos cardíacos fatais/não-fatais subseqüentes, independentes da idade, FEVE basal, IM prévio e eventos preditos sobre e acima da isquemia induzida pelo exercício (JAMA 1996;275:1651).

O risco de DAC é relacionado a 5 domínios psicossomáticos: (1) depressão, (2) ansiedade, (3) fatores da personalidade e traços de caráter, (4) isolamento social e (5) estresse vital crônico; as condições psicossociais podem contribuir para comportamentos de saúde adversos, assim como ativações neuroendócrinas e plaquetárias (Circ 1999;99:2192).

A isquemia miocárdica induzida pelo estresse mental é associada a aumento significativo na RVS e pequeno aumento na FC e no produto freqüência-pressão, comparada com a isquemia induzida pelo exercício (Circ 1996;94:2402); o estresse mental no laboratório resulta em uma resposta simpática substancial em homens e mulheres de meia-idade e mais idosos normais, mas a FE comumente cai devido a uma elevação concomitante na pós-carga (Circ 1996;94:2768); respostas anormais da RVP ao estresse mental e ao exercício são observadas em pacientes com uma queda induzida pelo estresse mental na FEVE (J Am Coll Cardiol 1998;31:1314).

Os pacientes hipertensos, mas não os hipercolesterolêmicos, têm uma vasodilatação dependente do ON prejudicada durante o estresse mental (J Am Coll Cardiol 1998;32:1207).

PIMI: Os pacientes com isquemia na vida cotidiana exibem uma resposta generalizada intensificada ao estresse mental; a depressão do segmento ST em resposta ao estresse mental ou ao exercício é preditivo de depressão do segmento ST durante as atividades diárias rotineiras (J Am Coll Cardiol 1999;33:1476).

Em pacientes com testes ergométricos positivos prévios, a isquemia induzida pelo estresse mental, definida por novas anormalidades da motilidade parietal, prevê a isquemia diária independente da isquemia induzida pelo exercício (Circ 1995; 92:2102); tanto a nifedipina quanto o atenolol são eficazes em prevenir as anormalidades da motilidade parietal induzidas pelo exercício (mecanismos de prevenção podem ser diferentes) (J Am Coll Cardiol 1998;32:1680).

O estresse mental altera o comprimento do ciclo da TV e poderia contribuir para a morte súbita pela facilitação de arritmias ventriculares letais (Circ 2000;101:158).

17.2 AVALIAÇÃO E TRATAMENTO PERIOPERATÓRIO

Circ 1996;93:1278

Previsores Clínicos de Risco Cardiovascular Perioperatório Aumentado:

Maior – Síndromes coronarianas instáveis como IM recente com evidências de risco isquêmico importante e angina instável ou grave; ICC descompensada, arritmias significativas (bloqueio AV de alto grau, arritmias sintomáticas na presença de doença cardíaca subjacente, arritmias supraventriculares com freqüência ventricular descontrolada) e doença valvular grave.

Intermediário – Angina *pectoris* leve, IM prévio, ICC compensada ou prévia, e diabetes melito.

Menor – Idade avançada, ECG anormal, outro ritmo que não seja o sinusal, capacidade funcional baixa, história de AVC, hipertensão sistêmica não-controlada.

Risco cirúrgico: ***Cirurgia de alto risco*** – Cirurgia de emergência, particularmente no idoso; cirurgia aórtica e outras grandes cirurgias vasculares; cirurgia vascular periférica; e quando se antecipam procedimentos prolongados associados a grandes desvios de líquidos e/ou perda sangüínea.

Procedimentos de risco intermediário – Endarterectomia carotídea, cirurgia da cabeça e do pescoço, cirurgia intraperitoneal e intratorácica, ortopédica e prostática.

Procedimentos de baixo risco – Procedimentos endoscópicos e superficiais, cirurgia de catarata e cirurgia da mama.

Gasto energético: Comer, vestir-se, caminhar em volta da casa, lavagem de pratos à máquina: 1-4 METs; subir um lance de escadas, caminhar no andar térreo a 6,4 km/h, correr uma curta distância, esfregar os chãos ou jogar um jogo de golfe: 4-10 METs; esportes vigorosos (natação, tênis em partidas individuais, futebol): > 10 METs; (auto-relato) a tolerância ao exercício pode ser usada para prever o risco perioperatório intra-hospitalar (Ann Intern Med 1999; 159:2185).

Passos para a avaliação pré-operatória dos pacientes para cirurgia não-cardíaca (AHA):

- A cirurgia é de emergência? (As emergências podem não permitir tempo para uma avaliação cardíaca pré-operatória.)
- Revascularização coronariana nos últimos 5 anos? Se sim e se o paciente estiver estável clinicamente, geralmente não é necessário teste cardíaco adicional.
- Avaliação coronariana nos últimos 2 anos? Se os achados forem favoráveis, repetir o teste geralmente não é necessário, a menos que o paciente experimente uma mudança ou sintomas novos.
- Síndrome coronariana instável ou preditor clínico maior de risco – adiar cirurgia eletiva.
- Previsor de risco intermediário mais capacidade funcional moderada/excelente – a cirurgia de risco intermediário acarreta pouca probabilidade de morte perioperatória/IM; baixa capacidade funcional ou capacidade funcional moderada e uma cirurgia de maior risco planejada exigem teste adicional, especialmente para pacientes com ≥ 2 preditores intermediários.
- A cirurgia não-cardíaca geralmente é segura para pacientes sem nenhum preditor maior/intermediário e capacidade funcional moderada/excelente (≥ 4 METs); pacientes sem marcadores clínicos mas baixa capacidade funcional que defrontam cirurgias de maior risco podem precisar de testes adicionais.
- O seguinte sistema (Quadro 17-4) também tem sido amplamente empregado para calcular-se a probabilidade de eventos cardíacos perioperatórios.

A ausência de estenoses coronarianas graves pode ser predita com 96% de valor preditivo positivo para os pacientes sem nenhuma história de DM, angina prévia, IM prévio ou ICC e com 94% de valor preditivo positivo para aqueles sem nenhuma angina prévia, IM prévio ou história de ICC (Circ 1996; 94:1561).

Pacientes com história de IM ou isquemia induzida pelo estresse em um eco-dobutamina têm alto risco de eventos cardíacos fatais/não-fatais após cirurgia vascular; pacientes com uma história de IM e extensa isquemia induzida pelo estresse estão sob um risco especialmente alto (Circ 1997; 95:53).

Função renal: História de cirurgia cardíaca prévia, presença de cardiomegalia, classe funcional pré-operatória do paciente, história de doença vascular periférica e necessidade de BCPA aumentam o risco de insuficiência renal aguda no pós-operatório em pacientes submetidos a cirurgia de revascularização ou valvular (Circ 1997;95:878).

Anticoagulação e cirurgia:

INR cairá para 1,5 4 dias após interrupção da varfarina; após varfarina ser reiniciada, leva-se ~3 dias para INR atingir 2,0; uma vez que o INR atinja 1,5, a cirurgia pode ser realizada com segurança; portanto, se a varfarina for suspensa antes da cirurgia e reiniciada o mais rápido possível após a cirurgia,

Quadro 17-4. Cálculo do Risco Perioperatório de Eventos Cardíacos (Ann IM 1997;127:309; NEJM 1997;337;1132)

Achado	*Pontos*
Idade > 70 anos	5
IM nos últimos 6 meses	10
Galope de B_3 ou DVJ	11
EA hemodinamicamente significativa	3
> 5 ESVs/minuto (documentadas a qualquer momento)	7
Mau estado geral com O_2 < 60, creatinina > 3 ou uréia > 50, PCO_2 > 50	3
Ou	
Provas funcionais respiratórias anormais, HCO_3 < 20, K < 3,0 mEq/L	
Cirurgia intraperitoneal, torácica, aórtica	3
Cirurgia de emergência	3

Risco

Pontos	*Risco de Eventos Cardíacos Não-Fatais (%)*	*Risco de Morte Cardíaca (%)*
0-5	0,7%	0,2%
6-12	5%	2%
13-25	11%	2%
> 25	22%	56%

pode-se esperar que os pacientes tenham um INR subterapêutico por ~2 dias antes e 2 dias depois da cirurgia.

A cirurgia eletiva deve ser evitada no primeiro mês após o embolismo arterial; se a cirurgia for essencial, a heparina IV pré-operatória deve ser administrada; a heparina pós-operatória é recomendada apenas se o risco de sangramento pós-operatório for baixo.

Em todos os outros pacientes que recebem anticoagulantes para prevenir embolismo arterial (válvulas cardíacas mecânicas, história de FA não-valvular), o risco de embolismo não é elevado o suficiente para justificar heparina IV pré ou pós-operatória; heparina em baixas doses SC ou heparina de baixo peso molecular são recomendadas para os pacientes hospitalizados cujo risco de embolismo arterial não justifique o uso de heparina IV; a administração de heparina SC para pacientes ambulatoriais não parece justificado.

17.3 RASTREAMENTO DE ATLETAS

Circ 1998;97:2294

Rastreamento: (AHA) rastreamento cardiovascular pré-participação de atletas de escola secundária e universitários deve incluir uma história pessoal e familiar completa e exame físico antes da participação em esportes organizados na escola secundária (repetir a cada 2 anos) e universidades (história e PA a cada 1 ano).

Achados-chave na história: Ocorrência prévia de dor torácica ao esforço/desconforto, síncope/quase-síncope, dificuldade respiratória ou fadiga excessiva/inesperada/inexplicável associada ao exercício; detecção prévia de sopro cardíaco ou PA aumentada; história familiar de morte prematura (súbita ou de outro tipo) ou incapacitação significativa por doença cardiovascular em parente(s) próximo(s) < 50 anos; conhecimento específico sobre a ocorrência da cardiomiopatia hipertrófica, cardiomiopatia dilatada, síndrome do QT longo, síndrome de Marfan ou arritmias clinicamente importantes.

O exame físico deve incluir ausculta precordial nas posições supina e em pé, para identificar em particular sopros cardíacos compatíveis com obstrução dinâmica do trato de saída do ventrículo esquerdo; avaliação dos pulsos em artéria femoral para excluir coarctação da aorta; reconhecimento dos estigmas físicos de síndrome de Marfan; medida da pressão arterial braquial na posição sentada (Circ 1998;97:2294).

Em um estudo, os padrões de ECG anormais ocorreram em 40% dos atletas; os ECGs falso-positivos representam uma limitação potencial para o teste de ECG de rotina como parte do rastreamento pré-participação (Circ 2000;102:278).

Morte súbita cardíaca: Risco ~1 em 200.000/ano no atleta estudante de escola secundária; maior nos atletas do sexo masculino (JACC 1998;32:1881).

A morte súbita em atletas jovens competitivos geralmente é precipitada pela atividade física; doenças cardiovasculares estruturais identificadas na autópsia como causa primária da morte em um estudo foram cardiomiopatia hipertrófica (36%), origem anômala da artéria coronária esquerda (19%), massa cardíaca aumentada (10%); ruptura da aorta (5%), DAC com DAE em túnel (5%), EA (4%), miocardite (3%), cardiomiopatia dilatada (3%), displasia arritmogênica do VD (3%), PVM (2%), DAC (2%), outros (6%) (JAMA 1996;276:199).

Em outro estudo, as causas mais comuns de morte súbita em atletas foram a cardiomiopatia arritmogênica do VD (22%), aterosclerose coronariana (18%) e origem anômala da artéria coronária (12%); a cardiomiopatia hipertrófica é detectada em apenas 0,07%, mas é responsável por 3,5% das razões cardiovasculares para a desqualificação; nenhum dos atletas desqualificados com cardiomiopatia hipertrófica morreu durante um período médio de acompanhamento de 8,2 ± 5 anos (NEJM 1998;339:364).

Em um rastreamento para anomalias da artéria coronária da origem no seio aórtico "anômalo" em jovens atletas competitivos, os ECGs de repouso/exercício pouco provavelmente fornecerão evidências clínicas de isquemia miocárdica; pelo fato de os sintomas cardíacos premonitórios ocorrerem pouco antes da morte súbita, uma história de síncope ao esforço ou dor torácica requer avaliação (J Am Coll Cardiol 2000;35:1493).

Dimensões do VE: Em uma amostra de atletas altamente treinados, a dimensão da cavidade do VE aumentou a um grau compatível com a cardiomiopatia dilatada primária em ~15% dos participantes; na ausência de disfunção sistólica, a dilatação cardíaca provavelmente é uma adaptação fisiológica ao condicionamento intensivo; as conseqüências a longo prazo e a significância do remodelamento são desconhecidas (Ann IM 1999;130:23).

Commotio Cordis: A morte súbita relacionada a um impacto ao tórax, e não associada a uma lesão traumática, provavelmente é devida a uma arritmia ventricular induzida por uma pancada precordial abrupta ao precórdio fechado liberado em uma fase elétrica vulnerável de excitabilidade ventricular; em porcos, os impactos que ocorrem 15-30 ms antes do pico da onda T produziram fibrilação ventricular (NEJM 1995;333:337; 1998;338:1805).

18 Medicações Cardíacas

18.1 INIBIDORES DA ENZIMA CONVERSORA DA ANGIOTENSINA

NEJM 2000;342:210, 1999;341:577

Drogas deste tipo: Benazepril (Lotensin), captopril (Capoten), enalapril (Vasotec), fosinopril (Monopril), lisinopril (Prinivil, Zestril), moexipril (Univasc), quinapril (Accupril), ramipril (Altace), trandolapril (Mavik).

Farmacologia: Inibem a conversão da angiotensina I em angiotensina II (potente vasoconstritor); diminuem a secreção da aldosterona; aumentam os níveis da bradicinina e, desta forma, estimulam a síntese de prostaglandinas; reduzem a resistência vascular periférica; aumentam o fluxo sangüíneo renal.

Farmacocinética: Ver Quadro 18-1.

Usos: Hipertensão; ICC; IAM.

Efeitos sobre outros órgãos: Trandolapril e ramipril são secretados no leite materno; não se sabe se os outros inibidores da ECA também são secretados no leite.

Precauções e contra-indicações:

- Pacientes com estenose da artéria renal podem desenvolver insuficiência renal quando tratados com inibidores da ECA.
- Relatou-se que 0,5-5% dos pacientes com hipertensão e/ou ICC desenvolvem hiperpotassemia com os inibidores da ECA.
- O uso do inibidor da ECA no segundo e no terceiro trimestres da gravidez está associado com lesão fetal e neonatal e morte.
- Desenvolveu-se neutropenia em 0,2% dos pacientes com função renal prejudicada e nenhuma doença vascular colagenótica tratada com captopril e em 3,7% dos pacientes com função renal prejudicada e doença vascular colagenótica.
- A dose da maioria dos inibidores da ECA precisa ser reduzida em pacientes com função renal prejudicada.

Efeitos adversos: A tosse é o efeito colateral mais comumente relatado (presumivelmente devido à diminuição na degradação da bradicinina); angioedema relatado em 0,1-0,5% dos pacientes tratados com inibidores da ECA.

Quadro 18-1. Farmacocinética dos Inibidores da ECA

Agente	*Ligação Protéica*	*Meia-Vida*[a]	*Eliminação (24 Horas)*
Benazepril (Lotensin)	~96%	10-11 horas	11-12% (bile)
Captopril (Capoten)	~25-30%	< 2 horas	> 95% (urina)
Enalapril (Vasotec)	Nenhum dado disponível	1,3 horas VO; 11 horas IV	94% (urina, fezes)
Fosinopril (Monopril)	~99%	~12 horas	50% urina, 50% fezes
Lisinopril (Prinivil, Zestril)	Nenhum dado disponível	~12 horas	100% (urina)
Moexipril (Univasc)	~50%	2-9 horas	13% urina, 53% fezes
Quinapril (Accupril)	~97%	2 horas	60% urina, 37% fezes
Ramipril (Altace)	~73%	13-17 horas	60% urina, 40% fezes
Trandolapril (Mavik)	~80%	~5 h	33% urina, 56% fezes

[a]A meia-vida dos inibidores da ECA geralmente é prolongada nos pacientes com função renal prejudicada.

Interações medicamentosas: Os inibidores da ECA aumentam os níveis séricos da digoxina e do lítio; a administração de antiácidos diminui a biodisponibilidade dos inibidores da ECA, e a indometacina reduz os seus efeitos hipotensivos; as fenotiazinas aumentam os efeitos farmacológicos.

Os efeitos dos inibidores da ECA são potencializados pela ação dos diuréticos trazídicos.

Dosagem e administração:

- Benazepril (Lotensin): Comprimidos 5 mg, 10 mg, 20 mg, 40 mg; hipertensão: dose inicial 10 mg por dia; dose máxima: 40-80 mg por dia.
- Captopril (Capoten): Comprimidos 12,5 mg, 25 mg, 50 mg, 100 mg; hipertensão: dose inicial 25 mg três vezes ao dia; dose máxima 150 mg três vezes ao dia; ICC: dose inicial de 6,25 mg, três vez ao dia; dose comum 50-100 mg três vezes ao dia; disfunção de VE pós-IM: dose única 6,25 mg; se tolerado, começar 12,5 mg três vezes ao dia e ajustar dose-alvo de 50 mg três vezes ao dia ao longo de várias semanas; nefropatia diabética: dose-alvo 25 mg três vezes ao dia.
- Enalapril (Vasotec): Comprimidos 2,5 mg, 5 mg, 10 mg, 20 mg; injeções (enalaprilato) 1,25 mg/mL; hipertensão: dose inicial 5 mg por dia; dose máxima 40 mg/dia; dose IV: 1,25 mg a cada 6 horas; ICC: dose inicial 2,5 mg duas vezes ao dia; dose máxima 20 mg duas vezes ao dia.
- Fosinopril (Monopril): Comprimidos 10 mg, 20 mg, 40 mg; hipertensão: dose inicial 10 mg por dia; dose máxima 40-80 mg por dia; ICC: dose inicial 5-10 mg por dia; dose máxima 40 mg por dia.
- Lisinopril (Prinivil, Zestril): Comprimidos 2,5 mg, 5 mg, 10 mg, 20 mg, 40 mg; hipertensão: dose inicial 10 mg por dia; dose máxima 80 mg por dia; ICC: dose inicial 5 mg por dia; variação habitual de dose 5-20 mg por dia; IAM: 2,5-5 mg em 24 horas após início; 5 mg após 48 horas; então 10 mg por dia.
- Moexipril (Univasc): Comprimidos 7,5 mg, 15 mg; hipertensão: dose inicial 7,5 mg por dia ac; dose máxima 30 mg/dia.
- Quinapril (Accupril): Comprimidos 5 mg, 10 mg, 20 mg, 40 mg; dose inicial 10 mg por dia; dose máxima 80 mg/dia; ICC: dose inicial 5 mg duas vezes ao dia; dose habitual 10-20 mg duas vezes ao dia.
- Ramipril (Altace): Cápsulas 1,25 mg, 2,5 mg, 5 mg, 10 mg; hipertensão: dose inicial 2,5 mg por dia; dose máxima 20 mg/dia; ICC: dose inicial 1,25 mg por dia ou duas vezes ao dia; dose-alvo 5 mg duas vezes ao dia.
- Trandolapril(Mavik): Comprimidos de 1 mg, 2 mg, 4 mg; hipertensão: dose inicial 1 mg por dia; dose máxima 8 mg/dia; ICC: dose inicial 1 mg por dia; dose-alvo 4 mg/dia.

Nota: Os inibidores da ECA podem ser administrados duas vezes ao dia se os efeitos parecerem se dissipar com a dosagem uma vez ao dia.

18.2 ANTAGONISTAS DO RECEPTOR DA ANGIOTENSINA II

NEJM 1996;334:1649

Drogas deste tipo: Candesartan (Atacand), irbersartan (Avapro), losartan (Cozaar, Hyzaar), telmisartan (Micardis), valsartan (Diovan).

Farmacologia: Liga-se seletivamente ao receptor AT1 para bloquear a vasoconstrição e os efeitos secretores da aldosterona da angiotensina II.

Farmacocinética: Ver Quadro 18-2.

Usos: Hipertensão.

Efeitos sobre outros órgãos: Relatou-se diminuição da Hb.

Precauções e contra-indicações: Pode causar hipotensão nos pacientes depletados em NaCl/volume; pode produzir/piorar a insuficiência renal em pacientes com estenose da artéria renal; contra-indicado no segundo e no terceiro trimestres da gravidez.

Efeitos adversos: Efeitos de alguns agentes foram relatados como menores em negros.

Interações medicamentosas: Telmisartan pode aumentar os níveis séricos de digoxina.

Dosagem e administração:

- Candesartan (Atacand): Comprimidos 4 mg, 8 mg, 16 mg, 32 mg; dose habitual 16 mg por dia; dose máxima 32 mg por dia.
- Irbesartan (Avapro): Comprimidos 75 mg, 150 mg, 300 mg; dose habitual 150 mg por dia; dose máxima 300 mg por dia.
- Losartan (Cozaar, Hyzaar): Comprimidos 25 mg, 50 mg, 100 mg; dose habitual 50 mg por dia; dose máxima 100 mg por dia.
- Telmisartan (Micardis): Comprimidos 40 mg, 80 mg; dose habitual 40 mg por dia; dose máxima 80 mg por dia.
- Valsartan (Diovan): Cápsulas 80 mg, 160 mg; dose habitual 80 mg por dia; dose máxima 320 mg por dia.
- O acréscimo de um diurético tiazídico pode aumentar a eficácia de todos os agentes.

Quadro 18-2. Farmacocinética dos Agentes Bloqueadores do Receptor da Angiotensina

Agente	*Ligação Plasmática*	*Efeito do Alimento*	*Biodisponibilidade Oral*	*Conversão a Metabólitos*	*Meia-Vida Terminal*
Candersartan (Atacand)	> 99%	Nenhum	15%	Mínima	~9 horas
Irbesartan (Avapro)	90%	Nenhum	60-80%	< 20%	11-15 horas
Losartan (Cozaar, Hyzaar)	98,7%	Diminui 10-14%	~33%	~14%	~2 horas
Telmisartan (Micardis)	> 99%	Diminui 6-20%	42-58%	~11%	~24 horas
Valsartan (Diovan)	95%	Diminui 40-50%	~25%	~20%	~6 horas

Quadro 18-3. Farmacocinética

	Doxazosina	*Prazosina*	*Terazosina*
Biodisponibilidade oral	65%	48-68%	90%
Tempo até nível-pico	2-3 horas	1-3 horas	1-2 horas
Ligação protéica	98%	92-97%	90-94%
Meia-vida	22 horas	2-3 horas	9-12 horas
Excreção			
Bile/fezes	63%	< 90%	60%
Urina	9%	< 10%	40%

18.3 AGENTES BLOQUEADORES α-1 ADRENÉRGICOS

Nota: Labetalol e carvedilol têm tanto atividade α quanto betabloqueadora e são discutidos na Seção 18.7.

Drogas deste tipo: Doxazosina (Cardura), prazosina (Minipress), terazosina (Hytrin).

Farmacologia: Bloqueia os receptores α-1 pós-sinápticos, causando dilatação das arteríolas e das veias.

Farmacocinética: Ver Quadro 18-3.

Usos: Hipertensão; BPH.

Precauções e contra-indicações: Efeito da primeira dose: hipotensão, hipotensão postural, síncope com as primeiras doses ou com a modificação na dose; administrar ao deitar quando se inicia o tratamento.

Efeitos adversos: Palpitações (2-5%), náusea (3-5%), tonteira (10-20%), cefaléia (8-16%).

Interações medicamentosas: Pode reduzir o efeito anti-hipertensivo da clonidina.

Dosagem e administração:

- Doxazosina (Cardura): Comprimidos 1 mg, 2 mg, 4 mg, 8 mg; dose inicial 1 mg VO/h; dose máxima 16 mg/dia; ajustar a dosagem a cada 2 semanas.
- Prazosina (Minipress): Cápsulas 1 mg, 2 mg, 5 mg; dose inicial 1 mg VO duas a três vezes ao dia; dose máxima 15 mg/dia; ajustar dose a cada 2 semanas.
- Terazosina (Hytrin): Cápsulas 1 mg, 2 mg, 5 mg, 10 mg; dose inicial 1 mg VO/h; dose máxima 20 mg/dia.

18.4 AGENTES ANTIARRÍTMICOS

NEJM 1999;340:1910; 1998;338:35

REVISÃO GERAL

Classificação de Vaughn Williams (com base no efeito sobre o potencial de ação)

Classe I: Anestésicos locais dos agentes estabilizadores da membrana; deprimem a fase 0 (despolarização rápida).

- Classe IA (quinidina, procainamida, disopiramida): deprimem a fase 0; prolongam o potencial de ação.
- Classe IB (lidocaína, tocainida, mexiletina, fenitoína): deprimem ligeiramente a fase 0; podem encurtar a duração do potencial de ação.
- Classe IC (flecainida, propafenona): deprimem acentuadamente a fase 0; efeito ligeiro sobre a repolarização.

Nota: Moricizine compartilha características com os agentes da classe IA, IB e IC.

Classe II: (Propranolol, esmolol, acebutolol): betabloqueadores; deprimem a fase 4 (despolarização diastólica).

Classe III: (Sotalol, bretílio, amiodarona, ibutilida): prolonga a fase 3 (repolarização rápida final).

Classe IV: (Verapamil): Deprime a despolarização da fase 4; prolonga a fase 1 (repolarização rápida precoce) e a fase 2 (platô).

ADENOSINA

NEJM 1991;325:1621

Drogas deste tipo: Adenosina (Adenocard).

Farmacologia: Lentifica a condução através do nódulo AV; interrompe as vias reentrantes.

Farmacocinética: Captação rápida pelas hemácias, células vasculares endoteliais; meia-vida < 10 segundos.

Usos: Conversão das TSVP, incluindo-se aquelas envolvendo as vias acessórias (síndrome de WPW); NÃO eficaz na conversão do *flutter* atrial, FA, mas o resultante bloqueio AV transitório pode facilitar o diagnóstico.

Precauções e contra-indicações: Pode produzir um bloqueio AV de alto grau transitório.

Efeitos adversos: *Flushing* (Rubor) (18%); cefaléia (2%).

Interações medicamentosas: Atividade bloqueada pelas metilxantinas (teofilina, cafeína); potencializada pelo dipiridamol; carbamazepina também aumenta o bloqueio AV.

Dosagem e administração: Dose inicial de 6 mg em bolo IV; pode ser repetida com bolos IV de 12 mg.

AGENTES ANTIARRÍTMICOS DA CLASSE 1A

NEJM 1997;337:1383

Drogas deste tipo: Quinidina (Quinidex; Quinaglute); procainamida (Pronestyl; Procanbid); disopiramida (Norpace).

Farmacologia: Deprime a excitabilidade miocárdica e a velocidade de condução; prolonga o período refratário efetivo.

Farmacocinética: Ver Quadro 18-4.

Usos: Tratamento da taquicardia SV paroxística, *flutter* atrial, FA (incluindo-se a manutenção do tratamento após cardioversão); TSVP: ver Precauções e Contra-indicações.

Efeitos sobre outros órgãos: Todos os três agentes cruzam a placenta e são excretados pelo leite materno.

Precauções e contra-indicações: Contra-indicados na miastenia grave, intoxicação digitálica, bloqueio atrioventricular completo, síndrome do QT longo ou pacientes com história de *torsade de pointes* relacionada a drogas ou em pacientes que desenvolvem prolongamento do QRS ou do QT; a administração no *flutter* atrial pode diminuir o bloqueio AV e produzir uma resposta ventricular rápida; pode produzir bloqueio atrioventricular completo em pacientes com graus menores de distúrbios da condução.

A disopiramida possui um efeito inotrópico negativo significativo e é contra-indicada na ICC.

Efeitos adversos: Trombocitopenia, anemia hemolítica, hepatotoxicidade e febre são relatadas com a quinidina, e são recomendados hemograma e estudos da função hepática periódicos; os efeitos colaterais mais comuns são GI.

Procainamida: Agranulocitose, neutropenia, trombocitopenia observadas em ~0,5% dos pacientes; geralmente ocorre nas primeiras 12 semanas.

Procainamida pode produzir teste AAN positivo e sintomas lúpus-*like* e é contra-indicada em pacientes com lúpus.

Disopiramida: Boca seca (32%), cefaléia (3-9%), hesitação urinária (14%), constipação (9%), desconforto muscular (3-9%).

Interações medicamentosas: A amiodarona, antiácidos, cimetidina e verapamil podem aumentar os níveis séricos de quinidina; as hidantoínas, nifedipina, rifampicina, sucralfato podem reduzir os níveis séricos de quinidina; a qui-

Quadro 18-4. Farmacocinética dos Agentes Antiarrítmicos

Agente	*Ligação Protéica*	*Meia-Vida*	*Duração da Ação*
Quinidina (Quinidex, Quinaglute)	80-90%	6-7 horas	6-8 horas
Procainamida (Pronestyl, Procanbid)	14-23%	2,5-4,7 horas	~3 horas
Disopiramida (Norpace)	20-60%; concentração-dependente	4-10 horas	6-7 horas
Lidocaína (Xylocaína)	40-80%	1-2 horas	~10-15 minutos
Tocainida (Tonocard)	10-20%	Fase de eliminação terminal 11-23 horas	—
Mexiletina (Mexitil)	50-60%	10-12 horas	—
Flecainida (Tambocor)	40%	Fase de eliminação terminal 11-23 horas	—
Propafenona (Rhythmol)	97%	2-10 horas; 6-36 horas em maus metabolizadores	—
Moricizina (Ethmozine)	95%	1,5-3,5 horas	10-24 horas
Bretílio (Bretylol)	0-8%	5-10 horas	6-8 horas
Amiodarona (Cordarone, Pacerone)	96%	26-107 dias	Meses

nidina pode potencializar os efeitos da varfarina, da digoxina, da propafenona e da succinilcolina.

A cimetidina e a ranitidina aumentam a biodisponibilidade da procainamida; a trimetoprima aumenta os níveis de procainamida do soro.

A eritromicina aumenta os níveis da disopiramida; as hidantoínas e a rifampicina diminuem os níveis de disopiramida.

Dosagem e administração:

- Sulfato de quinidina, 200 mg, 300 mg; gluconato de quinidina, 324 mg; tratamento de manutenção 300-600 mg VO a cada 8 horas; podem-se administrar 200 mg VO como uma dose de teste.
- Procainamida em tabletes de 250 mg, 375 mg, 500 mg; 500 mg, 750 mg, 1.000 mg em tabletes de liberação sustentada; 100 mg/mL, 500 mg/mL de injeção; dose VO inicial até 50 mg/kg/dia em doses divididas (a cada 4 horas, formulação-padrão; a cada 6-12 horas, formulação liberada com o tempo); dose IV inicial 500 mg a uma velocidade de infusão < 50 mg/min.
- Disopiramida, cápsulas de 100 mg, 150 mg; 100 mg, 150 mg em cápsulas de liberação prolongada; 400-800 mg a cada 6 horas (a cada 12 h para a formulação de liberação prolongada); na insuficiência renal, a dose é de 100 mg a cada 8-24 horas.

AGENTES ANTIARRÍTMICOS DA CLASSE IB

Drogas deste tipo: Lidocaína (Xylocaína); tocainida (Tonocard); mexiletina (Mexitil)

Farmacocinética: Ver Quadro 18-4.

Usos: Lidocaína: tratamento agudo a curto prazo das arritmias ventriculares; tocainida e mexiletina; tratamento das arritmias ventriculares documentadas ameaçadoras à vida.

Efeitos sobre outros órgãos: A lidocaína cruza a placenta; a mexiletina cruza a placenta e é excretada no leite materno.

Precauções e contra-indicações: A lidocaína é contra-indicada na síndrome de WPW, bloqueio nodal SA ou nodal AV grave ou ataques de Stokes-Adams; a mexiletina é contra-indicada no choque cardiogênico, bloqueio AV do segundo ou do terceiro graus preexistentes.

Efeitos adversos: Efeitos sobre o SNC observados na intoxicação pela lidocaína.

Discrasias sangüíneas, fibrose pulmonar e fibrose intersticial foram relatadas com a tocainida e geralmente ocorrem 3-18 semanas após o início da terapia; vertigem (15%), náusea (15%), parestesias (9%), tremores (8%) também relatados; a mexiletina pode causar anormalidades das enzimas hepáticas, palpitações (7,5%), tonteiras (26%), tremor (13%), anormalidades da coordenação (10%), transtornos GI (40%).

Interações medicamentosas: Os betabloqueadores e a cimetidina podem aumentar os níveis séricos de lidocaína; a rifampicina e a cimetidina diminuem a biodisponibilidade da tocainida; os antiácidos lentificam e a metoclopramida aumenta a absorção da mexiletina; as hidantoínas e a rifampicina aumentam o *clearance* de mexiletina; a mexiletina pode aumentar os níveis séricos de teofilina.

Dosagem e administração:

- Lidocaína: 1 mg/kg em bolo IV; pode ser repetido em 5-15 min; 1-4 mg/min em infusão IV contínua.
- Tocainida: Tabletes 400 mg, 600 mg; dose inicial 400 mg a cada 8 horas.
- Mexiletina: Cápsulas 150 mg, 200 mg, 250 mg; dose inicial 200 mg VO a cada 8 horas; aumentar a dose em 50-100 mg a cada 3-5 dias; dose máxima 1.200 mg/dia; pode ser usada dosagem duas vezes ao dia em pacientes estáveis.
- Quando se transferem pacientes para a mexiletina, a dose inicial é de 200 mg VO 3-6 horas após a última dose de procainamida, 6-12 horas após a dose final da quinidina ou disopiramida, 8-12 horas após a última dose de tocainida.

AGENTES ANTIARRÍTMICOS DA CLASSE IC

Drogas deste tipo: Flecainida (Tambocor); propafenona (Rhytmol).

Farmacologia: A propafenona também tem um leve efeito betabloqueador

Farmacocinética: Ver Quadro 18-4.

Usos: TSVP; FA; arritmias ventriculares documentadas ameaçadoras à vida.

Efeitos sobre outros órgãos: Flecainida excretada no leite materno.

Precauções e contra-indicações: Flecainida: bloqueio AV do segundo e do terceiro grau preexistente, bloqueio bifascicular; choque cardiogênico; doença do nódulo sinusal; ICC; IM recente (estudo CAST: taxa de 5,1% de mortalidade/FV não-fatal).

Propafenona: As anteriores mais broncospasmo.

Propafenona pode causar títulos AAN positivos.

Ambas as drogas podem causar aumento do limiar de marca-passo; ambas têm efeitos inotrópicos negativos e devem ser usadas com cautela em combinação com outros agentes inotrópicos negativos.

Efeitos adversos: Flecainida: tonteiras (19%), dispnéia (10%), náusea (9%), fadiga (8%), palpitações (6%), dor torácica, astenia, febre (5%).

Propafenona: paladar incomum (7%), tonteiras (7%), bloqueio AV do primeiro grau (4,5%), cefaléia (4,5%), constipação (4%).

Interações medicamentosas: A cimetidina aumenta a biodisponibilidade da flecainida e da propafenona; a flecainida e a propafenona aumentam os níveis da digoxina; a propafenona aumenta os níveis sangüíneos de varfarina, betabloqueadores e ciclosporina.

Dosagem e administração:

- Flecainida: Tabletes 50 mg, 100 mg, 150 mg; para TSV/FA dose inicial 50 mg VO a cada 12 horas, máximo 300 mg/dia; para TV, dose inicial 100 mg VO a cada 12 horas; dose máxima 400 mg/dia; dose reduzida para cada 24 horas na insuficiência renal.
- Propafenona: Tabletes 150 mg, 225 mg, 300 mg; dose inicial 150 mg VO a cada 8 horas; dose máxima 900 mg/dia.
- Para ambos os agentes, a dosagem não deve ser aumentada mais rapidamente do que a cada 4 dias.

MORICIZINA

Drogas deste tipo: Moricizina (Ethmozine).

Farmacologia: Antiarrítmico classe I; tem características das drogas da classe IA, IB e IC; prolonga o intervalo PR, tempo de condução nodal AV e His-Purkinje; prolonga intervalo QRS e QT_c ligeiramente (ver Quadro 18-4).

Farmacocinética: Ver Quadro 18-4.

Usos: Arritmias ventriculares.

Efeitos sobre outros órgãos: A moricizina não tem efeito inotrópico negativo

Excretada no leite materno; nenhum estudo adequado sobre o seu uso na gravidez.

Precauções e contra-indicações: Contra-indicada em pacientes com bloqueio AV do segundo e do terceiro graus, bloqueio bifascicular, choque cardiogênico; usar com cautela na doença do nódulo sinusal; tem potencial pró-arrítmico; estudo CAST falhou em demonstrar benefício definitivo e tendência adversa em uso nos pacientes com IM.

Efeitos adversos: Tonteiras (15%), náusea (10%), cefaléia (8%), fadiga (6%), dispnéia (6%), palpitações (6%), pró-arritmia (3,7%).

Interações medicamentosas: A cimetidina aumenta os níveis plasmáticos da moricizina; a digoxina produz um aumento no prolongamento do PR; a moricizina diminui a meia-vida da teofilina.

Dosagem e administração: Moricizina (Ethmozina): tabletes 200 mg, 250 mg, 300 mg; dose inicial 200 mg a cada 8 horas; dose habitual 600-900 mg/dia; se os pacientes estiverem bem controlados, pode ser modificada para cada 12 horas; reduzir dosagem em pacientes com função hepática prejudicada; quando se troca de um agente para outro, começar a moricizina 6-12 horas após a última dose de quinidina, disopiramida, 3-6 horas após a última dose de procainamida, 12-24 horas após a última dose de flecainida, 8-12 horas após a última dose de tocainida, propafenona ou mexiletina.

ANTIARRÍTMICOS DA CLASSE II – Ver betabloqueadores

ANTIARRÍTMICOS DA CLASSE III

Drogas deste tipo: Bretílio (Bretylol), amiodarona (Cordarona, Pacerone), ibutilida (Corvert).

Sotalol (Betapace) também tem propriedades antiarrítmicas classe III.

Farmacologia: O bretílio inibe a liberação de norepinefrina.

Farmacocinética: Ver Quadro 18-4.

Usos: Arritmias ventriculares ameaçadoras à vida (bretílio, amiodarona; sotalol); tratamento do FA/*flutter* atrial e TSVP (amiodarona, sotalol); conversão de *flutter* atrial/FA (ibutilida).

Efeitos sobre outros órgãos: A amiodarona pode produzir pneumonite, doença hepática, neuropatia óptica e microdepósitos corneanos e bloqueia a conversão periférica de T_4 a T_3, pode causar hiper ou hipotireoidismo; necessários radiografia de tórax, provas de função respiratória, exame oftalmológico, estudos tireoidianos e provas funcionais hepáticas antes do início e periodicamente após isto.

Precauções e contra-indicações: Amiodarona: disfunção grave do nódulo sinusal ou bradicardia sinusal acentuada, bloqueio AV do segundo ou do terceiro grau.

1,7% dos pacientes que recebem ibutilida desenvolveram TV sustentada e 2,7% desenvolveram TV polimórfica não-sustentada.

Efeitos adversos: Bretílio: hipotensão postural (50%), hipertensão transitória, vômitos com administração IV rápida.

Amiodarona: Os anteriores mais queixas neurológicas (20-40%) e GI (25%); 10% dos pacientes desenvolvem fotossensibilidade.

Interações medicamentosas: A amiodarona aumenta os níveis da digoxina, varfarina, ciclosporina, hidantoína, metotrexato, quinidina, procainamida, teofilina.

Dosagem e administração:

- Bretílio: 2 mg/mL, 4 mg/mL, 50 mg/mL injeções; 5-10 mg IV em dose de ataque durante 10 minutos (injeção rápida possível, mas pode produzir vômitos), 1-2 mg de infusão de manutenção.
- Amiodarona: Tabletes 200 mg, 50 mg/mL injeção; dose de ataque 400-800 mg VO duas vezes ao dia por 1-3 semanas; então 600-800 mg/dia por 1 mês; então 200-400 mg VO por dia; para dose de ataque IV, dar 150 mg durante 10 minutos, então 360 mg/6 horas (1 mg/min), então 540 mg/18 horas (0,5 mg/min), então 0,5 mg/min de infusão de manutenção.
- Amiodarona IV é incompatível com aminofilina, cefazolina, cefamandole, heparina, $NaHCO_3$.

- Ibutilida: 1 mg IV (0,01 mg/kg se peso menor que 60 kg) durante 10 minutos; segunda dose pode ser administrada 10 minutos após completar-se a primeira dose.

ANTIARRÍTMICOS DA CLASSE IV – Ver Bloqueadores do Canal do Cálcio

18.5 ANTICOAGULANTES

VARFARINA

NEJM 1991;324:1865

Drogas deste tipo: Varfarina (Cumarínico).

Farmacocinética: 97-99% ligados a proteínas; meia-vida de 1-2,5 dias.

Usos: Tratamento e profilaxia da trombose e das complicações tromboembólicas.

Efeitos sobre outros órgãos: Distintos dos efeitos adversos abaixo

Precauções e contra-indicações: Contra-indicada na gravidez, hemofilia, tratamento da diátese hemorrágica, púrpura trombocitopênica, leucemia, sangramento ativo importante, grande cirurgia ou trauma recentes, aneurisma aórtico cerebral ou dissecante, AVC hemorrágico, pericardite, hipertensão grave, doença renal ou hepática grave, endocardite infecciosa.

Efeitos adversos: Hemorragia, "síndrome do dedo do pé púrpura" (microembolização sistêmica do colesterol).

Interações medicamentosas: (Você está preparado?) efeito anticoagulante aumentado pelo acetaminofeno, aminoglicosídeos, amiodarona, androgênios, betabloqueadores, cefalosporinas, hidrato de cloral, cloranfenicol, clorpropamida, cimetidina, ciclofosfamida, D-tiroxina, dissulfiram, eritromicina, fluconazol, genfibrozila, glucagon, hidantoínas, vacina influenza, INH, cetoconazol, diuréticos de alça, metronidazol, miconazol, moricizina, omeprazol, DAINs, penicilinas, propafenona, propoxifeno, quinino e quinidina, quinolonas, salicilatos, SMX-TMP, estreptoquinase, sulfinpirazona, sulfonamidas, tamoxifeno, tetraciclinas, hormônio tireoidiano, uroquinase, vitamina E.

Efeito anticoagulante pode ser diminuído pelo ácido ascórbico, barbituratos, carbamazepina, colestiramina, dicloxacilina, estrogênios, ETOH, glutetimida, griseofulvina, nafcilina, rifampicina, espironolactona, sucralfato, diuréticos tiazídicos, trazodone, vitamina K.

Dosagem e administração: Varfarina, (Coumadina) tabletes 1 mg, 2 mg, 2,5 mg, 3 mg, 4 mg, 5 mg, 6 mg, 7,5 mg, 10 mg; a dosagem deve ser individualizada.

HEPARINA E HEPARINA DE BAIXO PESO MOLECULAR

NEJM 1997;337:668.

Drogas deste tipo: Heparina, dalteparin (Fragmin), enoxaparina (Lovenox).

Farmacologia: Heparinas de baixo peso molecular obtidas por despolimerização da heparina não-fracionada.

Farmacocinética: Meia-vida média da heparina é de 0,5-3 horas; meia-vida terminal é de 3-5 horas para a dalteparina, 4,5 horas para a enoxaparina.

Usos: Tratamento e profilaxia da trombose.

Efeitos sobre outros órgãos: Pode induzir a lipoproteína-lipase e aumentar os níveis séricos de ácidos graxos livres.

Precauções e contra-indicações: Grande sangramento ativo, trombocitopenia.

Efeitos adversos: Sangramento, trombocitopenia.

Interações medicamentosas: Usar com cautela em conjunção com inibidores plaquetários.

Dosagem e administração:

- Heparina: Profilaxia: 5.000 unidades SC a cada 12 horas; infusão contínua: 3.000-5.000 unidades IV em bolo e 1.000 unidades/hora em infusão contínua; PTT-alvo de 55-85 segundos para TVP, 55-70 segundos com trombolíticos; gráfico para ajuste da dosagem de amostra para TVP: ver Quadro 18-5.
- 1 mg de protamina (solução a 1%) neutraliza ~100 unidades de heparina.
- Dalteparin (Fragmin): Anticoagulação sistêmica: 100 unidades/kg a cada 12 horas SC; cirurgia de substituição do quadril: 2.500 unidades SC 2 horas antes da cirurgia, 2.500 unidades SC após a cirurgia, 5.000 unidades SC por dia subseqüentemente; síndrome coronariana aguda instável: 120 unidades/kg (máximo 10.000 unidades) SC a cada 12 horas por 5-8 dias com AAS 81-160 mg por dia.
- Enoxaparina (Lovenox): Dose recomendada é 1 mg/kg SC a cada 12 horas para todas as indicações.

Quadro 18-5. Gráfico de Ajuste da Dosagem da Amostra para a Heparina na TVP

PTT (Segundos)	*Ação*	*Velocidade de Alteração*
< 45	5.000 unidades IV em bolo	Aumentar em 250 unidades por hora
45-64	–	Aumentar em 150 unidades por hora
55-85	–	Nenhuma alteração
86-110	Interromper infusão por 1 hora	Diminuir em 150 unidades por hora
> 110	Interromper infusão por 1 hora	Diminuir em 250 unidades por hora

18.6 AGENTES ANTIPLAQUETÁRIOS

INIBIDORES DA AGREGAÇÃO

Circ 2000;101:1206; 1999;100:437; NEJM 1997;337:1383.

Drogas deste tipo: Aspirina, cilostazol (Pletal), clopidogrel (Plavix), ticlopidina (Ticlid).

Farmacologia: O cilostazol inibe a fosfodiesterase (aumentando os níveis de c-AMP) e reversivelmente inibe a agregação plaquetária; o clopidogrel e a ticlopidina inibem o complexo da glicoproteína II-b/IIIa para inibir a agregação plaquetária; o AAS inibe a prostaglandina A2 e irreversivelmente inibe a agregação plaquetária.

Farmacocinética: A meia-vida do AAS é de ~15-20 minutos e ele é ligado 90% às proteínas; o cilostazol é 95-98% ligado à proteína com meia-vida de eliminação de 11-13 horas, 74% excretado na urina e 20% nas fezes; o clopidogrel é 98% ligado às proteínas, tem uma meia-vida de eliminação de 8 horas; 50% excretado na urina e 46% nas fezes; a ticlopidina é 98% ligada às proteínas, tem uma meia-vida de 13 horas com dose única e 4-5 dias com dosagens repetidas, com 60% eliminados na urina, 24% nas fezes.

Usos: A claudicação intermitente (cilostazol); redução nos eventos ateroscleróticos (AAS, clopidogrel); redução no risco de acidente vascular cerebral trombótico (ticlopidina).

Efeitos sobre outros órgãos: A ticlopidina aumenta os níveis de colesterol em 8-10%.

Precauções e contra-indicações: Todos são contra-indicados no sangramento ativo; o cilostazol é contra-indicado na ICC; a ticlopidina é contra-indicada em pacientes com PTT, pode causar neutropenia/agranulocitose.

Efeitos adversos: Cilostazol: cefaléia (27-34%), diarréia (12-19%), tonteiras (9-10%), palpitações (5-10%); clopidogrel: cefaléia (8%), artralgia (6%), sintomas GI (27%); ticlopidina: diarréia (12,5%), náusea ou dispepsia (7%).

Interações medicamentosas: O cilostazol é metabolizado pelas enzimas do citocromo P450, que são inibidos pelo fluconazol, sertralina, diltiazem, eritromicina, suco de toranja *(grapefruit)*.

A ticlopidina aumenta os níveis sangüíneos de digoxina e de fenitoína e prolonga a meia-vida da teofilina; os antiácidos diminuem os níveis sangüíneos de ticlopidina enquanto a cimetidina reduz o *clearance* de ticlopidina.

Dosagem e administração:

- Cilostazol(Pletal): Tabletes 50 mg, 100 mg; dose habitual é 100 mg VO duas vezes ao dia.
- Clopidogrel (Plavix): Tablete 75 mg; dose habitual é 75 mg VO por dia; pode iniciar o tratamento com a primeira dose de 300 mg.
- Ticlopidina (Ticlid): Tablete 250 mg; dose habitual é 250 mg VO duas vezes ao dia.

INIBIDORES DA GLICOPROTEÍNA IIB/IIIA

NEJM 1998;339:436;1998;338:1488; 1995;332:1553.

Drogas deste tipo: Abciximab (ReoPro), eptifibatide (Itegrilin), tirofibano (Aggrastat).

Farmacologia: Antagonistas do receptor plaquetário da glicoproteína IIb/IIIa; previne a ligação do fibrinogênio e do fator de von Willebrand às plaquetas para inibir a agregação plaquetária.

Farmacocinética: A meia-vida para o abciximab é de 10-30 min, ~2,5 h para o eptifibatide, 2 horas para o tirofibano; níveis baixos de inibição presentes por mais de 10 dias após a infusão de abciximab.

Usos: O abciximab é usado como coadjuvante à angioplastia ou aterectomia; eptifibatide e o tirofibano também são indicados para uso na angina instável/IM sem Q.

Precauções e contra-indicações: Sangramento interno ativo, história de AVC, grande cirurgia ou trauma nos últimos 30 dias, qualquer história de AVC hemorrágico, hipotensão grave, hemorragia ou neoplasma intracraniano, malformação ou aneurisma AV, dissecção aórtica, pericardite aguda, contagem plaquetária < 100.000/mm^3, insuficiência renal.

Efeitos adversos: Sangramento; hipotensão (abciximab).

Interações medicamentosas: Uso com cautela em conjunção com outros agentes antiplaquetários.

Dosagem e administração:

- Abciximab (ReoPro): 2 mg/mL em injeção; dose habitual 0,15-0,3 mg/kg em bolo ou 0,25 mg/kg em bolo seguido pela infusão de 10 mcg/min de infusão IV.
- Eptifibatide (Itegrilin): 0,75 mg/mL, 2 mg/mL de injeção; dose para síndrome coronariana aguda é 180 mcg/kg em bolo seguido por 2 mcg/kg/min de infusão por até 72 horas; para a angioplastia, a dose é 135 mg/kg em bolo e 0,5 mcg/kg/min em infusão por mais de 24 horas.
- Tirofibano (Aggrastat): 50 mcg/mL, 250 mcg/mL em injeção; dose habitual 0,4 mcg/kg/min por 30 minutos então 0,1 mcg/kg/min de infusão; dose reduzida pela metade para os pacientes com *clearance* de creatinina < 30 mL/min.

18.7 AGENTES BETABLOQUEADORES ADRENÉRGICOS

NEJM 1998;339:1759; 1996;34:1396

Drogas deste tipo: Acebutolol (Sectral), atenolol (Tenormin), betaxolol (Kerlone), bisoprolol (Zebeta), carvedilol (Coreg), esmolol (Brevibloc), labetalol (Normodyne, Trandate), metoprolol (Lopressor, Toprol XL), nadolol (Corgard), pindolol (Visken), propranolol (Inderal), sotalol (Betapace), timolol (Blocadren).

Farmacologia: Inibição competitiva de ambos os agonistas β-adrenérgicos β_1 (músculo cardíaco) e β_2 (músculo liso bronquial e vascular), sítios receptores (nadolol, pindolol, propranolol, sotalol, timolol, labetalol) ou nos sítios β_1 (acebutolol, atenolol, betaxolol, bisoprolol, esmolol, metoprolol) preferencialmente, produzindo inibição da resposta inotrópica, cronotrópica positiva e vasodilatadora à estimulação β-adrenérgica; resulta em uma diminuição da freqüência cardíaca e da PA, lentificação da condução AV, contratilidade miocárdica diminuída, automaticidade miocárdica diminuída (β_1) e constrição brônquica passiva (β_2).

Propranolol, acebutolol, betaxolol e pindolol também têm efeitos estabilizadores da membrana semelhantes à quinidina; o pindolol e o acebutolol têm atividade simpaticomimética intrínseca (ASI) ou atividade agonista parcial.

Carvedilol também tem uma atividade bloqueadora β_1-adrenérgica seletiva que reduz a resistência vascular periférica.

Farmacocinética: Ver Quadro 18-6.

Quadro 18-6. Farmacocinética dos Agentes Betabloqueadores

Agente	*Atividade Bloqueadora do Receptor*	*Ligação Protéica*	*Lipossolubilidade*	*Biodisponibilidade Oral*	*Meia-Vida*
Acebutolol (Sectral)	β1; β2 em altas doses	26%	Baixa	20-60%	3-4 horas
Atenolol (Tenormin)	β1; β2 em altas doses	6-16%	Baixa	50-60%	6-9 horas
Betaxolol (Kerlone)	β1; β2 em altas doses	~50%	Baixa	89%	14-22 horas
Bisoprolol (Zebeta)	β1; β2 em altas doses	~30%	Baixa	80%	9-12 horas
Esmolol (Brevibloc)	β1; β2 em altas doses	55%	Baixa	Apenas IV	10 minutos
Labetalol (Normodyne, Trandate)	β1; β2; α1	50%	Moderada	30-40%	5,5-8 horas
Metoprolol (Lopressor, Toprol XL)	β1; β2 em altas doses	12%	Moderada	40-50%; 77% para as formas de ação longa	3-7 horas
Nadolol (Corgard)	β1; β2	30%	Baixa	30-50%	20-24 horas
Pindolol (Visken)	β1; β2; também tem ASI	40%	Moderada	~100%	3-4 horas
Propranolol (Inderal)	β1; β2	90%	Alta	30%; 9-18% para as formas de ação longa	3-5 horas; 8-11 horas para as formas de ação longa
Sotalol (Betapace)	β1; β2	0%	Baixa	90-100%	12 horas
Timolol (Blocadren)	β1; β2	10%	Baixa/moderada	75%	4 horas

Química: Esmolol não é compatível com injeção de $NaHCO_3$ a 5%. Labetalol IV não é compatível com injeção de $NaHCO_3$ 5%, furosemida IV, soluções alcalinas.

Usos: Angina *pectoris*; infarto do miocárdio; hipertensão; arritmias cardíacas, incluindo-se a TSVP, controle da freqüência na FA, *flutter* atrial, arritmias associadas à tireotoxicose e toxicidade digitálica, ESVs; cardiomiopatia hipertrófica (nenhum agente tem indicação para todos os usos: ver Dosagem e Administração).

Metoprolol e carvedilol também são usados no tratamento da ICC.

Esmolol projetado para controle rápido a curto prazo da TSV.

Efeitos sobre outros órgãos: Como resultado da hemodinâmica renal alterada, a reabsorção renal de Na^+ aumenta e a TFG pode ser reduzido; o fluxo sangüíneo hepático pode ser reduzido da mesma maneira.

- Os betabloqueadores também inibem a glicogenólise no músculo esquelético e podem bloquear a liberação da insulina que geralmente resulta da estimulação adrenérgica; podem amortecer sinais/sintomas de hipoglicemia e interferem no teste de tolerância à glicose.
- Betabloqueadores podem mascarar sinais clínicos de hipertireoidismo em desenvolvimento.
- Betabloqueadores podem aumentar os níveis séricos de lipídios, mas os dados são inconsistentes e a significância clínica é incerta.
- Sintomas de doença vascular periférica podem aumentar com o uso dos betabloqueadores em virtude tanto da diminuição no débito cardíaco quanto da redução da estimulação periférica β_2.
- A maior parte dos betabloqueadores são excretados no leite materno, mas o propranolol e o metoprolol são excretados apenas em pequenas quantidades.

Precauções e contra-indicações: Contra-indicados na bradicardia sinusal significativa, bloqueio AV do segundo e do terceiro graus, hipotensão, choque cardiogênico; betabloqueadores não-seletivos contra-indicados em pacientes com doença reativa das vias aéreas; agentes com seletividade β_1 relativa podem ser usados cautelosamente.

Sotalol tem efeitos pró-arrítmicos, é contra-indicado na síndrome do QT longo congênita ou adquirida e pode estar associado a mortes em excesso ou súbitas quando usado em altas doses em pacientes pós-IM; o risco de *torsade de pointes* aumenta com a dose da droga, hipopotassemia, hipomagnesemia, história de TV sustentada ou ICC.

A existência de síndrome de abstinência do betabloqueador com hipersensibilidade às catecolaminas foi relatada, mas é controversa.

Os ajustes de dosagem podem ser necessários em pacientes com função hepática prejudicada; nadolol, sotalol e atenolol são excretados primariamente pelo rim, e o acebutolol e o esmolol têm metabólitos ativos excretados pelo rim e o ajuste de doses é necessário em pacientes com função renal prejudicada.

A segurança para o uso dos betabloqueadores na gravidez não foi estabelecida; evitar uso no primeiro trimestre.

Os pacientes que estão recebendo betabloqueadores para o tratamento da ICC (metoprolol, carvedilol) podem experimentar inicialmente uma piora dos sintomas.

Efeitos adversos: Fadiga, letargia, insônia, distúrbios do sono, pesadelos, alterações do humor, disfunção sexual; ver também os anteriores.

Interações medicamentosas: A biodisponibilidade é diminuída pelo alumínio e pelos sais de Ca^{++}, barbituratos, colestiramina e colestipol, DAINs, penicilina, rifampicina, salicilatos e sulfinpirazona; a biodisponibilidade pode ser aumentada pelos contraceptivos orais, flecainida, haloperidol, fenotiazinas; os betabloqueadores podem aumentar os níveis séricos de lidocaína.

Dosagem e administração:

- Acebutolol (Sectral): Cápsulas 200 mg, 400 mg; hipertensão, ESVs: dose inicial 400 mg por dia ou 200 mg VO duas vezes ao dia; dose máxima 1.200 mg/dia; variação habitual de dosagem 400-800 mg/dia; reduzir dose em 50% se o *clearance* de creatinina for < 50 mL/min.
- Atenolol (Tenormin): Comprimidos 25 mg, 50 mg, 100 mg; 5 mg/10 mL de injeção; angina, hipertensão, IAM; dose inicial 25-50 mg por dia; dose máxima 200 mg/dia; para o IAM, dose IV 5 mg durante 5 minutos, repetir em 10 minutos; 50 mg VO duas vezes por dia subseqüentemente.
- Betaxolol (Kerlone): Comprimidos 10 mg, 20 mg; hipertensão; dose inicial 5-10 mg por dia; dose máxima eficaz 20 mg/dia; ajustar dose a cada 7-14 dias.
- Bisoprolol (Zebeta): Comprimidos 5 mg, 10 mg; hipertensão: dose inicial 2,5-5 mg por dia; dose máxima 20 mg/dia.
- Carvedilol (Coreg): Comprimidos 3,125 mg, 6,25 mg, 12,5 mg, 25 mg; hipertensão, ICC: dose inicial 3,125 mg duas vezes ao dia; dose máxima 25-50 mg duas vezes ao dia; monitorizar PA 1 hora após administração; ajustar dose a cada 14 dias; pode precisar aumentar lentamente a dose em pacientes com ICC.
- Esmolol (Brevibloc): 10 g/mL, 250 mg/mL em injeção; arritmias; dose de ataque 500 mcg/kg/min durante 1 minuto seguida por 50 mcg/kg/min em infusão durante 4 minutos; se nenhuma resposta em 5 minutos, repetir dose de ataque e aumentar a dose de manutenção para 100 mcg/kg/min; ajustar dose a cada 5-10 min, repetir dose de ataque e aumentar a dose de manutenção em incrementos de 50 mcg para 200 mcg/kg/min até que se atinja a freqüência cardíaca desejada ou sejam atingidos os limites da PA; a diluição habitual é de 5 g em 500 mL (10 mg/mL).
- Labetalol (Normodyne, Trandate): Comprimidos 100 mg, 200 mg, 300 mg; injeção de 5 mg/mL; hipertensão: dose VO inicial 100 mg VO duas vezes ao

Quadro 18-7. Dosagens do Propranolol

Indicacão	*Dose Inicial*	*Variação Habitual*	*Dose Máxima*
Arritmia		10-30 três a quatro vezes ao dia	
Hipertensão	40 mg duas vezes ao dia	120-240 mg/dia	640 mg/dia
Angina	80 mg/dia	160 mg/dia	320 mg/dia
IAM		180-240 mg/dia	240 mg/dia
Cardiomiopatia hipertrófica		20-40 mg três a quatro vezes por dia	
Feocromocitoma		60 mg/dia por três dias no pré-operatório	

dia; dose máxima 400 mg/dia; ajustar dose a cada 3 dias; dose IV de 20 mg em bolo durante 2 minutos, 40-80 mg até dose máxima de 300 mg OU infusão contínua começando-se a 2 mg/min e ajustar a velocidade de infusão.

- Metoprolol (Lopressor, Toprol XL): Comprimidos 50 mg, 100 mg; tabletes de liberação prolongada 50 mg, 100 mg, 200 mg; injeções 1 mg/mL; hipertensão, angina, IAM: dose inicial de 50-100 mg por dia em doses divididas ou forma de liberação prolongada; dose máxima 400 mg/dia; dose IV no IAM é de 5 mg a cada 5 minutos por 3 doses, seguida por 50 mg VO a cada 6 horas ou 100 mg VO duas vezes ao dia.
- Nadolol (Corgard): Comprimidos 20 mg, 40 mg, 80 mg, 120 mg, 160 mg; angina, hipertensão: dose inicial 40 mg por dia; dose máxima 240 mg/dia; ajustar a cada 3-7 dias; ajustar dose ou intervalo de dosagem na insuficiência renal.
- Pindolol (Visken): Comprimidos 5 mg, 10 mg; hipertensão: dose inicial 5 mg VO duas vezes ao dia; dose máxima de 60 mg/dia; ajustar dose a cada 3-4 semanas.
- Propranolol (Inderal): Comprimidos 10 mg, 20 mg, 40 mg, 60 mg, 80 mg; cápsulas de liberação prolongada de 60 mg, 80 mg, 120 mg, 160 mg; 1 mg/mL em injeção; angina, IAM, hipertensão, arritmias, cardiomiopatia hipertrófica: ver Quadro 18-7.
- Sotalol (Betapace): Comprimidos 80 mg, 120 mg, 160 mg, 240 mg; arritmias ventriculares: dose inicial 80 mg VO duas vezes ao dia; dose usual até 320 mg/dia, apesar de doses até 640 mg/dia terem sido empregadas; ajustar doses a cada 3 dias; monitorizar o intervalo QT; suspender outros tratamentos antiarrítmicos por um mínimo de 2-3 meias-vidas; aumentar intervalo de dosagem para 24 horas para um *clearance* de creatinina de 30-60 mL/min a cada 36-48 h para *clearance* de creatinina 10-30 mL/min.
- Timolol (Blocadren): Comprimidos 5 mg, 10 mg, 20 mg; hipertensão, IAM: dose inicial 10 mg VO duas vezes ao dia; dose máxima 60 mg/dia; ajustar dose a cada 7 dias.

18.8 BLOQUEADORES DO CANAL DO CÁLCIO

DIIDROPIRIDINAS

Drogas deste tipo: Amlodipina (Norvasc), Felodipina (Plendil), Isradipina (DynaCirc), Nicardipina (Cardene), Nifedipina (Procardia, Adalat), Nisoldipina (Sular).

Farmacologia: Inibem o movimento dos íons de cálcio através da membrana celular por meio dos canais lentos (de cálcio); não alteram a concentração sérica de Ca^{++}; inibem a contração do músculo cardíaco e liso, produzindo dilatação das artérias coronárias e sistêmicas; pouco efeito sobre a condução do nódulo SA ou AV; pouco efeito inotrópico negativo observado *in vivo.*

Farmacocinética: Tipicamente 90%+ de absorção oral, mas biodisponibilidade efetiva variável devida aos extensos efeitos de primeira passagem; início de ação 20 minutos para a nifedipina, nicardipina; 120 min para a isradipina, felodipina; ligação protéica 92-98%.

Meia-vida: Amlodipina 50 horas; felodipina, 11-16 horas; isradipina, 8 horas; nicardipina e nifedipina, 2-5 horas; nisoldipina, 7-12 horas; 10% da dose de amlodipina é excretada inalterada na urina; para os outros apenas ~1% é excretado inalterado.

Usos: Angina crônica estável; angina vasoespástica; hipertensão essencial (nem todos os agentes têm a aprovação da FDA para todas as três indicações).

Efeitos sobre outros órgãos: Nenhum estudo bem controlado em uso na gravidez; no entanto, a nifedipina foi usada na hipertensão associada à gravidez sem nenhum efeito adverso sobre o feto relatado; a nicardipina é excretada no leite materno.

Precauções e contra-indicações: Deve ser usada com cautela na hipotensão (PA sistólica < 90 mmHg), estenose aórtica grave.

Pelo fato de as diidropiridinas serem intensamente metabolizadas pelo fígado, elas precisam ser usadas com cautela e/ou em dosagens diminuídas em pacientes com função hepática prejudicada.

Os bloqueadores do canal de Ca^{++} podem inibir a função plaquetária.

A nifedipina oral/SL não mais é recomendada para uso nas crises hipertensivas.

Efeitos adversos: 10% dos pacientes desenvolvem edema leve/moderado com a nifedipina; o edema com a felodipina é dose e idade-dependente.

A nifedipina de ação curta não é recomendada para uso em pacientes com DAC.

Interações medicamentosas: Felodipina: barbituratos, hidantoínas e carbamazepina podem diminuir a biodisponibilidade, enquanto a eritromicina aumenta o efeito farmacológico; a felodipina pode diminuir os níveis séricos de teofilina ligeiramente; pode aumentar os níveis séricos de digoxina.

Cimetidina aumenta a biodisponibilidade da felodipina, nifedipina, nicardipina.

Nicardipina pode aumentar os níveis de ciclosporina.

O bloqueio neuromuscular e a hipotensão foram relatados com a administração concomitante de nifedipina e $MgSO_4$ parenteral; hipotensão com nifedipina e fentanila.

Nifedipina pode aumentar os efeitos da teofilina e pode diminuir os níveis séricos de quinidina.

O suco de toranja *(grapefruit)* e o ETOH podem aumentar a biodisponibilidade da nifedipina e de outras diidropiridinas.

Dosagem e administração:

- Amlodipina (Norvasc): Comprimidos 2,5 mg, 5 mg, 10 mg; dose inicial 2,5-5,0 mg VO por dia; dose máxima 10 mg por dia; dose ajustada a cada 7-14 dias.
- Felodipina (Plendil): Comprimidos de liberação prolongada 2,5 mg, 5 mg, 10 mg; dose inicial 2,5-5,0 mg VO por dia; dose máxima 10 mg por dia; ajustar dose a cada 14 dias.
- Isradipina (DynaCirc): Cápsulas 2,5 mg, 5 mg; 5 mg, 10 mg em comprimidos de liberação prolongada; dose inicial 2,5 mg VO; dose máxima 20 mg/dia, apesar de a maioria dos pacientes ter mostrado pouco efeito adicional acima de 10 mg/dia; ajustar dose a cada 14-28 dias.
- Nicardipina (Cardene): Cápsulas 20 mg, 30 mg; cápsulas de liberação prolongada 30 mg, 45 mg e 60 mg; injeção 2,5 mg/mL; dose inicial 20 mg VO três vezes ao dia ou 30 mg VO duas vezes ao dia para a forma de liberação sustentada; ajustar dose a cada 3 dias; dose efetiva habitual 60-120 mg/dia.
- Nifedipina (Procardia, Adalat): Cápsulas 10 mg, 20 mg, comprimidos de liberação sustentada 30 mg, 60 mg, 90 mg; dose inicial 30 mg total por dia; dose máxima recomendada 120 mg por dia; dose ajustada durante 7-14 dias.
- Nisoldipina (Sular): Comprimidos de liberação prolongada de 10 mg, 20 mg, 30 mg, 40 mg; dose inicial habitual 20 mg por dia (10 mg por dia em idosos); dose máxima 60 mg por dia; dose ajustada a cada 7 dias.

BEPRIDIL

Drogas deste tipo: Bepridil (Vascor).

Farmacologia: O mesmo dos demais bloqueadores do canal de cálcio; também inibe os canais rápidos de Na^+ e tem propriedades antiarrítmicas classe I.

Farmacocinética: Absorção oral 100%; biodisponibilidade 59% eficaz; início de ação 60 minutos; ligação protéica 99%; meia-vida 24 horas.

Quadro 18-8. Doses Equivalentes Orais e de Infusão IV de Nicardipina

Dose Oral	*Velocidade de Infusão IV*
20 mg VO a cada 8 horas	0,5 mg/hora
30 mg VO a cada 8 horas	1,2 mg/hora
40 mg VO a cada 8 horas	2,2 mg/hora

Química: Derivado da diarilaminopropilamina estruturalmente não-relacionado a outros bloqueadores do canal do Ca^{++}.

Usos: Angina crônica estável; não considerado agente de primeira linha devido ao potencial arrítmico.

Efeitos sobre outros órgãos: Dois casos de agranulocitose relatados; bepridil é excretado no leite materno.

Precauções e contra-indicações: Bepridil contra-indicado em pacientes com história de arritmias, síndrome do QT prolongado congênita, ou em conjunção com outras drogas que prolongam o intervalo QT; tem efeitos pró-arrítmicos observados com outros antiarrítmicos da classe I, incluindo-se a *torsade de pointes* e TV/FV; o intervalo QT e o ritmo precisam, portanto, ser monitorizados.

Os metabólitos ativos do bepridil são primariamente excretados pela urina; a dosagem pode precisar de ser ajustada em pacientes com disfunção hepática e, possivelmente, em pacientes com disfunção renal.

Efeitos adversos: Nenhum.

Interações medicamentosas: Nenhuma interação definitiva com a digoxina documentada.

Dosagem e administração: Bepridil: comprimidos 200 mg, 300 mg, 400 mg; dose habitual para o adulto 200 mg por dia; dose máxima 400 mg por dia; doses não devem ser aumentadas mais freqüentemente do que a cada 10 dias.

DILTIAZEM

Drogas deste tipo: Diltiazem (Cardizem, Dilacor, Tiazac).

Farmacologia: Efeitos sobre o influxo do transporte do Ca^{++} extracelular através dos canais lentos similares aos dos outros bloqueadores do canal de Ca^{++}; além disso, o diltiazem prolonga a condução AV intranodal e o período refratário (intervalo AH prolongado) com pouco efeito sobre a condução His-Purkinje; o efeito é freqüência-dependente.

Diltiazem não prolonga o período refratário da via acessória no WPW.

O efeito inotrópico negativo não é observado clinicamente *in vivo.*

Farmacocinética: Absorção 80-90%; biodisponibilidade efetiva 40-60% devida ao efeito de primeira passagem; mas a biodisponibilidade oral aumenta desproporcionalmente com o aumento da dosagem; a ligação protéica é de 70-80%; início de ação em 30-60 minutos com dose VO de liberação sustentada; meia-vida de 2-11 horas após a administração oral (metabólitos orais podem ter uma meia-vida de 20 horas), 3,4 horas após uma única injeção IV, 4-5 horas com a infusão contínua (7 horas na FA).

Química: Os derivados da benzotiazepina são estruturalmente não-relacionados com outros bloqueadores do canal do Ca^{++}.

A solução IV é fisicamente incompatível com muitas outras drogas, incluindo-se a acetazolamida, aciclovir, aminofilina, ampicilina, cefamandole, diazepam, furosemida, heparina, hidrocortisona, insulina, metilprednisolona, nafcilina, fenitoína, $NaHCO_3$.

Lipofílico: Extensamente distribuído pelo tecido corporal.

Usos: Angina crônica estável; angina vasoespástica; hipertensão; TSV; FA; 86-88% dos pacientes com TSVP convertem para RSN em 2-3 minutos de administração do diltiazem IV; o diltiazem IV produz > 20% de redução na freqüência de resposta ventricular na FA e *flutter* atrial; > 80% dos pacientes mantêm a redução da freqüência com a infusão IV contínua, mas < 10% dos pacientes convertem para RSN.

Efeitos sobre outros órgãos: Diltiazem é excretado no leite materno.

Precauções e contra-indicações: Necessária cautela em pacientes com hipotensão, doença do nódulo sinusal, bloqueio AV do segundo ou do terceiro grau, ICC; efeitos inotrópicos ou cronotrópicos negativos do diltiazem e dos betabloqueadores são aditivos.

O diltiazem IV não deve ser administrado a pacientes com FA e síndrome de WPW em razão de uma resposta ventricular muito rápida, e isto pode resultar em TV/FV.

Efeitos adversos: Edema: 2,5-9% dos pacientes; cefaléia 1,5-7%; visão turva ou desequilíbrio 2-12%.

Interações medicamentosas: Cimetidina ou ranitidina podem aumentar a biodisponibilidade do diltiazem; dados sobre as interações diltiazem-digoxina são conflitantes, diltiazem aumenta os níveis de ciclosporina e carbamazepina.

Dosagem e administração:

- Diltiazem: comprimidos 30 mg, 60 mg, 90 mg, 120 mg; comprimidos /cápsulas de liberação prolongada 120 mg, 180 mg, 240 mg, 300 mg, 360 mg; injeção 5 mg/mL; dose inicial 120 mg por dia; dose máxima até 480 mg/dia para a angina; 540 mg/dia para a hipertensão.
- IV para a conversão da TSVP ou controle da freqüência na FA *flutter* atrial: 0,25 mg/kg IV em bolo durante 2 minutos; pode ser repetido o segundo

bolo 0,35 mg/kg em 15 minutos; infusão contínua 5-15 mg/h IV; infusão > 24 horas não é recomendada.

VERAPAMIL

Drogas deste tipo: Verapamil (Calan, Isoptin, Verelan, Covera HS).

Farmacologia: Ações farmacológicas do influxo de Ca^{++} através dos canais lentos similares às dos outros bloqueadores dos canais do Ca^{++}; também tem propriedades antiarrítmicas do tipo IV; lentifica a condução e prolonga o período refratário do nódulo AV; não prolonga o intervalo QT; efeitos mínimos sobre a condução nas vias acessórias; pode prejudicar a condução intra-atrial no tecido lesado; tem propriedades inotrópicas negativas.

Farmacocinética: A absorção é de 90%; biodisponibilidade efetiva 20-35% devida a efeitos de primeira passagem; início de ação 30 min VO, 2-3 minutos IV; ligação de proteínas 83-92%; meia-vida 2-8 horas após dose única, 4,5-12 horas após múltiplas doses, 14-16 horas em pacientes com cirrose; quase completamente metabolizado pelo fígado; 70% da dose excretada como metabólitos na urina; norverapamil (metabólito) tem ~20% de atividade cardiovascular do verapamil.

Química: Derivado fenilalquilamina estruturalmente não-relacionado com outros bloqueadores do canal do Ca^{++}; solução de pH 4-6,5 e quimicamente compatível com soluções parenterais com pH de 3-6; precipita-se a um pH mais alto; não compatível com albumina IV, anfotericina B, hidralazina.

Usos: Angina *pectoris* clássica; angina vasoespástica; hipertensão; TSVP; FA; *flutter* atrial; TAM; cardiomiopatia hipertrófica.

60%-100% dos pacientes com TSVP convertem para RSN com verapamil IV; mais efetivo na prevenção da TSVP devida à reentrada AV nodal do que a TSVP associada à via acessória oculta.

70% dos pacientes com FA/*flutter* atrial lentificam a sua freqüência cardíaca com o verapamil, mas a conversão para RSN é incomum; o verapamil é mais eficaz em controlar a velocidade da resposta ventricular durante o exercício; não deve ser usado em pacientes com FA e síndrome de WPW.

Verapamil pode melhorar os sintomas em pacientes com cardiomiopatia hipertrófica sem necessariamente alterar o grau de hipertrofia.

Efeitos sobre outros órgãos: Cruza a placenta; presente no leite materno.

Precauções e contra-indicações: Uso com cautela em pacientes com disfunção sistólica; contra-indicado em pacientes com FE < 30%, PA sistólica < 90 mmHg, bloqueio do segundo e do terceiro graus, doença do nódulo sinusal, ou pacientes com anormalidades da condução AV que estejam tomando betabloqueadores ou em pacientes com FA/*flutter* atrial e síndrome de WPW; reduzir a dose em pacientes com disfunção renal ou hepática.

Efeitos adversos: Constipação, 9% dos pacientes; outros sintomas GI, 3%, cefaléia, 4%.

Interações medicamentosas: Efeitos inotrópicos, cronotrópicos e dromotrópicos negativos aditivos aos betabloqueadores; pode aumentar os níveis séricos de digoxina em 50-75%; relatou-se que ele produz hipotensão quando administrado com a quinidina em pacientes com cardiomiopatia hipertrófica; aumenta os níveis plasmáticos da carbamazepina, prazosina e teofilina; pode diminuir os níveis séricos de lítio.

A rifampicina pode reduzir a biodisponibilidade do verapamil VO; a vitamina D pode reduzir a sua eficácia.

A hiperpotassemia é relatada quando o verapamil é administrado com o dantroleno.

O verapamil pode intensificar os efeitos relaxantes musculares dos relaxantes musculares não-despolarizantes.

Uso com cautela em pacientes que estejam recebendo outras drogas altamente ligadas às proteínas (p. ex., varfarina, hidantoínas, sulfonamidas, sulfoniluréias).

Dosagem e administração: Verapamil: comprimidos 40 mg, 80 mg, 120 mg; tabletes/cápsulas de liberação prolongada 120 mg, 180 mg, 240 mg, 360 mg; injeções de 2,5 mg/mL; doses VO individualizadas; máximo de 480 mg/dia; dose IV para arritmias SV 5-10 mg em bolo durante 2-3 minutos; pode ser repetida em 30 minutos.

18.9 AGENTES REDUTORES DO COLESTEROL

Circ 2000;101:207; NEJM 1999;341:410.

INIBIDORES DA HMG-COA REDUTASE

Drogas deste tipo: Atorvastatina (Lipitor), cerivastatina (Baychol), fluvastatina (Lescol), lovastatina (Mevacor), pravastatina (Pravacol), simvastatina (Zocor).

Farmacologia: Inibe o passo limitante na síntese do colesterol; aumenta o HDL e diminui o LDL, VLDL e os níveis totais de colesterol, a apolipoproteína B e os níveis séricos de triglicerídeos.

Os inibidores da HMG-CoA redutase são menos eficazes em pacientes com hipercolesterolemia familial homozigota.

Farmacocinética: Todos os agentes têm extenso metabolismo de primeira passagem; 60-98% da excreção se dá nas fezes; a meia-vida varia de < 1 hora (fluvastatina) para 14 horas (atorvastatina); a pravastatina é ~50% ligada a proteínas, outras são > 95% ligadas a proteínas; os níveis da atorvastatina, fluvastatina, pravastatina, simvastatina aumentam com a função hepática prejudicada; os níveis de cerivastatina, lovastatina e simvastatina aumentam na insuficiência renal.

Usos: Tratamento da hiperlipidemia.

Efeitos sobre outros órgãos: A maioria dos agentes é excretada no leite materno; mães lactantes devem suspender a droga.

Precauções e contra-indicações: A doença hepática aguda ou a elevação inexplicada das transaminases são contra-indicações ao uso; testes de função hepática recomendados antes do início da terapia, com 6 e 12 semanas, e semi-anualmente subseqüentemente.

Os inibidores da HMG-CoA redutase são contra-indicados na gravidez.

Efeitos adversos: Cefaléia, náusea, diarréia, dor abdominal, constipação, artralgias; mialgias.

Rabdomiólise com insuficiência renal; risco aumentado em pacientes recebendo ciclosporina, eritromicina, genfibrozila, antifúngicos, niacina.

Lovastatina e simvastatina relatadas como causadoras de insônia.

Interações medicamentosas: Pode aumentar o TP em pacientes com varfarina.

Dosagem e administração:

- Atorvastatina (Lipitor): Comprimidos 10 mg, 20 mg, 40 mg; dose inicial 10 mg por dia, dose máxima 80 mg/dia.
- Cerivastatina (Baychol): Comprimidos 0,2 mg, 0,3 mg, 0,4 mg, 0,8 mg; dose recomendada 0,4 mg/h.
- Fluvastatina (Lescol): Cápsulas 20 mg, 40 mg; dose inicial 20 mg/h; dose máxima 80 mg/dia.
- Lovastatina (Mevacor): Comprimidos 10 mg, 20 mg, 40 mg; dose inicial 20 mg qhs; dose máxima 80 mg/dia; ajustar dose a cada 4 semanas.
- Pravastatina (Pravachol): Comprimidos 10 mg, 20 mg, 40 mg; dose inicial 10-20 mg/h.
- Simvastatina (Zocor): Comprimidos 5 mg, 10 mg, 20 mg, 40 mg, 80 mg; dose inicial 5-10 mg/h.

SEQÜESTRANTES DO ÁCIDO BILIAR

Drogas deste tipo: Colestiramina (Questran), colestipol (Colestid).

Farmacologia: Liga os ácidos biliares no intestino, removendo-os da circulação enteroepática e aumentando a oxidação do colesterol a ácidos biliares.

Farmacocinética: A resina não é absorvida do trato GI.

Usos: Redução do nível de colesterol LDL.

Efeitos sobre outros órgãos: Acidose hiperclorêmica foi relatada.

Precauções e contra-indicações: Obstrução biliar completa.

As resinas podem interferir na adsorção de gordura; a suplementação das vitaminas lipossolúveis e do ácido fólico pode ser necessária.

Efeitos adversos: Constipação; câimbras abdominais, gases.

Interações medicamentosas: Pode diminuir o efeito da varfarina administrada, do hormônio tireoidiano, das vitaminas lipossolúveis.

Dosagem e administração: Colestiramina: 4 g em líquido duas vezes ao dia; dose máxima 24 g/dia; aumentar dose a intervalos de > 4 semanas; colestipol: dose inicial de 5 g por dia duas vezes ao dia em líquido; dose máxima 30 g; dose aumentada a intervalos de > 4 semanas.

DERIVADOS DO ÁCIDO FÍBRICO

Drogas deste tipo: Fenofibrato (Tricor), genfibrozila (Lopid).

Farmacologia: Diminuem os triglicerídeos e os níveis de colesterol VLDL.

Farmacocinética: Fenofibrato: absorção aumentada com alimento; 99% ligado a proteínas; meia-vida de eliminação 20 horas; 60% dos metabólitos ativos excretados na urina, 25% nas fezes.

Genfibrozila: Meia-vida plasmática 1,5 h, mas meia-vida biológica mais longa por causa da circulação enteroepática e reabsorção; excreção 70% na urina.

Usos: Tratamento da hipertrigliceridemia (hiperlipidemia tipo IV, tipo V).

Efeitos sobre outros órgãos: Relatou-se diminuição do Hb/Ht e da leucometria.

Precauções e contra-indicações: Enzimas hepáticas anormais, disfunção hepática ou renal graves, cirrose biliar primária, doença da vesícula biliar (pode aumentar a excreção do colesterol na bile); também podem ser associados a rabdomiólise, mioglobinúria, miosite, elevações nas enzimas hepáticas; genfibrozila tem efeito hiperglicemiante.

Efeitos adversos: Fenofibrato: *rash*, dispepsia; genfibrozila: dispepsia (20%), dor abdominal (10%), diarréia (7%), fadiga (4%).

Interações medicamentosas: Aumento do risco de rabdomiólise quando administrados com os inibidores da HMG-CoA redutase; podem intensificar os efeitos dos anticoagulantes orais.

Dosagem e administração: Fenofibrato (Tricor): 67 mg em cápsulas; dose inicial 67 mg VO por dia com as refeições; ajustar em intervalos de 4-8 semanas; dose máxima 201 mg/dia.

Genfibrozila (Lopid): Comprimidos de 600 mg, 600 mg VO duas vezes ao dia 30 minutos antes das refeições.

18.10 DIURÉTICOS

NEJM 1998;339:387

DIURÉTICOS DE ALÇA

Drogas deste tipo: Bumetanida (Bumex), furosemida (Lasix), torsemida (Demadex).

Farmacologia: A furosemida inibe a reabsorção de Na^+ e de Cl^- dos túbulos proximais e distais e da alça de Henle; a bumetanida é mais clorurética do que natriurética, não age nos túbulos distais; a torsemida trabalha no ramo ascendente da alça de Henle.

Farmacocinética: Biodisponibilidade após dose oral: bumetanida 72%-96%, furosemida 60-64%, torsemida ~80%; duração de ação: bumetanida 4-6 horas; furosemida e torsemida 6-8 horas; potência relativa: bumetanida > torsemida > furosemida.

Usos: Edema; ICC; hipertensão.

Efeitos sobre outros órgãos: Em pacientes com cirrose, desvios súbitos dos eletrólitos podem precipitar coma hepático; os diuréticos de alça podem exacerbar o lúpus eritematoso sistêmico.

Precauções e contra-indicações: Contra-indicados na anúria, sensibilidade à sulfoniluréia, coma hepático, depleção grave de eletrólitos; monitorizar a função renal e os eletrólitos cuidadosamente.

Efeitos adversos: Hiperuricemia, hiperglicemia, elevação dos níveis séricos de LDL, fotossensibilidade, diarréia.

Interações medicamentosas: Pode intensificar os efeitos dos anticoagulantes; pode aumentar os níveis séricos de lítio; efeitos sinérgicos com os diuréticos tiazídicos.

Dosagem e administração:

- Bumetanida (Bumex): Comprimidos de 0,5 mg, 1 mg, 2 mg, injeção 0,25 mg/mL; dose habitual 0,5-2 mg VO por dia.
- Furosemida (Lasix): 20 mg, 40 mg, 80 mg em comprimidos ; 10 mg/mL em injeções; dose habitual 20-80 mg por dia VO; não misturar a furosemida IV com soluções com pH < 5,5.
- Torsemida (Demadex): Comprimidos 5 mg, 10 mg, 20 mg, 100 mg, injeção de 10 mg/mL; dose habitual 10-20 mg VO por dia (5 mg por dia para a hipertensão e a cirrose), dose máxima 200 mg por dia.

DIURÉTICOS TIAZÍDICOS

Drogas deste tipo: Clortalidona (Hygroton), clorotiazida (Diuril), hidroclorotiazida (Esidrix, Oretic, HydroDiuril), indapamida (Lozol), meticlotiazida (Enduron), metolazona (Zaroxolyn).

Farmacologia: Reduzem a reabsorção do Na^+ e do H_2O na alça de Henle; aumentam a excreção de K^+ e de HCO_3^-

Farmacocinética: Ver Quadro 18-9.

Usos: Edema, hipertensão, diabetes insípido nefrogênico.

Efeitos sobre outros órgãos: As tiazidas são excretadas no leite materno.

Precauções e contra-indicações: Contra-indicados na anúria, descompensação renal.

Efeitos adversos: Hiponatremia, hipocalemia, alcalose hipoclorêmica, hiperuricemia, hipercalcemia, hiperglicemia, aumento dos níveis de colesterol total, LDL, triglicerídeos.

Interações medicamentosas: As tiazidas diminuem o *clearance* renal do lítio, intensificam os efeitos da vitamina D, potencializam os efeitos dos diuréticos de alça; colestiramina e colestipol reduzem a absorção GI dos diuréticos tiazídicos.

Dosagem e administração:

- Clortalidona (Hygroton): Comprimidos 25 mg, 50 mg, 100 mg; 50-100 mg VO por dia.
- Clorotiazida (Diuril): Comprimidos 250 mg, 500 mg; 0,5-1 g VO por dia, duas vezes ao dia.
- Hidroclorotiazida (Esidirix, Oretic, HydroDiuril): Comprimidos 25 mg, 50 mg, 100 mg; 25-100 mg VO por dia; doses menores (12,5 mg por dia) eficazes em combinação com os inibidores da ECA e bloqueadores da angiotensina II.
- Indapamida (Lozol): Comprimidos 1,25 mg, 2,5 mg; dose inicial de 1,25 mg VO por dia para a hipertensão, 2,5 mg VO para o edema; aumentar dose a cada

Quadro 18-9. Farmacocinética dos Diuréticos Tiazídicos Orais

Diurético	*Absorção (%)*	*Duração da Ação*	*Meia-Vida*	*Dose Equivalente*
Clortalidona (Hygroton)	~64%; biodisponibilidade é dose-dependente	24-72 horas	40 horas	50 mg
Clorotiazida (Diuril)	10-21%; biodisponibilidade é dose-dependente	6-12 horas	0,75-2 horas	500 mg
Hidroclorotiazida (Esidrix, Oretic, HydroDiuril)	65%-75%	6-12 horas	5,5-15 horas	50 mg
Indapamida (Oretic)	93%	~36 horas	~14 horas	2,5 mg
Meticlotiazida (Enduron)	Nenhum dado disponível	24 horas	Nenhum dado disponível	5 mg
Metolazona (Zaroxolyn)	65%	12-24 horas	Nenhum dado disponível	5 mg

1 semana para o edema, a cada 4 semanas para a hipertensão; dose máxima 5 mg por dia.

- Meticlotiazida (Enduron): Comprimidos 2,5 mg, 5 mg, 2,5-10 mg VO por dia.
- Metolazona (Zaroxolyn): Comprimidos 2,5 mg, 5 mg, 10 mg; 2,5 mg-20 mg por dia.

DIURÉTICOS POUPADORES DE K^+

Drogas deste tipo: Amilorida (Midamor), espironolactona (Aldactone), triantereno (Dyrenium).

Farmacologia: Interferem na reabsorção de Na^+ no túbulo distal e diminuem a secreção de K^+; a espironolactona inibe competitivamente o efeito da aldosterona sobre o túbulo distal; a amilorida e o triantereno agem diretamente sobre o túbulo renal distal.

Farmacocinética: Biodisponibilidade: amilorida 15-25%, espironolactona > 90%, triantereno 30-70%; ligação com proteína: amilorida 23%, espironolactona > 98%, triantereno 50-67%; meia-vida: amilorida 6-9 horas, espironolactona 20 horas, triantereno 3 horas.

Usos: ICC, edema, hipertensão, hipopotassemia; a espironolactona também está indicada no hiperaldosteronismo primário.

Efeitos sobre outros órgãos: Espironolactona pode causar ginecomastia.

Precauções e contra-indicações: Podem causar hiperpotassemia; usar com cautela em pacientes com acidose metabólica/respiratória, insuficiência renal ou hepática; triantereno é um antagonista do ácido fólico e pode elevar os níveis de glicose em pacientes com DMNID.

Efeitos adversos: Cefaléia, vômitos, transtorno GI.

Interações medicamentosas: Uso com cautela em pacientes que recebem suplementos de K^+ ou inibidores da ECA; DAINs podem reduzir o efeito da amilorida; AAS pode reduzir o efeito diurético da espironolactona; a cimetidina pode aumentar os níveis do triantereno; a administração concomitante de triantereno e indometacina pode produzir insuficiência renal aguda.

Dosagem e administração:

- Amilorida (Midamor): Comprimidos 5 mg; dose inicial de 5 mg VO por dia; dose máxima 20 mg por dia.
- Espironolactona (Aldactone): Comprimidos 25 mg, 50 mg, 100 mg; dose usual 25-100 mg VO por dia.
- Triantereno (Dyrenium): Cápsulas 50 mg, 100 mg; dose usual 100 mg VO duas vezes por dia pc; dose máxima 300 mg/dia.

18.11 DROGAS PARA EMERGÊNCIAS HIPERTENSIVAS

Drogas deste tipo: Diazóxido (Hyperstat), nitroprussiato (Nipride).

Farmacologia: Diazóxido relaxa a musculatura lisa nas arteríolas de resistência; o nitroprussiato relaxa tanto o músculo liso arteriolar quanto o venoso.

Farmacocinética: Diazóxido: > 90% ligado à proteína; meia-vida plasmática 20-36 horas; início do efeito em 1 minuto; efeito máximo 2-5 minutos.

Nitroprussiato tem meia vida circulatória de 2 minutos; início de ação 1-2 minutos.

Usos: Hipertensão grave, crises hipertensivas; nitroprussiato também usado para redução da pré e da pós-carga na ICC aguda.

Efeitos sobre outros órgãos: Diazóxido pode interromper as contrações uterinas durante o trabalho de parto.

Precauções e contra-indicações: O diazóxido é ineficaz em pacientes com feocromocitoma.

Nitroprussiato pode produzir níveis perigosos de íon cianeto e cianometemoglobina; o acúmulo de cianeto apresenta-se em velocidades de infusão > 2 mcg/kg/min; íon cianeto livre eliminado como tiocianato (meia-vida de 3 dias); o cianeto é metabolizado pelo fígado e o risco de toxicidade pelo cianeto é maior em pacientes com doença hepática.

Efeitos adversos: Diazóxido freqüentemente causa hiperglicemia transitória, retenção de Na^+, pode causar hipotensão (7%), náusea/vômitos (4%), tonteiras (2%).

Interações medicamentosas: O diazóxido pode deslocar outras drogas ligadas às proteínas, diminuir o nível sérico de fenitoína.

Dosagem e administração:

- Diazóxido: 15 mg/mL injeção; injeção em bolo de 1-3 mg/kg IV (máximo 150 mg); repetir a cada 5-15 minutos até PA reduzida e então a cada 4-24 horas.
- Nitroprussiato (Nipride): Soluções de 50 mg/2 mL, 50 mg/5 mL; precisa ser diluído para uso; dose 0,3-10 mcg/kg/min de infusão; proteger da luz.

18.12 AGENTES INOTRÓPICOS

Circ 1999;99:1265; NEJM 1998;339:1848; 1997;336:525.

DIGOXINA

Drogas deste tipo: Digoxina.

Farmacologia: Inibe a ATPase ativada pelo Na^+-K^+, aumenta o influxo de Ca^{++}, intensifica o acoplamento excitação-contração; como resultado, a digoxina aumenta a velocidade e a força da contração sistólica; DC aumentado em pacientes com ICC, produzindo uma subseqüente redução reflexa no tônus simpático e na resistência vascular periférica (RVP); em indivíduos normais, o DC permanece inalterado e a RVP aumenta em virtude de efeito direto sobre o músculo liso e do aumento mediado pelo SNC no tônus simpático; a sensibilização do barorreceptor também aumenta a atividade nervosa do seio carotídeo.

A velocidade de condução do nódulo AV diminui, e o período refratário efetivo é aumentado primariamente através de um aumento no tônus vagal; o efeito direto sobre o nódulo AV é aparente em doses maiores; doses altas (tóxicas) deprimem a automaticidade do nódulo SA e aumentam a despolarização diastólica espontânea de outro tecido cardíaco.

Farmacocinética: Absorvida pelo intestino delgado, não é afetada pelo pH gástrico, gastrectomia subtotal, *bypass* jejunoileal; absorção é 60-85% do tablete VO, 90-100% da cápsula VO, 80% da injeção IM; cruza a barreira hematoencefálica e a placenta.

Início de ação em 30-120 minutos após administração oral, 5-30 minutos após administração IV; pico de ação 6-8 horas após dose VO, 1-5 horas após dose IV; variação terapêutica (6-8 horas após administração) 0,5-2 ng/mL; 20-30% ligado às proteínas plasmáticas.

Meia-vida de eliminação 33-44 horas com função renal normal, > 4,5 dias em pacientes anéfricos; concentrações plasmáticas em *steady-state* (sem dose de ataque) atingida em 7 dias.

50-75% da digoxina excretada na urina inalterada pelos rins; tempos de eliminação prolongados pela insuficiência renal, hipotireoidismo; ~30% da digoxina corporal total eliminada diariamente com a função renal normal; ~14% por dia nos pacientes anúricos; a digoxina não é removida pela hemodiálise ou transfusão de trocas.

Química: Insolúvel em água; injeção IV pH 6,6-7,4; compatível com a maioria dos líquidos IV.

Usos: Na ICC, a digoxina geralmente produz efeitos hemodinâmicos mensuráveis, pode melhorar sintomas (capacidade de exercício, taxas de hospitalização), mas não tem nenhum efeito aparente sobre a mortalidade global; efeitos aditivos com os dos inibidores da ECA, diuréticos; menos eficaz no tratamento da falência de "alto débito" (febre, hipertireoidismo, fístula AV, deficiência de tiamina, doença de Paget), *cor pulmonale,* miocardite.

Na FA, a digoxina pode controlar a freqüência da resposta ventricular, mas não se demonstrou que ela produza conversão ao RSN; devido ao efeito sobre o nódulo AV mediado pelo tônus vagal, a freqüência cardíaca pode aumentar acentuadamente com o exercício.

No *flutter* atrial, a digoxina lentifica a resposta ventricular pelo aumento no bloqueio AV; pode ocorrer conversão para RSN ou FA.

Efeitos sobre outros órgãos: A digoxina cruza a placenta; as concentrações séricas fetais tipicamente são 50-80% da concentração sérica materna; a segurança na gravidez não foi estabelecida; a concentração no leite materno é 60-90% do nível plasmático.

Precauções e contra-indicações:

- Pacientes com IAM, cardite grave, DPOC avançado ou ICC grave podem ter uma maior sensibilidade à digoxina.
- O uso da digoxina deve ser evitado em pacientes com síndrome de WPW, pois ela pode intensificar a condução pela via acessória e produzir uma taxa de resposta ventricular muito rápida e/ou FV na FA.
- As arritmias SV associadas aos estados hipermetabólicos geralmente são resistentes ao tratamento com digoxina.
- A digoxina pode piorar a obstrução do trato de saída na cardiomiopatia hipertrófica em virtude do seu efeito inotrópico positivo.
- Os pacientes com pericardite constritiva, cardiomiopatia restritiva e *cor pulmonale* agudo são particularmente suscetíveis à toxicidade pela digoxina.
- O papel da digoxina no choque cardiogênico (se houver) não foi estabelecido.
- Os pacientes com disfunção do nódulo sinusal podem desenvolver uma piora da disfunção do nódulo SA ou do nódulo AV com a digoxina.

Efeitos adversos: A dose letal é de 20-50 vezes a dose habitual diária de manutenção; a variação da dose tóxica é notoriamente variável e é difícil de se prever, especialmente no idoso.

Sintomas/sinais comuns de toxicidade incluem anorexia, náusea, bradicardia, distúrbios da condução AV, dissociação AV, taquicardia juncional não-paroxística, TAP com bloqueio AV variável, ESVs multifocais; a toxicidade pela digoxina pode simular praticamente qualquer arritmia.

Toxicidade mais provável no contexto da hipopotassemia, hipomagnesemia; hipercalcemia; a administração rápida de Ca^{++} pode precipitar arritmias em pacientes digitalizados.

Os efeitos semelhantes ao estrogênio são relatados com a administração crônica, especialmente observados nos idosos.

O tratamento da toxicidade inclui a correção dos desequilíbrios eletrolíticos, atropina para a bradicardia; fenitoína (50-100 mg a cada 5 minutos; 600 mg máximo); FAB imune digoxina.

Interações medicamentosas: Relatou-se que **aumentam** o nível sérico da digoxina:

Alprazolam, amiodarona, benzodiazepinas, captopril, ciclosporina, diltiazem, eritromicina, esmolol, felodipina, flecainida, ibuprofeno, indometacina, nifedipina, omeprazol, propafenona, quinidina, tolbutamida, verapamil.

Relatou-se que **diminuem** os níveis séricos da digoxina: aminoglicosídeos orais, AAS, antiácidos, anti-histamínicos, barbituratos, bleomicina, colestiramina, colestipol, ciclofosfamida, doxorrubicina, hidantoína, caulim/pectina, metotrexato, metoclopramida, neomicina, rifampicina, sucralfato, sulfassalazina, vincristina.

A succinilcolina pode aumentar a toxicidade da digoxina.

Dosagem e administração: Digoxina: tabletes de 0,125, 0,25, 0,5 mg; cápsulas cheias de líquidos de 0,05, 0,1, 0,5 mg; elixir de 0,05 mg/mL; injeção de 0,1 mg/mL, 0,25 mg/mL; dose digitalizante em adultos com função renal normal é 10-15 mcg/kg VO, 8-12 mcg/kg IV; dose de manutenção é 25-35% da dose de ataque; dose reduzida na insuficiência renal.

AGENTES INOTRÓPICOS IV

Drogas deste tipo: Amrinona (Inocor), milrinona (Primacor).

Farmacologia: Efeito inotrópico positivo não-β-adrenérgico mediado e efeito vasodilatador; aumenta os níveis celulares de c-AMP; reduz a pré e a pós-carga por meio do efeito relaxante direto sobre o músculo liso vascular.

Farmacocinética: Amrinona: 10-49% ligada a proteínas; meia-vida média de eliminação ~3,6 h, 5,8 horas em pacientes com ICC; droga nativa e metabólitos excretados na urina.

Milrinona: ~70% ligada a proteínas; meia-vida de eliminação 2,4 horas; 83% da droga excretada não metabolizada na urina.

Usos: Tratamento a curto prazo da ICC.

Quadro 18-10. Redução na Infusão de Milrinona

Clearance de Creatinina	*Velocidade IV (mcg/kg/min)*
50	0,43
40	0,38
30	0,33
20	0,28
10	0,23
5	0,20

Efeitos sobre outros órgãos: Amrinona pode produzir uma trombocitopenia dose-relacionada; contagem plaquetária < 100.000/cu mm relatados em 2,4% dos pacientes.

Precauções e contra-indicações: Doença valvular pulmonar ou aórtica grave; cardiomiopatia hipertrófica obstrutiva.

Efeitos adversos: Amrinona: arritmia (3%), náusea (1,7%), hipotensão (1,3%), vômitos (0,9%).

Milrinona: arritmias ventriculares (12%), hipotensão (2,9%), cefaléia (2,9%).

Dosagem e administração:

- Amrinona: Injeção de 5 mg/mL; dose inicial 0,75 mcg/kg IV em bolo durante 2-3 minutos, seguida por 5-10 mcg/kg/min infusão IV; dose máxima 10 mg/dia; diluir em SN (SF 0,9%) e NÃO em soro glicosado; incompatível com furosemida.
- Milrinona: Injeções de 1 mg/mL; dose de ataque 50 mcg/kg em bolo IV durante 10 minutos, seguida por 0,375-0,75 mcg/kg/min em infusão IV; dose máxima 1,13 mg/kg/dia; diluir em NaCl 0,45%, NaCl 0,9%, D_5SG5%; incompatível com a furosemida.
- Reduzir a velocidade de infusão da milrinona na insuficiência renal como no Quadro 18-10.

18.13 NITRATOS

NEJM 1998;338:520.

Drogas deste tipo: Nitroglicerina; dinitrato de isossorbida (Isordil, Sorbitrate); mononitrato de isossorbida (Ismo, Imdur, Monoket).

Farmacologia: Estimula a produção intracelular do GMP para produzir o relaxamento do músculo liso; maior efeito sobre os leitos venosos do que sobre os arteriolares; portanto, a redução na pré-carga é maior do que na pós-carga.

Farmacocinética: NTG tem uma meia-vida de 1-4 minutos e é 60% ligado a proteínas; forma SL/*spray* tem duração de ação de mais de 30 minutos; forma oral de liberação sustentada, 3-8 horas; ungüentos tópicos, 2-12 horas; *patch* transdérmico mais de 24 horas, apesar de que pode se desenvolver tolerância após 12 horas.

ISDN tem duração de ação de 4-6 horas na forma oral, 6-8 horas na forma de liberação sustentada; nenhum dado disponível para o ISMN.

Usos: Tratamento da angina e da ICC.

Efeitos sobre outros órgãos: Pode aumentar a pressão intra-ocular; uso com cautela nos pacientes com glaucoma.

Precauções e contra-indicações: Pode produzir hipotensão postural; desenvolve-se tolerância ao nitrato com a administração contínua

NTG IV absorvida por muitos plásticos; usar recipientes de vidro ou de plástico selecionado.

Efeitos adversos: Cefaléia; taquicardia.

Interações medicamentosas: ETOH e AAS podem aumentar as concentrações séricas de nitratos.

Dosagem e administração:

- Nitroglicerina 0,3 mg, 0,4 mg, 0,6 mg em comprimidos: 1 SL se necessário; 0,5 mg/mL, injeção 5 mg/mL; dose inicial mcg/min infusão IV; ajustar dose a cada 3-5 minutos por 5-10 mcg/min de incrementos; monitorizar PA, FC, sintomas.
- Dinitrato de isossorbida: 5 mg, 10 mg, 20 mg, 40 mg em comprimidos; comprimidos de 40 mg de liberação sustentada: 5-40 mg VO a cada 6 horas com período livre de nitrato por dia ou forma de liberação sustentada duas vezes ao dia com intervalos de 7 horas; SL e formas mastigáveis também disponíveis.
- Mononitrato de isossorbida: Ismo comprimidos de 20 mg, 2 VO por dia, com intervalos de 7 horas; Imdur comprimidos de 30, 60, 120 mg, 1 VO por dia.

18.14 OUTROS AGENTES ANTI-HIPERTENSIVOS

Drogas deste tipo: Ação central: clonidina (Catapres), guanabenzo (Wytensin), guanfacina (Tenex), metildopa (Aldomet).

Ação periférica: guanetidina (Ismelin), reserpina.

Farmacologia: Estimulam os receptores α-adrenérgicos centralmente para reduzir a estimulação simpática e a resistência vascular periférica; a reserpina depleta as reservas de catecolaminas, enquanto a guanetidina inibe a liberação da norepinefrina na junção simpática.

Farmacocinética:

- Clonidina: Meia-vida de eliminação 6-24 horas; 50% de eliminação na urina e 50% metabolizados no fígado.
- Guanabenzo: Disponibilidade oral de 75%; meia-vida de 6 horas; metabolismo não determinado.
- Guanetidina: 3-50% de disponibilidade oral; meia-vida 4-8 dias.
- Guanfacina: Biodisponibilidade oral de 80%; 70% ligada à proteína; meia-vida de eliminação 10-30 horas; excretada na urina.
- Metildopa: Biodisponibilidade de 50%; meia-vida de eliminação 1,8 horas; 70% da dose VO excretada na urina.
- Reserpina: Biodisponibilidade oral de 50%; 97% ligada a proteínas; meia-vida média de 33 horas; metabolismo não-estudado.

Usos: Hipertensão.

Efeitos sobre outros órgãos: Metildopa, clonidina cruzam a placenta; a reserpina cruza a placenta e é secretada no leite materno; guanetidina é excretada no leite materno.

Precauções e contra-indicações: Pode ocorrer hipertensão de rebote com a suspensão dos agentes de ação central.

A guanetidina é contra-indicada no feocromocitoma; retirar 2 semanas antes da anestesia geral; evitar uso em pacientes com insuficiência renal, asma, IM recente, ICC; pode causar hipotensão ortostática grave.

Metildopa contra-indicada em doença hepática ativa e em pacientes que estejam recebendo inibidores da MAO (metabólitos estimulam a liberação das catecolaminas); 10-20% dos pacientes desenvolvem teste de Coombs direto positivo; febre, eosinofilia, estudos de função hepática anormais.

A reserpina pode causar depressão, às vezes grave, e úlcera péptica.

Efeitos adversos: Clonidina: boca seca (40%), sonolência (33%), tonteira (16%), constipação (10%); guanabenzo: sedação (20-39%), boca seca (28-38%), tonteira (12-17%), fraqueza (10%); guanetidina: retenção de líquidos, fadiga, náusea, inibição da ejaculação; guanfacina: sedação (5-13%), boca seca (10-42%).

Interações medicamentosas: Prazosin, betabloqueadores e antidepressivos tricíclicos bloqueiam o efeito da clonidina.

O haloperidol, as fenotiazinas, os antidepressivos tricíclicos inibem o efeito da guanetidina; a guanetidina potencializa os efeitos dos simpaticomiméticos.

Metildopa potencializa os efeitos do haloperidol, pode elevar a PA quando co-administrada com as fenotiazinas, pode precipitar a toxicidade pelo lítio; efeitos reduzidos pelos antidepressivos tricíclicos.

Reserpina não deve ser usada com os inibidores da MAO, pode aumentar o risco de arritmia com a digoxina, quinidina.

Dosagem e administração:

- Clonidina (Catapres): 0,1 mg, 0,2 mg, 0,3 mg tabletes e *patches*; dose inicial 01-0,2 mg VO duas vezes ao dia; dose habitual 0,2-0,6 mg/dia; a dosagem para o *patch* é por semana, e não por dia.
- Guanabenzo (Wytensin): Tabletes 4 mg, 8 mg; dose inicial 4 mg VO duas vezes ao dia; incrementos de 4-8 mg/dia a cada 2 semanas; dose máxima de 32 mg duas vezes ao dia.
- Guanetidina (Ismelin): Tabletes 10 mg, 25 mg; dose inicial 10 mg VO por dia; aumentar dose por semana; dose média 25-50 mg por dia; checar PA deitado, em pé e após o exercício.
- Guanfacina (Tenex): Tabletes 1 mg, 2 mg; dose inicial 1 mg VO/h; aumentar para 2 mg em 3-4 semanas se necessário.
- Metildopa (Aldomet): Tabletes 125 mg, 250 mg, 500 mg; 50 mg/mL em injeção; dose inicial de 250 mg VO duas a três vezes ao dia; manutenção 500-2.000 mg/dia; 250-500 mg IV a cada 6 horas administrados durante 30-60 minutos.
- Reserpina: 0,1 mg, 0,25 mg em tabletes; dose inicial 0,5 mg VO por dia por 1-2 semanas; 0,1-0,25 mg VO por dia de manutenção.

18.15 AGENTES TROMBOLÍTICOS

Drogas deste tipo: Alteplase (Activase), reteplase (Retavase), estreptoquinase, tenecteplase (TNKase).

Farmacologia: Alteplase e reteplase são ativadores do plasminogênio do tipo tissular produzidos pelo DNA recombinante; a estreptoquinase é produzida pelos estreptococos β-hemolíticos do grupo C; todos catalisam a conversão do plasminogênio em plasmina, que, por sua vez, degrada a matriz de fibrina do trombo.

Farmacocinética: 80% da dose de alteplase no plasma é eliminada em 10 minutos; a reteplase tem uma meia-vida efetiva de 13-16 minutos; o metabolismo da estreptoquinase é muito complexo.

Usos: Tratamento do infarto agudo do miocárdio transmural; alteplase também indicada no tratamento do AVC isquêmico agudo e do EP maciço.

Quadro 18-11. Administração da Tenecteplase

Peso do Paciente em Libras (kg)	*Dose*
< 132 (< 60)	6.000 unidades (30 mg ou 6 mL)
133-153 (61-69)	7.000 unidades (35 mg ou 7 mL)
154-175 (70-79)	8.000 unidades (40 mg ou 8 mL)
176-197 (80-89)	9.000 unidades (45 mg ou 9 mL)
> 197 (> 89)	10.000 unidades (50 mg ou 10 mL)

Precauções e contra-indicações: Sangramento ativo interno, AVC nos últimos 2 meses, hemorragia intracraniana, trauma ou neoplasia, diátese hemorrágica conhecida, malformação AV, hipertensão grave não-controlada; uso com cautela em pacientes com grande cirurgia, trauma, hemorragia GI ou GU nos últimos 10 dias, doença cerebrovascular, hipertensão, suspeita de pericardite ou de endocardite, disfunção hepática, gravidez, hipertensão, retinopatia diabética, pacientes em uso de varfarina ou com > 75 anos.

Efeitos adversos: Sangramento: GI (2-9%), GU (1-10%), equimoses (1%), SNC (0,7%).

Interações medicamentosas: Risco de sangramento aumentado em pacientes em uso de varfarina, heparina, AAS, dipiridamol, abciximab.

Dosagem e administração (ver também Seção 5.4).

- Alteplase: Para IAM, 15 mg em bolo IV, 50 mg IV (0,75 mg/kg para pacientes < 67 kg) durante 30 minutos, 35 mg IV (0,5 mg/kg para pacientes < 67 kg) durante 60 minutos; para AVC, dose total é de 0,9 mg/kg (90 kg máx.) com 10% da dose total administrada como um bolo IV durante 1 minuto; para o EP, 100 mg IV durante 2 horas.
- Reteplase: Duplo bolo: 10 unidades IV cada durante 2 minutos, com segundo bolo administrado 30 minutos após início do primeiro bolo.
- Estreptoquinase: Para IAM, 1,5 milhões de unidades IV durante 60 minutos; para o TVP ou trombose arterial, 250.000 unidades IV durante 30 minutos e 100.000 unidades/hora por 72 horas.
- Tenecteplase: Administrar como uma única dose IV durante 5-10 segundos com base no peso do paciente; dose máxima de 10.000 unidades (50 mg); ver Quadro 18-11.

Quadro 18-12. Efeitos dos Vasopressores

Agente	*Contratilidade Miocárdica*	*FC*	*Vasoconstrição*	*Vasodilatação*	*Perfusão Renal*	*DC*	*Resistência Vascular*	*PA*
Dobutamina	+++	0/+[a]	0/+[a]	+	0	↑	↓	↑
Dopamina	+++	+/++[a]	+/+++[a]	0/+	↑ em baixas doses	↑	↑ em altas doses	0/↑
Epinefrina	+++	+++	+++[a]	++[a]	↓	↑	↓	Sistólica ↑; Diastólica ↓
Isoproterenol	+++	+++	0	+++	↓; ↑ no choque	↑	↓	Sistólica ↑; Diastólica ↓
Norepinefrina	++	++[b]	+++	0	↓	0/↓	↑	↑

[a]Os efeitos são dose-dependentes.
[b]Os mecanismos reflexos podem lentificar a freqüência cardíaca.

18.16 VASOPRESSORES

Drogas deste tipo: Dobutamina (Dobutrex), dopamina, epinefrina, isoproterenol (Isuprel), norepinefrina (Levophed).

Farmacologia: Ver Quadro 18-12; a estimulação α-adrenérgica produz vasoconstrição; a estimulação β_1 aumenta a FC e a contratilidade miocárdica; a estimulação β_2 produz vasodilatação periférica.

A dopamina também dilata os leitos vasculares renais, mesentéricos, cerebrais e coronarianos (receptores dopaminérgicos).

Usos: Choque; parada cardíaca (epinefrina, norepinefrina, isoproterenol); descompensação cardíaca.

Precauções e contra-indicações: A dobutamina pode produzir hipotensão e é contra-indicada na cardiomiopatia hipertrófica com obstrução.

A dopamina é contra-indicada nas taquiarritmias e feocromocitoma.

A epinefrina é contra-indicada em pacientes com glaucoma de ângulo fechado.

O isoproterenol é contra-indicado em pacientes com taquiarritmias, angina, hipertireoidismo; aumenta os requerimentos miocárdicos de O_2.

A norepinefrina é contra-indicada em pacientes com trombose mesentérica ou vascular periférica.

Depleção volumétrica IV deve ser corrigida em todos os pacientes.

Efeitos adversos: Taquicardia, hiper/hipotensão, angina, *flushing*.

Interações medicamentosas: Bretílio e antidepressivos tricíclicos potencializam os efeitos dos vasopressores sobre os receptores adrenérgicos, mas diminuem os efeitos dos vasopressores de ação mista como a dopamina.

Dosagem e administração:

- Doses habituais de infusão: Dobutamina: 2,5-15 mcg/kg/min; dopamina: 2,5-20 mcg/kg/min; isoproterenol: 5 mcg/min; norepinefrina: velocidade inicial 8-12 mcg/min e velocidade de manutenção 2-4 mcg/min.
- A dobutamina é incompatível com o $NaHCO_3$ e as soluções alcalinas, cefazolina, cefalotina, cefamandole, penicilina, hidrocortisona, heparina; pode ser coadministrada com a dopamina, lidocaína, tobramicina, verapamil, nitroprussiato, KCl.
- A dopamina é incompatível com as soluções alcalinas.
- Para prevenir a necrose após o extravasamento de dopamina e norepinefrina, infundir a área com 5-10 mg de fentolamina em 10-15 mL de SF.

Índice Remissivo

Os números em *itálico* referem-se às Figuras ou Tabelas.
Os números em **negrito** referem-se aos Quadros.

B

C

D

E

L

M